朴炳奎

肿瘤扶正培本
学术思想传承

郑红刚　林飞◎编著

中国健康传媒集团
中国医药科技出版社

图书在版编目（CIP）数据

朴炳奎肿瘤扶正培本学术思想传承 / 郑红刚，林飞编著 . — 北京：中国医药科技
出版社，2020.11

ISBN 978-7-5214-1980-1

Ⅰ . ①朴…　Ⅱ . ①郑… ②林…　Ⅲ . ①肿瘤—中西医结合疗法　Ⅳ . ① R730.59

中国版本图书馆 CIP 数据核字（2020）第 163110 号

美术编辑　　陈君杞

版式设计　　也　在

出版　**中国健康传媒集团** | 中国医药科技出版社

地址　北京市海淀区文慧园北路甲 22 号

邮编　100082

电话　发行：010-62227427　邮购：010-62236938

网址　www.cmstp.com

规格　710 × 1000 mm $^1/_{16}$

印张　18 $^1/_4$

字数　308 千字

版次　2020 年 11 月第 1 版

印次　2020 年 11 月第 1 次印刷

印刷　三河市万龙印装有限公司

经销　全国各地新华书店

书号　ISBN 978-7-5214-1980-1

定价　**65.00 元**

获取新书信息、投稿、为图书纠错，请扫码联系我们。

内容提要

为继承整理老中医药专家的学术经验和技术专长，培养造就高层次中医临床人才和中药技术人才，国家中医药管理局等部门先后组织开展六批全国老中医药专家学术经验继承工作。本书收集了第五批继承人撰写的部分学习成果，分为经典学习、跟师心得和医案赏析三部分。对于中医经典的研习有助于提高理论水平和加强中国传统文化知识，本书中经典学习笔记体现出继承人对古籍精华的领悟；跟师心得部分，记录了继承人跟师学习期间的学术收获，从中可一窥朴炳奎教授"肿瘤扶正培本学术思想"之精粹；医案赏析部分，对朴炳奎教授临床医案进行了辨证、诊疗思维分析，并附有个人体会，便于快速掌握朴炳奎教授中西医结合治疗肿瘤的临床经验。本书可作为中医、中西医结合肿瘤临床医师的案头工具书，亦可作为中医学术传承研究参考书。

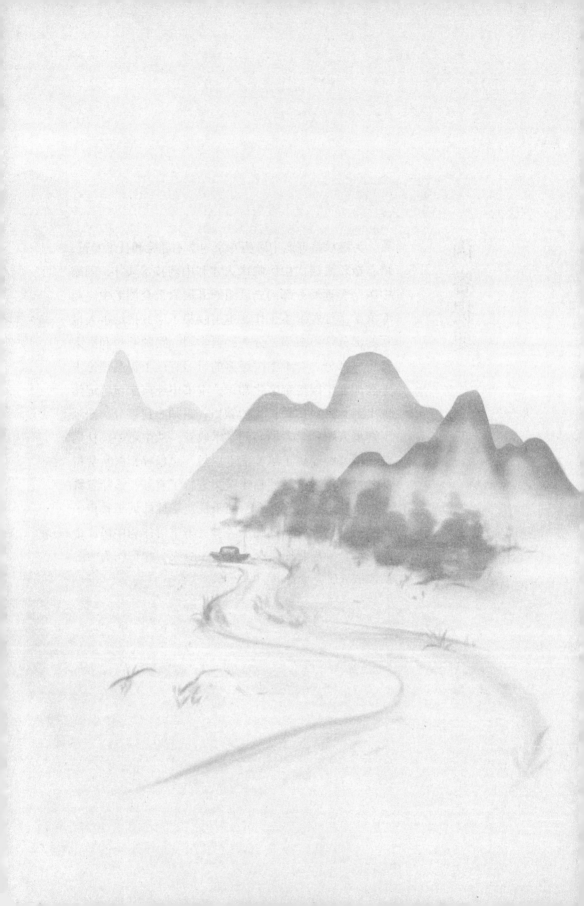

前言

在中华民族繁衍生息的历史长河中，传统一直在以其自身的方式延续着。当传统被边缘化甚至异化后，延续传统的方法不可避免地受到冷落而难以为继。当人们开始认识到传统对人类可持续发展的重要价值时，传统又受到重视。传承，是传统文化生存发展的主旋律。中医学是中华民族的瑰宝，是一门实践性很强的科学，临床实践经验是其奠基石。学术造诣精湛、实践经验丰富的中医药专家的学术继承是中医学发展的重要推动力。

中医学作为实践性很强的传统科学，在其漫长的继承和发展过程中，形成了一种独特的教育形式——师承。一直以来，中医学就是以师承方式为主，通过师传徒、父传子的形式，将前代理论及经验延续至今。为继承整理老中医药专家的学术经验和技术专长，培养造就高层次中医临床人才和中药技术人才，人力资源和社会保障部、国务院学位委员会、教育部、卫生部、国家中医药管理局在"十二五"期间开展第五批全国老中医药专家学术经验继承工作，在全国范围内遴选一批有丰富、独到学术经验和技术专长的老中医药专家为指导老师，选配具有相当专业理论和一定实践经验的中青年业务骨干为他们的继承人，采取师承方式进行培养。

"全国名中医"朴炳奎教授被遴选为第五批全国老中医药专家学术经验继承工作指导老师，郑红刚和林飞两位青年医师有幸被确定为继承人。通过3年多的临床实践和跟师学习，两人基本掌握了指导老师的学术经验和技术专长，中医临床诊疗水平在原有基础上有较大提高，顺利通过结业考核，于2017年底出师。

临床实践方面，两名继承人以跟指导老师临床（实践）和独立临床（实践）为主，全面系统地继承指导老师的学术思想、临床经验或技术专长。共完成120份指导老师临床医案总结和24篇临床经验整理（月记）。理论学习方面，继承人以精读《黄帝内经》《伤寒论》《金匮要略》《温病学》等中医经典为主，学习1部以上与所从事专业密切相关的专科经典，共撰写典籍学习心得12篇。

指导老师朴炳奎教授对继承人撰写的临床医案总结、学习笔记和跟师心得都进行了认真批阅，针对其中存在的问题予以指导并提出了修改意见和建议，体现出朴老严谨的学风和高尚的医德。

本书选取继承人总结的经典学习笔记、跟师心得和部分临床医案（含个人体会）分享给同道，旨在展现朴炳奎教授"肿瘤扶正培本学术思想"及中西医结合治疗肿瘤的临床经验。凡入药成分涉及国家禁猎和保护动物的（如穿山甲等），为保持朴炳奎教授医案原貌，原则上不改，但在临床应用时，应使用相关的代用品。

由于时间仓促，难免存在一些纰漏，敬请各位读者指正！

中国中医科学院广安门医院

郑红刚　林飞

2020年8月

第一章　经典学习

《黄帝内经》心肝脾理论辨治癌性疼痛 …………………………… 2

治未病与肿瘤防复发转移 …………………………………………… 5

中医"治未病"思想与肿瘤预防 …………………………………… 8

《伤寒论》保胃气思想与肿瘤治疗 ……………………………… 10

《伤寒论》的辨证论治思维方法 ………………………………… 14

仲景经方在肿瘤治疗中的应用 …………………………………… 18

《伤寒论》中的下利探讨 ………………………………………… 21

从气机的升降出入谈心下痞证 …………………………………… 23

"但见一证便是" …………………………………………………… 25

《伤寒论》中的汗法 ……………………………………………… 28

小柴胡汤证治 ……………………………………………………… 30

《伤寒论》的发热辨证 …………………………………………… 33

《伤寒论》中的对药分析 ………………………………………… 36

《金匮要略》三丸方与肿瘤 ……………………………………… 40

仲景用桂枝初探 …………………………………………………… 43

温病学理论在肿瘤治疗中的应用 ………………………………… 46

温病学对肿瘤治疗的启示 ………………………………………… 48

温病发热的辨治 …………………………………………………… 51

脾胃学说对中医恶性肿瘤治疗的启发 …………………………… 54

"扶阳"学派与肿瘤治疗 ……………………………………………… 57

浅议恶性肿瘤"阴阳"属性 ………………………………………… 60

升降理论的中医应用 ……………………………………………… 63

外科处理也莫忽视调脾胃 ………………………………………… 66

调治阳气的重要作用 ……………………………………………… 68

第二章 跟师心得

肿瘤的个体化治疗

　　——辨证论治 ……………………………………………… 72

肿瘤扶正培本理论探析（一）

　　——肿瘤发生根于"虚" …………………………………… 73

肿瘤扶正培本理论探析（二）

　　——肿瘤病机源于"虚" …………………………………… 75

肿瘤扶正培本理论探析（三）

　　——肿瘤发展贯于"虚" …………………………………… 76

肿瘤扶正培本法的临床应用（一）………………………………… 77

肿瘤扶正培本法的临床应用（二）………………………………… 79

肿瘤扶正培本法的临床应用（三）………………………………… 80

正确处理扶正与祛邪的辩证关系 ………………………………… 82

肿瘤治疗中扶正与祛邪的把握 …………………………………… 83

肿瘤治疗中积极使用扶正培本法 ………………………………… 85

肿瘤扶正培本注意事项 …………………………………………… 86

朴老对肺癌的认识（一）

　　——肺癌发病，以虚为本 ………………………………… 88

朴老对肺癌的认识（二）

　　——病机关键，瘀（痰）毒阻络 ………………………… 89

肿瘤诊治中应当重视"四诊" …………………………………… 90

舌诊与肿瘤之预后转归 ······················· 92

中医肿瘤望诊的新方法 ······················· 93

脉诊在肿瘤临床中的应用 ····················· 94

肿瘤辨治亦需四诊合参 ······················· 96

宏观与微观辨证论治相结合 ··················· 97

正确处理辨证与辨病的关系 ··················· 98

肿瘤治疗中扶正祛邪宜兼顾 ··················· 99

肿瘤综合治疗的重要性 ······················ 101

消灭加改造,改造靠中药 ···················· 102

清热解毒法在肿瘤中的应用 ·················· 103

朴老对活血化瘀法的认识 ···················· 105

肿瘤"话疗"——"心理调摄" ················ 106

肿瘤患者不宜过多忌口 ······················ 107

肿瘤患者的合理饮食 ························· 109

医食尚同源,蔬菜亦防癌 ···················· 110

晚期肿瘤患者吃中药能替代化疗吗 ············· 112

肠癌多责之肺脾肾
　　——朴老诊治大肠癌经验(一) ············ 113

益气消瘤,扶正抗癌
　　——朴老诊治大肠癌经验(二) ············ 114

软坚散结法在肿瘤治疗中的运用 ··············· 115

以毒攻毒法在肿瘤中的应用 ·················· 117

情志对肿瘤的影响 ··························· 118

肿瘤患者进食有道 ··························· 119

第三章　医案赏析

肺癌 ······································· 122

鼻咽癌……………………………………………………… 153

喉癌………………………………………………………… 158

舌癌………………………………………………………… 160

胃癌………………………………………………………… 162

胃间质瘤…………………………………………………… 177

贲门癌……………………………………………………… 179

肝癌………………………………………………………… 181

胆囊癌……………………………………………………… 186

胰腺癌……………………………………………………… 187

结直肠癌…………………………………………………… 191

食管癌……………………………………………………… 208

肾癌………………………………………………………… 209

膀胱癌……………………………………………………… 221

前列腺癌…………………………………………………… 229

卵巢癌……………………………………………………… 236

宫颈癌……………………………………………………… 244

壶腹癌……………………………………………………… 248

淋巴瘤……………………………………………………… 251

脑瘤………………………………………………………… 264

甲状腺癌…………………………………………………… 267

恶性黑色素瘤……………………………………………… 272

乳腺癌……………………………………………………… 274

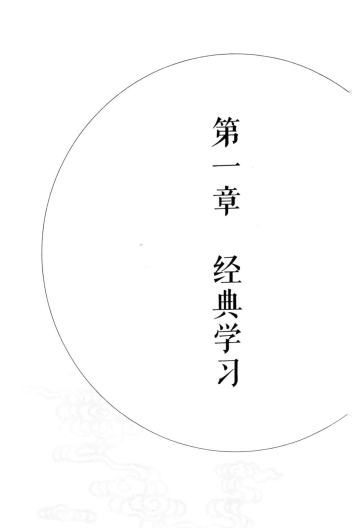

第一章　经典学习

《黄帝内经》心肝脾理论辨治癌性疼痛

癌性疼痛主要是指肿瘤细胞浸润、转移、扩散或压迫有关组织引起的疼痛，是晚期癌症患者临床最常见的症状之一，极大地增加了患者生理和心理痛苦，严重影响其生存质量。《黄帝内经》中有关心、肝、脾理论对于癌性疼痛的辨治具有一定的启示。

（一）从心论治，清热止痛

《素问·至真要大论》曰："诸痛痒疮，皆属于心。"明确提出"诸痛"可从心论治。癌痛属于"诸痛"，所以，癌性疼痛亦可从心论治。心为君火，阳中之阳，居于胸中，犹如离照当空。《素问·举痛论》列举诸痛 14 种，认为寒邪为致痛之主因。唯独提到小肠时认为："热气留于小肠，肠中痛，瘅热焦渴，则坚干不得出，故痛而闭不通矣。"小肠与心互为表里，小肠热并非本热，乃为心火移热小肠，心火偏盛，热气灼伤经脉气血才是致痛之本。《素问·痿论》有"心主身之血脉"，心火一旦偏亢，易致全身血脉热化痹厥疼痛。《灵枢·本神》认为"所以任物者谓之心"，心火偏亢，血流搏急，血不藏神，神无所依，心无所定，心不主神志，"任物"无主，疼痛的感觉、认知和反应失常，所以，心火偏亢与癌性疼痛关系密切。《素问·灵兰秘典论》曰："心者，君主之官，神明出焉……主不明则十二官危，使道闭塞而不通，形大伤。"心火亢盛，心主不明，"使道"不通，火气不去，癌痛缠绵难愈；而癌痛不愈或加重又进一步扰乱心神，形成恶性循环。患者常会感觉到心烦易怒，全身不适，癌痛甚至加重，或表现为悲观压抑、多疑、对癌痛过分关注等一系列狂躁型精神神经症状。

《素问·刺禁论》曰："心部于表。""部"有"总司、主持"之义，"表"应包含皮毛、肌肉、经络、筋脉等。心主血脉，心络布于表，心火偏亢，可见体表皮毛、肌肉、筋脉等病变。《灵枢·痈疽》记载了此类阳气亢盛的体表痛症，"阳气大发，消脑留项，名曰脑烁，其色不乐，项痛而如刺以针"，而临床体表常见的癌痛主要有皮肤癌的溃烂、出血、疼痛；阴茎癌的菜花状溃疡伴疼痛；

鼻咽癌、喉癌、食管癌、肺癌颈部转移灶放疗后未控制，以及乳腺癌术后经放疗胸壁复发灶，伴有局部剧烈疼痛。尤其是当肿瘤迅速增大，伴有坏死或继发感染时更易发生。疼痛特点是痛势较剧，呈热痛得冷稍减，或见局部红肿，常有发热，热势或高或低，口干口渴，便秘尿赤，口气热臭，患者情绪不宁，烦躁易怒，或影响睡眠，舌质红绛，苔黄燥少津或无苔，脉数。治疗应以清心热止痛、解癌毒凉血、宁心神定惊为主。方剂可选《张氏医通》栀子金花汤合《备急千金要方》犀角地黄汤加减。药用栀子、大黄、黄连、黄芩、黄柏、水牛角、生地黄、牡丹皮、赤芍、金银花、连翘、合欢皮、夜交藤、磁石、珍珠母、柏子仁、酸枣仁等。此外，还可选用一些抗肿瘤止痛药，如冰片、味辛、苦、性微寒，归心经，清心解毒止痛。本类药物多能伤胃，体质虚弱者，宜兼顾胃气。

（二）从肝论治，行气止痛

《灵枢·百病始生》曰："若内伤于忧怒，则气上逆，气上逆则六输不通，而积皆成矣。"可见，气机郁结，脉络不通与肿瘤及癌痛有极为密切的关系。肝为将军之官，喜条达而恶抑郁，肝气疏泄，则全身气机血脉通畅，无有拂逆；精神情志愉快，心情开朗，有利于患者增强战胜癌症的信心。一旦情志不遂，七情太过或不及，肝失疏泄，气机郁结，久则导致气滞血瘀或气机逆乱，气不布津，久则津凝为痰，血瘀、痰浊互结，经络不通，化生癌毒，引发癌肿，日久不通则导致各种癌痛的发生以及痛阈值下降。《素问·通评虚实论》曰："膈塞闭绝，上下不通，则暴忧之病也。"即是由于"暴忧"而致气机郁结于中，上下不通，故发噎膈疼痛。《诸病源候论》言："肝积……因热气相搏，则郁蒸不散，故胁下满痛而身发黄。"肝积疼痛类似西医学的肝癌疼痛，主要由于情志失调，气机郁结，久而化热，热气窜至胁下，而发肝积疼痛，诚如《格致余论》所言："忧怒抑郁，朝夕积累，脾气消阻，肝气积滞，遂成隐核。"此外《伤寒论·辨太阳病脉证并治》云："血弱气尽，腠理开，邪气因入，与正气相搏，结于胁下。正邪分争，往来寒热，休作有时，脏腑相连，其痛必下，邪高痛下，故使呕也，小柴胡汤主之。"也论述了肝气不舒，邪入脏腑，"其痛必下，邪高痛下"类似肝癌腹膜转移所致疼痛的表现。

《素问·痿论》曰："肝主身之筋膜。"人身之膜性结构皆归属于肝，胸膜、腹膜、心包膜、脑膜等皆为肝所主，且足厥阴肝经又循属乳房之地。所以，肝气郁结，气机失调，气血经络不通所致癌性疼痛，不仅包括肝脏本身病变，如癌肿迅速生长使肝包膜张力增加、肝包膜下出血、肝脏破裂均可引起疼痛，同时也包括乳腺癌疼痛，以及原发性肺癌或肺转移性癌累及胸膜时，或乳腺癌累及胸壁，穿透胸膜，造成的癌性胸痛；胃癌、大肠癌穿透脏器的浆膜，发生腹膜、网膜或脏器浆膜面的种植性转移，造成的癌性腹痛；此外，肺癌也可直接浸润心包膜，发生癌性胸痛。肝气郁结的疼痛表现以胀痛为主，时轻时重，有时胀甚于痛，部位易变，走窜不定，在局部可呈现漫肿，甚至有麻木重坠感，遇情志刺激加重，可伴脘腹满闷、食少纳呆，善太息，呕恶欲吐，舌苔薄白，脉弦。治疗以疏肝行气、解郁散结、活血止痛为主法。方选柴胡疏肝散合《金匮要略》旋覆花汤加减，药用柴胡、陈皮、枳壳、香附、赤芍、川芎、旋覆花、茜草、泽兰、郁金、姜黄、青皮、枳实、八月札、橘络、木香等。

（三）从脾论治，化痰止痛

《灵枢·刺节真邪》曰："有所结，气归之，津液留之，邪气中之，凝结日以易甚，连以聚居，为昔瘤，以手按之坚。"明确提出津结痰凝可形成肿瘤，而《灵枢·五变》进一步指出脾胃虚弱可以导致积聚肿瘤的发生，"人之善病肠中积聚者……皮肤薄而不泽，肉不坚而淖泽，如此则肠胃恶，恶则邪气留止，积聚乃伤"。张元素在《活法机要》中论积证时亦指出："脾胃虚弱，气血两衰，四时有感，皆能成积。"脾胃虚弱，脾不升清，胃不降浊，腐熟运化功能失司，饮食水谷不能变为精微物质敷布全身，凝而为湿，聚而成痰，痰湿日久不去，变生癌毒，流注、阻滞于脏腑经络或结于四肢百骸，全身经气不利而引起疼痛。《丹溪心法》云："痰因气滞而聚，既聚则碍其路，道不得运，故痛作也痛。"即言因痰致痛之理。

《灵枢·百病始生》曰："凝血蕴里而不散，津液涩渗，著而不去而积成矣。"《灵枢·周痹》曰："风寒湿气，客于外分肉之间，迫切而为沫，沫得寒则聚，聚则排分肉而分裂也，分裂则痛。"寒湿凝痰，结聚于分肉腠理，阻塞经络气血，不通则痛，而发积聚肿瘤疼痛。《灵枢·邪气脏腑病形》曰："胃病者腹胀，胃脘当心而痛……膈咽不通，饮食不下。"则描述了痰湿凝结食道、胃脘而致的食管癌、胃癌疼痛。楼英在《医学纲目》中记载了"骨痰"，认为"其证遍体骨节疼痛……举动艰难者，入骨痰也"，即是痰湿流注"骨空"，致使全身骨节疼痛，类似西医学的骨转移疼痛。

脾居中州，为生痰之源，一旦脾运化水液的功能失常，水液不能布散而停滞体内，就可以产生湿、痰、饮等病理产物。痰湿聚于肌肤，则为肿块或痰核疼痛；痰湿结于关节，则为肢节痹痛；痰湿阻于脏腑或经络，多见胸腹隐痛。西医学临床常见的因痰导致的癌痛主要有肿瘤淋巴结、骨转移出现的疼痛，食管癌、胃癌、大肠癌、胰腺癌等增殖压迫邻近组织、牵掣神经的疼痛，以及脑瘤或脑转移出现的疼痛等。痰湿致痛可呈钝痛、隐痛、胀痛、木痛、剧痛等，因病变部位不同，常伴随眩晕，全身困重，痰涎壅盛，痞闷呕吐，便溏不爽，或肢麻偏瘫，或局部结块，质硬，舌淡薄腻，脉沉滑等症。治疗以健脾益气、化痰祛湿、散结止痛为基本原则。方选四君子汤、二陈汤合三子养亲汤加减。药用党参、白术、陈皮、半夏、茯苓、白芥子、紫苏子、莱菔子、浙贝母、胆南星、土贝母、瓜蒌、海藻、昆布、苍术、厚朴、枳壳、夏枯草、皂角刺、黄药子、山慈菇等。其中，山慈菇味苦性温，有化痰散结、抗癌止痛之功，《外科正宗》紫金锭即是以山慈菇为君药，可用治湿温胸闷胸痛、呕恶泄泻腹痛、痈疽疔疮疼痛、肿核结毒等证。

（郑红刚）

治未病与肿瘤防复发转移

中医"治未病"思想与西医学的肿瘤三级预防战略，大有暗合之处，在临床用药及饮食调养方面十分强调扶助正气。如：一级预防，养生扶正、防病于先；二级预防，既病防变、截断扭转；三级预防，病后调摄、防微杜渐。所以，重视对中医扶正培本法及"治未病"学术思想的研究与应用，必然会给肿瘤防治工作带来新的活力。

现代肿瘤临床，应用中医中药在防治放化疗的毒副作用等方面所取得的成效，便是很好的说明。众所周知，肿瘤患者在接受放疗或化疗，尤其是化疗和放疗相结合的综合治疗时，可出现较为严重的毒副作用，诸如消化道反应、骨髓抑制及肝肾功能损害等。中医认为，这是由于热毒蕴积、损伤脏器、气血亏虚、脾胃及肝肾受损所致。因此，当及早采用益气养血、滋补肝肾、健脾和胃、降逆止呕等疗法，以扶助正气，培植本元，防止或减轻毒副作用的产生。

（一）初恙未盛早诊治

癌症的二级预防，即早期发现、早期诊断与早期治疗。在肿瘤的早期或者亚临床期即加以治疗干预，以提高治愈率。对肿瘤高发地区和高危人群进行大规模的群体普查，及早发现患者，及时进行防治，这是预防恶性肿瘤行之有效的方法，但由于受到人力、财力、物力等客观条件的制约，给全面普查带来了一定的困难，而应用中医传统的四诊合参，以舌诊为主，结合其他方法，联系家庭史和慢病史，进行初筛，完全可以见微知著，做到早期诊断、早期治疗。比如早期肝癌患者的舌质多呈青紫色，舌两边可见青紫黯瘀的不规则线条，称之为"肝缨线"，与甲胎蛋白检测阳性的符合率很高，可以作为肝癌早期诊断的指征之一。早期邪盛，正气尚未大衰，治疗重在祛邪，"当其邪气初客，所积未坚，则先消之而后和之"。中医药治疗以祛邪抗癌为主，根据辨证论治的情况，施以清热解毒、软坚散结、活血化瘀、以毒攻毒等治则，可以配合手术、放疗、化疗等治疗手段，其目的是治愈疾病，和（或）阻止疾病向中期发展。《素问·至真要大论》曰："客者除之，坚者削之，结者散之，留者攻之，逸者行之。"邪却即正安，肿瘤病早期正气未衰，邪气正盛之时，应及时有效地祛除病邪，减轻对机体的耗伤，防止病情的进一步发展。

（二）既病未转安他脏

脏腑与脏腑之间，生理上存在着相互资生、相互制约的生克制化关系；病理上存在着相互影响、相互传变的乘侮亢害关系。一脏有病，可依据自身规律而影响他脏，因此，在治疗时，应依据这种规律，先治或先安未病脏腑，以阻断疾病的传变途径，防止疾病的蔓延，使疾病向着痊愈的方向发展，这是仲景治未病的关键思想之一。对于中期的恶性肿瘤，因正气渐衰，邪气旺盛，中医药治疗原则应该是祛邪与扶正并重，治疗目的是部分治愈，扶正是预防癌邪继续耗伤正气，并延缓疾病向晚期发展。对于晚期肿瘤患者，邪气壅盛，正气已衰，治疗应该以扶正为主要原则，治疗目的是预防癌邪进一步耗竭正气，具体治法可选补益气血、燮理阴阳、健脾益肾等。脾胃为后天之本，是气血生化之源。久病耗气败胃，抗癌中药和化疗药物等都有害胃之嫌，故而必须时时顾护脾胃。《难经·七十七难》曰："所谓治未病者，见肝之病，则知肝当传之于脾，故先实其脾气，无令得受肝之邪，故曰治未病焉。"这种"先安未受邪之地"

的防治原则用于晚期肿瘤并发症有着深远的意义，如晚期肝癌，就要预先实脾健脾以防止消化道出血和腹水的发生。

（三）病后调摄，防微杜渐

肿瘤发生后如何防止肿瘤侵袭及远处转移，亦为治疗的关键，此均体现了中医"治未病"思想。如恶性肿瘤经过手术、化疗、放疗及生物治疗等综合治疗后，其瘤灶已不复存在或瘤体已显著缩小，甚至部分患者已宣布临床治愈。但由于恶性肿瘤生物学的特点，转移复发在所难免，因此病后调摄、防其复发，对肿瘤的治疗具有十分重要的价值。

对肿瘤患者来说，除了抗后遗症，还需抗转移。许多恶性肿瘤患者的原发肿瘤和转移灶虽然经手术根治切除，甚至常规病理学检查为淋巴结转移阴性的患者，最终还是死于肿瘤的复发和转移。微转移是指在各种机体组织、体液及细胞移植物中检测到的镜下及亚显微水平的肿瘤残留，是用常规临床病理学方法不能检出的、隐匿在原发灶以外组织的、非血液系统恶性肿瘤的转移。尽管中医文献中没有对肿瘤微转移的记载，但有相关论述。《灵枢·百病始生》云："虚邪之中人也……留而不去，则传舍于络脉……留而不去，传舍于经……留而不去，传舍于输……留而不去，传舍于伏冲之脉……留而不去，传舍于肠胃……留而不去，传舍于肠胃之外，募原之间。留著于脉，稽留而不去，息而成积。""积"形成后，可以不断地发生传舍（即转移），以至于"邪气淫溢"。癌毒的传舍趋向是造成转移的决定性内在因素，全身及局部的阴阳气血之虚，是癌瘤转移的必要条件。有关疾病"传舍"的中医病机可表述为：正气亏虚，瘤毒内伏，涉及"虚""毒""伏"3个关键点，治疗上强调"补虚""解毒"以及"截断传舍之势"，其中扶正培本是总的原则。微转移多发生于放、化疗或手术之后，其时机体的中医证候学特征以"气虚""气阴两虚"居多，因此，补虚多重在补气养阴。

综上可见，中医"治未病"思想在肿瘤的防复发及转移治疗过程中得到了充分体现，具有很强的生命力。

（郑红刚）

中医"治未病"思想与肿瘤预防

当前肿瘤治疗手段很多，除了占统治地位的传统三大法宝（手术、化疗、放疗）外，还有免疫治疗、基因治疗、靶向治疗、热疗等，但无论是单用或是联合应用，其结果仍具较多的不稳定性。鉴于目前的医疗水平和治疗手段还难以彻底治愈恶性肿瘤，且一些患者在经过治疗之后也很难完全恢复到原本的健康状态，所以"预防为主、防重于治"已成为当前医学界的共识。

（一）肿瘤预防与"治未病"

肿瘤预防是指通过降低肿瘤的发病率来降低肿瘤的死亡率。具体包括通过远离各种环境致癌风险因素，预防肿瘤发病相关的感染因素、改变不良生活方式、适当的运动、保持精神愉快以及针对极高危人群或者癌前病变采用一定的医疗干预手段来降低肿瘤的发病风险。世界卫生组织（WHO）认为40%以上的癌症是可以预防的。恶性肿瘤的发生是机体与外界环境因素长期相互作用的结果，因此肿瘤预防应该贯穿于日常生活中并长期坚持。肿瘤预防的目的是降低恶性肿瘤的发病率和死亡率，从而减少恶性肿瘤对国民健康、家庭的危害以及对国家医疗资源的消耗，减轻恶性肿瘤导致的家庭和社会的经济负担。

中医认为由于人体正气不足，外邪内侵，加之情志不畅，致使机体阴阳失调，脏腑失和，气血失调，经络阻滞，而引发内邪，无论外邪、内邪，客居人体，经久不去，积而成之，则为肿瘤。因此，扶正防邪才是肿瘤一级预防的范畴。"治未病"是古代医家对疾病提出的预防学术思想，最早见于《素问·四气调神大论》："圣人不治已病治未病，不治已乱治未乱。""治"有治疗、医治；治理；调理、调养条达、条顺；安定之义。所谓"未病"概括起来讲，主要有以下含义：①"未病"为"无病"，即人体的健康状态。②"未病"一为健康到疾病发生的中间状态，即亚健康状态；二为虽病而临床症状体征犹未彰显，目前的诊疗手段未能检测之亚临床状态等，就肿瘤而言还包括癌前期病变及未能诊断或尚未明确诊断的肿瘤等。③"未病"为已病而未传，包括恶性肿瘤的转移复发等。④"未病"为愈而未复，如恶性肿瘤经手术、放化疗等治疗临床暂愈之后至转移复发之前的一段时期。

总之，治未病，就是预先采取措施，防止疾病的发生、发展与传变。在肿瘤防治的全过程中，主要体现在对扶正培本法的重视。

（二）未病先防宜调养

近年来，扶正养生在肿瘤治疗中的价值已得到中、西医的充分肯定。一方面，在肿瘤的三级预防中，通过扶助正气、养生防病，可以减少肿瘤的发生。

对于肿瘤病来讲，未病先防就是指在肿瘤未发生之前，针对可能会引发肿瘤的诸多因素，采取适当干预措施，阻断、延缓疾病的发生。如预防肝癌的"改水、防霉、防肝炎"的一级预防方针。《素问·上古天真论》曰："上古之人，其知道者，法于阴阳，和于术数，食饮有节，起居有常，不妄作劳，故能形与神俱，而尽终其天年，度百岁乃去。"肿瘤发病不仅有遗传因素、免疫因素、内分泌失调、慢性疾病等内因；而且有毒致癌物侵袭等外因。古人已经明确肿瘤的发生与所处地理环境、七情过度、人体的正气盛衰、脏腑功能强弱密切相关。通过各种方法增强体质，是达到"正气存内，邪不可干"，抗御肿瘤发生的方法之一。张景岳指出："脾肾不足，及虚弱失调之人，多有积聚之病。"即指出脾肾虚损对于恶性肿瘤的发生具有重要的作用。因此，"未病先防"除了加强锻炼，注意饮食、起居外，在用药物保健方面，应以补益脾肾为主。现代药理和临床研究提示，该类方剂对于提高机体的免疫功能及延缓衰老有一定的作用。如原中国中医研究院等多家单位在食管癌高发区的研究结果表明，具有扶正培本功效的中药六味地黄丸可以阻断癌变，抑制 P53 基因的突变，降低化学致癌，起到预防食管癌发生的作用。

（三）欲病未发治其先

另一方面，亚健康状态及肿瘤的亚临床状态、癌前病变，已逐渐引起了人们的重视，防治癌前病变的研究亦已取得了一些进展。

《金匮要略》曰："适中经络，未流传脏腑，即医治之。"疾病将起，必有先兆，此时急治其先，必能收到良好的效果。这就是既病防变，针对一些致癌因素已经导致某些疾病，或者是癌前病变，应该采取积极的措施，防止发展成为癌症。正如《素问·阴阳应象大论》中所说："善治者治皮毛，其次治肌肤，其次治筋脉，其次治六腑，其次治五脏，治五脏者，半死半生也。"应把肿瘤疾病消灭在萌芽阶段，防止其由轻变重，由小变大，由局部向其他脏腑蔓延。如现在已经明确慢性乙型病毒性肝炎，如果失治、误治，可能会导致肝硬化，而进一步发展可能导致肝癌。所以，中医主张对明确诊断的肝炎、肝硬化必须采取积极的治疗。研究揭示，慢性萎缩性胃炎伴有肠上皮化生，容易发展为胃癌，有报道用健脾益气活血药物，对阻断癌前病变发展具有较好的疗效。研究表明，以斑蝥、紫草为主组成的乙肝宁，以北沙参、麦冬、当归等组成的养阴方，丹参、桃仁、冬虫夏草、松黄等组成的扶正化瘀方，及人参鳖甲煎丸、甘草甜素、绞股蓝苷等，均有防治部分肿瘤如肝癌癌前病变的作用。此外，国外也有中药预防肝癌的报道，研究表明黄芪茶、三七等，均有抑制二乙基亚硝胺（DEN）诱发肝癌的作用。

总之，恶性肿瘤的病因预防称为一级预防，通过筛查早期诊断肿瘤而提高肿瘤治疗效果称为二级预防。这与中医治未病思想相暗合，实践证明，积极发挥这一思想的优势，有助于预防肿瘤的发生。

（郑红刚）

《伤寒论》保胃气思想与肿瘤治疗

《伤寒论》首开临证保胃气之先河，仲景在组方、煎药、服药、药后调护等环节中处处体现保胃气的原则，为后世脾胃学说的发展奠定了基础。

一、保胃气思想的产生

"有胃气则生，无胃气则死"，保胃气思想始终贯穿于整个中医学术思想之中。胃气有广义和狭义之分，广义的胃气是指人之正气，狭义的胃气是指脾胃的生理功能。本文所谈胃气指狭义的胃气，亦即脾胃的生理功能。

脾胃为"生化之源""后天之本"，《素问·玉机真脏论》云：脾为"中央土，以灌四傍""五脏者，皆禀气于胃，胃者五脏六腑之本也"，这些论述说明了脾胃的主要生理功能，脾胃旺盛则身体健康。在病理上，脾胃的盛衰是导致疾病发生与否的重要因素之一，反映和影响着疾病的变化、转归和预后。

二、保胃气思想在《伤寒论》中的体现

以脾胃为本的学术思想源于《内经》,《伤寒论》则首开临证保胃气之先河,奠定了后世脾胃学说基础。金代医家李东垣撰写的《脾胃论》,提出"人以胃气为本""百病皆由脾胃而生也",创立了升发脾阳之说,形成了较为完整的脾胃学说。叶天士提出滋养胃阴,使脾胃学说得到进一步发展。《伤寒论》一书在各个环节中体现出保胃气的思想,现简述如下。

(一)组方用药

1. 扶正健中以祛邪

仲景从理法到方药,处处以脾胃为本,诸般治法均以无损脾胃为要。理中丸、大建中汤、小建中汤等是仲景补养脾胃之名方。健中扶正方可祛邪,全书113方中,用甘草71方,大枣40方,人参20方,粳米5方,生姜、大枣同用者37方,生姜、大枣、甘草同用者37方。如此的方药应用,可见其对于保养胃气的重视。其组方仅以白虎汤为例,其功效为顿挫邪热,方中加粳米,既能养胃护津,又可防止君臣药大寒伤中。更有白虎加人参汤,加人参大补元气,可益阴生津,防寒药伤正,又可补汗血之源,助胃气以利祛邪。

2. 急下存阴保胃气

对于阳明腑实痞、满、燥、实、坚之邪热燥结中焦、正盛邪实之证,仲景投予小承气汤、大承气汤、调胃承气汤等。承气,乃顺承胃气之意。燥热内结,最易损伤胃气,伤及胃阴,必急下之。保胃津方能保胃气,胃津不在,则胃气无存,阳明三急下证和少阴三急下证即是此意。清代吴鞠通《温病条辨》中五承气汤的运用更是秉承了仲景的衣钵,将其顺承胃气的理论运用到了极致,加减正气散、三仁汤等亦为调和脾胃、祛湿化浊、理气和胃的经典方剂。"存一分津液,便有一分生机",亦即保胃气、存津液也,这一贯彻温病治疗始终的理念正是源于仲景的保胃气思想。

3. 峻药攻邪不伤胃

在药物配伍方面,正如《本草汇言》言:"盖仲景方用峻药,必配和胃之品,以监制之。"如十枣汤中使用大枣糜粥,因为服用刺激性较大的逐水祛痰药后,往往胃肠道津液被劫,而出现口干舌燥的症状,此时加入补气生津液的大枣,便可使痰水去而不伤津液。

仲景曾反复论述注意用汗、吐、下法时引起的各种不良反应，多配伍补气生津之药，旨在强调顾护胃气，把祛邪而不伤正作为治病的准则，其所论变证，对于只知攻邪而不顾脾胃者，当引以为戒。例如 81 条"凡用栀子汤，患者旧微溏者，不可与服之"，以防苦寒之品，更损中阳。273 条"若下之，必胸下结硬"，若误将太阴虚寒作阳明腑实证而寒凉攻下，则变生他证，故不可贸然攻下。

除以上组方原则外，《伤寒论》中的药物剂量是根据患者体质酌情定夺的，如"太阴为病，脉弱，其人续自便利，设当行大黄、芍药者，宜减之，以其人胃气弱，易动故也"，其剂量的变化，也是从保养胃气出发。

（二）煎服法及调护

仲景十分重视煎服法。用攻克之剂时，强调应中病即止，不必尽剂，大承气汤后注明"得下，余勿服"；调胃承气汤服法上要求"少少温服"，即分次少量服用；十枣汤后注明："强人服一钱匕，羸人服半钱……"其意皆在润胃燥而调胃气，不致峻泻，使胃中不燥，胃气调和。

在煎药细节方面，仲景也是独具匠心。如在白虎汤、桃花汤、竹叶石膏汤等方中不仅有粳米，煎法中强调"煮米熟""米熟汤成"，增强养胃之力。正如柯琴所言："粳米稼穑作甘，培形气而生精血，用以奠安中宫，阴寒之品，无伤脾损胃之虑矣。"

仲景十分重视药后调护，如桂枝汤后有"服已须臾，啜稀粥"，因为啜热稀粥后，可以借粥补养而助胃气，方后注意事项中还有"禁生冷、黏滑、肉面、五辛、酒酪、臭恶等物"，处处体现顾护胃气之原则。《伤寒论》71 条："太阳病，发汗后大汗出，胃中干，烦躁不得眠，欲饮水者，少少与饮之，令胃气和则愈"；398 条："患者脉已解，而日暮微烦，以病新瘥，人强于谷，脾胃气尚弱，不能消谷，故令微烦，损谷则愈"，这些条文均在说明通过调节饮食，尽快恢复脾胃功能的重要性。

三、保胃气与"和法缓治"

张仲景提出了"四季脾旺不受邪""五脏元真通畅，人即安和"，阐述胃气在疾病发生过程中的重要性，并且在书中随处可见其论述。后世医家更详尽发挥，如冯兆张的"有胃气则生，无胃气则死"，张景岳的"凡故察病者，必须先察胃气，凡欲治病者，必须常顾胃气，胃气无损，可无虑"等，进一步说明胃气与疾病发生的密切性。西医学认为：免疫系统是机体的防御系统，它不仅能识别和杀伤入侵细胞的微生物，且能识别和清除体内异常表达的自身物质，包括发生恶变的某些成分。因此，免疫系统在疾病发生发展中的作用与胃气相同。目前，人们已经认识到肿瘤的发生与免疫息息相关，故肿瘤的免疫治疗已成为重要的治疗手段。同时，肿瘤是消耗性疾病，常可致恶病质，从而降低机体的抵抗力，加速疾病的进展，甚至导致死亡，此正好反映了"有胃气则生，无胃气则死"的思想。古有药食同源之说，古人谓安身之本必资于食，救疾之速必凭于药。无论饮食或是药石，其色、味、寒、热、补、泻，均禀于阴阳五行，可以说饮食与药物的应用道理是相通的。故目前肿瘤的营养支持治疗（即饮食疗法）亦受到重视，从顾护胃气、增强机体抵抗力和免疫功能入手，达到治愈疾病之目的。

朴老临床遣药制方，谨遵法度，"方从法出"，配伍轻灵，方小力宏，反对杂乱拼凑药物。朴老强调的"和法缓治"是指用药治病以"和缓"为贵，选用性能平和的方药，缓慢图治，以达到脏腑阴阳气血调和、机体康复之目的。《内经》中所说的"毒药治病去其五，良药治病去其七"，正是"和法缓治"的精义所在。和法制方选药力戒偏颇，大多数是表里双解、寒热并用、补泻同施、升降同行、阴阳互调的调和方剂，但仍应辨清寒热之表里，里热之虚实，热邪在气、在血、在腑、在脏。分清轻重缓急，来决定不同治法。或补泻兼施，或寒热并用，或气血并调，在处方用药时有主有次，不可等量齐观。祛邪药与扶正药合用，是和法配伍的一大特色。

朴老强调和法缓治正是为了保护正气，在辨证施治中，首重脾胃中气，顾护胃气之法应贯穿始终，在组方遣药时常施以健脾和胃之品，这从他的用药规律中可窥一斑。以肺癌患者为例，对于接受化疗的患者，常着重温补脾阳；对于接受放疗的患者，多以少量芩、连合二冬等清润为主，同时佐以茯苓、甘草等甘淡之品顾护脾胃，谓之"清金保肺必先甘凉养胃，以胃为肺之来源，脾为肺母也"。

小结

《伤寒论》中保胃气的思想贯穿全书，在治病的每一个环节都时时注意顾护胃气，并承上启下，为后世脾胃学说的发展奠定了坚实基础，对当代肿瘤的中医药治疗也起到了重要的指导作用。

（郑红刚）

《伤寒论》的辨证论治思维方法

张仲景所著的《伤寒论》是中医经典著作之一。张氏运用辨证论治的方法，阐发了中医学理论，并进一步将理论与临床实践相联系。《伤寒论》的辨证论治思维方法如下。

（一）六经参合八纲

伤寒论提出六经作为辨证论治的纲领，分别为太阳病、阳明病、少阳病、太阴病、少阴病、厥阴病。每经列有详尽的脉证及主治方药。在具体运用时，则贯穿着八纲，即阴、阳、表、里、寒、热、虚、实的内容。

1. 阴阳

阴阳是疾病大体属性的分类，阴阳又为八纲中之总纲。"阴"包括里、虚、寒，阳包括表、实、热。如"病有发热恶寒者，发于阳也，无热恶寒者，发于阴也"(《伤寒论》第7条，以下简称条文序码)。就症状特点而言，阳证多发热，如太阳病之发热恶寒，阳明病但热不恶寒，少阳病，往来寒热；阴证一般为无热恶寒，如太阴病兼腹满自利，少阴病常见下利清谷，厥阴病之厥利并见。从脉象上来看，浮大动滑数为阳脉，沉涩弱弦微为阴脉。

2. 表里

表里反映病邪侵入人体部位之深浅，反映病势之轻重。一般外邪先侵犯人身之表，从皮毛至肌肤至筋脉至六腑至五脏。三阳与三阴为表里，然表里中复有表里，如太阳为表证，阳明为里证，少阳为半表半里证。从症状来说，表证一般表现为恶寒发热、头痛、鼻塞与小便清白等。里热证一般表现为高热、神昏烦躁、口渴、呕吐、二便闭塞等。"如伤寒不大便六七日，头痛有热者，与承气汤，其小便清白，知不在里，仍在表也"(56)。

3. 寒热

寒热是指病情表现。热证一般表现为恶热，口渴，烦躁，面红，舌苔黄，小便短而带深黄色，脉滑而数；寒证一般表现为恶寒，不渴，四肢厥冷，面色苍白或带青，舌苔白，小便清长，脉沉而迟。

4. 虚实

虚是正气虚，实是邪气实。虚证表现为病久体弱，手足不温，腹软便溏，或下利清谷，小便失禁，腹满时减，复如故，痛而喜按，按后痛止，健忘气短，胆怯，脉象无力等。实证表现为新病，体质较强，高热、烦躁，大便闭结，小便痛热，腹满不减，减不足言，痛而拒按，谵语，狂妄，脉象有力等。但表证中还可据汗之有无而分虚实，如伤寒无汗为表实，即麻黄汤证；中风、自汗为表虚，即桂枝汤证。在某些症状上，也可分虚实。以"烦"这一症状而言可分：虚烦，如三阴虚寒之烦为虚烦；又"阳明病，不吐不下，心烦者"（207）之类，为实烦。还可从治疗的反馈信息而分虚实，如"发汗后，恶寒者，虚故也，不恶寒，但热者，实也"（70）。

以上八纲是辨证的方法，然而证情之出现，往往错综复杂。例如寒热中，就有真寒假热及真热假寒者；也有表里俱病、虚实互见以及合病并病等，当分别疑似，审证的确。如此，寒则热之、热则寒之、虚则补之、实则泻之诸法，方能运用自如。若疗寒以寒、疗热以热，或犯虚虚实实之戒，多能导致病情恶化，不可不慎。

（二）治则与治法

1. 施治原则

施治原则，仍为早诊早治、调整阴阳、扶正祛邪、标本缓急、表里先后等。

（1）早诊早治：《素问·阴阳应象大论》曰："善治者，治皮毛，其次治肌肤，其次治筋脉，其次治六腑，其次治五脏，治五脏者，半死半生也。"《伤寒论》太阳表证列于六经之首，宜及早解表，以免表邪内陷，引起传变。经文指出："太阳病，头痛至七日以上自愈者，以行其经尽故也，若欲作再经者，针足阳明，使经不传则愈"（8）。此乃防止病向里传变之法。

（2）调整阴阳：《素问·阴阳应象大论》曰："阴盛则阳病，阳盛则阴病，阳盛则热，阴盛则寒，重寒则热，重热则寒。"凡治病必调整阴阳，使之平衡，所谓"阴平阳秘，精神乃治"。如"凡厥者，阴阳气不相顺接，便为厥"（337）。人体在正常情况下，阴阳平衡，相辅相成，互相维系。一旦偏盛偏衰，甚至不相顺接，便会致病。对厥证须用四逆汤类回阳救逆。又若阳明热盛阴伤，则用白虎汤或白虎加人参汤。这种调整阴阳的治法是符合中医整体观念的。

（3）扶正祛邪：人体以正气为本，本不固，易受外邪侵害。《内经》云：

"邪之所凑，其气必虚。"《伤寒论》经文："伤寒二三日，心中悸而烦者，小建中汤主之"（102）。此言伤寒二三日，乃表证之初，但其心中悸而烦，此必中气素虚，故用小建中汤温养中气，调和营卫，而不重于解表也。又"太阳病，外证未除而数下之，利下不止……表里不解者，桂枝人参汤主之"（168）。此为扶正祛邪并举之方。大凡病势轻者，可扶正祛邪并举。如果病势重者，或扶正或祛邪，二者先后缓急，据证选用。

（4）标本缓急：《素问·标本病传论》指出：先病为本，后病为标，缓则治其本，急则治其标，是"治病必求其本"。例如"伤寒厥而心下悸，宜先治其水，当服茯苓甘草汤"（355）。此言厥而心下悸的原因，是水饮内停，阳气被遏，故用茯苓甘草汤，以温阳化水，则厥自止。

（5）表里先后：一般来说，如系表里同病，若以表证为主的，应先表后里。从下列四条经文可看出此规律。①"太阳与阳明合病，喘而胸满者，不可下，宜麻黄汤"（36）；②"伤寒脉浮，发热，无汗，其表不解，不可与白虎汤"（170）；③"太阳病，外证未解，不可下也，下之为逆，欲解外者，宜桂枝汤"（44）；④"伤寒大下后，复发汗，心下痞，恶寒者，表未解也，不可攻痞，当先解表，表解仍可攻痞，解表宜桂枝汤，攻痞宜大黄黄连泻心汤"（164）。但表里同病，如果里虚为重，当先救里，如"下利腹胀满，身体疼痛者，先温其里，乃攻其表，温里宜四逆汤，攻表宜桂枝汤"（372）。即先里后表之法。又"伤寒，医下之，续得下利，清谷不止，身疼痛者，急当救里……救里宜四逆汤"（71）。盖恐下利清谷不止，引起阳气下脱，故以扶阳为急。

以上说明表里俱病，病有缓急，治有先后。亦有表里同治法，如："少阴病，始得之，反发热、脉沉者，麻黄附子细辛汤主之"（301）。又"本太阳病，医反下之，因而腹满实痛者，属太阴也，桂枝加芍药汤主之；大实痛者，桂枝加大黄汤主之"（279）。此表里同病，虽表证属标，里证属本，但因标本俱急，故表里同治。

2.治疗大法

《伤寒论》中治法，可概括为八法及针灸，列举如下。

（1）汗法：《素问·阴阳应象大论》曰："其在皮者，汗而发之。"如麻黄汤、桂枝汤之类。

（2）吐法：《素问·阴阳应象大论》曰："其高者，因而越之。"如瓜蒂散。

（3）下法：《内经》云："实则泻之。"如阳明腑实证，用承气汤。

（4）和法：邪在半表半里，非汗下所宜，用和法，如小柴胡汤。

（5）温法：《内经》云："热则寒之。"即疗寒用热药。又云："寒淫于内，治以甘热""寒淫所胜，平以辛热"。如四逆汤，用辛甘大热之剂，以回阳救逆。又有理中汤，以温中祛寒等。

（6）清法：《内经》云："寒则热之。"即疗热证，用寒药，如白虎汤等。

（7）补法：《素问·至真要大论》云："因其衰而彰之。"如桂枝人参汤之类。

（8）消法：《素问·至真要大论》云："坚者削之""结者散之"，如厚朴生姜半夏人参汤。

（9）针灸：《伤寒论》中提到针灸的治法不少，如"太阳病，初服桂枝汤，反烦不解者，则先刺风池、风府，却与桂枝汤则愈（25）"；太阳与少阳并病，头项强痛，或眩冒，时如结胸，心下痞硬者，当刺大椎第一间、肺俞、肝俞。"慎不可发汗，发汗则谵语，脉弦，五日谵语不止，当刺期门"（142）；"少阴病吐利，手足不逆冷，反发热者，不死。脉不至者，灸少阴七壮"（292）。又如热入血室或肝乘脾、肝乘肺等证，则刺期门。以上诸法，因证论治，亦有两法并用者，如攻补兼施。

3. 方药特点

《伤寒论》有113方，397法，配方用药谨严，每味药均有其一定作用。例如："少阴病，二三日不已，至四五日，腹痛，小便不利，四肢沉重疼痛，自下利者，此为有水气，其人或咳，或小便利，或下利，或呕者，真武汤主之。"（316）。此证病机是阳虚水泛为患，故用真武汤。药用茯苓、芍药、白术、生姜、附子（炮）。之所以用炮附子而不用生附子，因生附子温经散寒，长于回阳救逆；而熟附子温热，长于阳化。不用干姜却用生姜，因干姜助生附子以温经扶阳，如四逆汤；生姜助熟附子以温散水饮。真武汤方中，茯苓、白术并用，善治水气。用芍药者，以其真阳不足，真阴或亏，若不用芍药固护其阴，岂能胜附子雄烈之性？故此方为护阴固阳之法。又，方剂中药物有一味之差，则治病亦异。如桂枝汤以桂枝为君，以治太阳表虚之证，啜热稀粥、温覆冷汗则解。而桂枝汤内，倍芍药，加一味胶饴，则是以胶饴为君，名小建中汤。胶饴调建中州，倍芍药以止腹痛，桂枝通阳行阴，而不啜稀粥、温覆令汗者，其意重在治中焦而不在解表。关于方剂配伍，君臣佐使分明，药效确切者，如麻黄汤，其中君药麻黄发汗解表，臣药桂枝助麻黄发汗解表，佐药杏仁助麻黄平喘，使药甘草调和诸药。

（1）**剂型**：①汤剂：吸收快、作用强，一般急性病或热证者用汤剂。如热实结胸用大陷胸汤。②丸剂：主缓攻。如结胸证，位置较高，病势较缓，用大陷胸丸。③其他：蜜煎导、散剂等。

（2）煎法：凡用麻黄汤、麻杏甘石汤，应先煎麻黄，去其上沫，因麻黄之沫、服之令人心烦；大承气汤应先煮厚朴、枳实去滓，后纳大黄。去渣，纳芒硝更上微火一两沸，少温再服。以药之为性，生者锐而先行，熟者纯而和缓。仲景用大承气欲其急于攻下，故以芒硝润燥泻热，配大黄攻下，枳、朴除痞满。至于大黄黄连泻心汤，则用沸水浸渍。欲其轻扬清淡，只取其无形之气，不重其有形之味，使芩连大黄苦寒泄热而不损伤元气。

总之，《伤寒论》承接了内经之旨，博采众方，辨证施治。以六经为纲领，参合八纲辨证，八法为治，配方用药严谨，就连剂型及煎服法也十分讲究，实乃为后人行医之典范，值得我们反复学习。

（郑红刚）

仲景经方在肿瘤治疗中的应用

中医作为中国的一门传统医学，在治疗肿瘤方面做出了很大贡献。近年来有关中医药、方剂等在肿瘤治疗中作用的研究报道越来越多。张仲景是东汉末年的著名医学家，其所著的经典医籍《伤寒杂病论》，被誉为"方书之祖，医方之经"。其中所载方剂 205 首，即所谓"经方"是也。中国传统医学在现代肿瘤综合治疗中发挥了很大的作用，这主要体现在：一方面提高了患者的免疫力，另一方面减轻了放、化疗毒副作用，更重要的在于延长了患者的生存期限，改善了患者的生存质量。

（一）增强化疗疗效

1. 肾气丸方（《金匮要略》）

本方原治肾阳不足证，以腰痛脚软，小便不利或反多，舌淡胖，脉虚弱而尺脉沉细为证治要点。方中干地黄滋阴补肾，山茱萸、山药补肝脾而益精血，附子、桂枝辛热助命门以温阳化气，泽泻、茯苓利水渗湿，丹皮清泄肝火，使邪去则补乃得力，并防滋阴药之腻滞。现代实验研究证明本方有显著提高体液和细胞免疫的作用。肿瘤患者，尤其是放、化疗后的患者免疫力下降严重，辨证属于虚损之证者不在少数。因肾为先天之本，肾之阴阳为元阴元阳，肾间动气即命门之火，是全身脏腑功能正常活动的原动力，中医十分注重对先天之本——肾的保养。本方主要通过补肾助阳来达到补益全身、提高机体抗病能力的作用，是临床肿瘤患者常用之方。

2. 黄芪建中汤方（《金匮要略》）

本方原治虚劳里急，诸不足，以汗多、腹痛绵绵、喜温按为证治要点。方中黄芪、炙甘草补益中气，桂枝温阳祛虚寒，生姜温胃，饴糖亦温中焦且质润入脾而养脾阴，芍药合桂枝调和阴阳，缓急止痛可以缓解胃脘不适。临床消化道肿瘤术后多次化疗的患者以腹泻、纳差、乏力、易感为多发症状，一方面因手术切除脏器后导致消化吸收功能降低，二是因为化疗导致免疫功能下降；中医辨证多属中焦虚寒之证，治当温中补气、和里缓急，临床可应用本方加减治疗各种消化道肿瘤辨证属于中焦虚寒者。

（二）减轻化疗毒副作用

1. 减轻呕吐　大半夏汤方（《金匮要略》）

本方原治胃反呕吐证，以朝食暮吐、暮食朝吐为证治要点。方中重用半夏和胃降逆，人参补虚建中，白蜜补虚润燥，合而共奏补脾和胃、降逆止呕之功。原治疗胃反呕吐者，方中半夏用量最大。胃反，即慢性呕吐。由于长期的呕吐，不能进食，津液亏虚，患者必定消瘦体虚。笔者在临床实践中体会到肿瘤患者，尤其是肠道肿瘤术后化疗的患者，临床症状多以呕吐为主症，本方既止呕吐，同时又有补益作用，确实是改善肿瘤患者症状、提高生存质量的良方。

2. 减少腹泻　半夏泻心汤方（《金匮要略》）

本方原治寒热互结之痞证，以心下痞满、呕吐泻痢、苔腻微黄为证治要点。本方以辛温之半夏为君药，散结除痞，又善降逆止呕，干姜辛热，黄芩、黄连苦寒，合而用之，寒热平调，辛开苦降，又以大枣、人参滋补脾气，全方配伍以后既可除痞止呕，又可止泻补虚。临床食管癌、胃癌患者，尤其是肠道肿瘤术后患者，在放化疗过程中常常出现呕吐、泄泻、吞咽梗阻、神疲乏力等症状。另外，实验证明本方对大鼠幽门结扎型胃溃疡有保护性作用，对醋酸性胃溃疡有明显治疗作用，从另一个侧面反映了本方的确切疗效。

3. 降逆除噫　旋覆代赭汤方（《伤寒论》）

旋覆代赭汤为补虚降逆消除痞噫之剂，"伤寒发汗，若吐，若下，解后，心下痞硬，噫气不除者，旋覆代赭汤主之。"许多癌症患者在化疗后有消化道不良反应，如恶心呕吐、不思纳谷等，以及部分晚期患者经常出现呃逆等，均为脾虚气弱、胃气上逆所致。朴师认为术后、化疗后伤正，脾虚胃弱，一则消谷不能，二则运化不及，三则气逆不降，故以旋覆代赭汤为基础，加散结化瘀之剂，配和胃降逆之品，后期加入益气健脾、解毒抗癌之品经结合辨病治疗。

（三）治疗并发症

1. 控制胸腹水　己椒苈黄丸（《金匮要略》）

己椒苈黄丸由防己、椒目、葶苈子、大黄组成，"腹满，口舌干燥，此肠间有水气，己椒苈黄丸主之。"汉防己泻血中湿热，而利大肠之气；椒目，椒之核也，椒性善下，而核尤能利水；葶苈泻气闭而逐水；大黄泄血闭而下热。朴老认为恶性肿瘤晚期，痰、瘀、水、热诸邪互结，水道不利，留而成饮，但晚期肿瘤多邪实伤正，而见虚实夹杂之候，大黄一物，泻热祛瘀通便，有虚虚之虞，故将其易为黄芪，一药之差，治法则异。朴老常以此方加减化裁治疗恶性胸腹水，每多良效。

2. 治疗癌性发热　小柴胡汤（《伤寒论》）

《伤寒论》第96条："伤寒五六日，中风，往来寒热，胸胁苦满，嘿嘿不欲饮食，心烦喜呕……小柴胡汤主之。"治疗伤寒转属少阳的证候。朴老认为本患者虽然发热时间较长，但抓住其热前形寒、寒热交作，纳差泛恶，脉弦的证候特点，认为是湿热郁滞、少阳枢机不利，宗小柴胡汤化裁，和解少阳，兼以清利湿热，上下条达、内外宣通、气机和畅，因而热退较速。

（四）直接抑制肿瘤生长

大黄䗪虫丸（《金匮要略》）

本方原治疟母，临床以形体羸瘦、腹满不能饮食、肌肤甲错、两目黯黑为主症。方中多用干漆、虻虫、水蛭、蛴螬、䗪虫、桃仁等祛瘀血，次用大黄、黄芩清瘀热，同时又用干地黄、芍药、甘草等滋阴补药，完全符合祛邪不伤正、扶正不留邪的原则。中医对现代临床肿瘤成因多认为乃瘀毒阻滞，结于某处而成，又认为"邪之所凑，其气必虚"，本方用药重在祛瘀血、清瘀热，兼有滋阴血、润燥结之功，故临床可以此方加减用于治疗多种肿瘤。

小结

很多经方经过临床实践和实验研究，已经证实有不同程度的抗癌作用，从以上综述中也不难看出，经方在缩小和（或）消除肿块、减轻放化疗毒副作用、改善症状和体征、提高免疫力、增强放化疗效果、促进康复、延缓减少复发转移等多方面将发挥出更多的作用。随着现代科技的高度融合、多元学科的交叉渗透、生命科学技术和中西医的紧密结合，经方防治肿瘤的作用将逐步显示出更大的威力，与其他治疗手段相结合，将更多地挽救癌症患者，延长恶性肿瘤患者的生存期。

（郑红刚）

《伤寒论》中的下利探讨

《伤寒论》中所述的"下利"，包括大便次数增多，粪便清稀，甚者如水状；以及泻下黏液脓血而不畅。其中有属消化功能障碍的，有的则是周身性疾病伴有腹泻或以腹泻为主要表现的疾病。

1. 表邪入里

太阳病初起发热、恶寒、无汗而见下利者，是由外感风寒侵袭肌肤，从表入里，邪热伤及脾胃，使脾胃升降功能失调，运化失常，清浊不分而引起下利。如32条"太阳与阳明合病者，必自下利，葛根汤主之"，34条"太阳病，桂枝证，医反下之，利遂不止，脉促者，表未解也，喘而汗出者，葛根黄芩黄连汤主之"，117条"太阳与少阳合病，自下利者与黄芩汤"，表邪入里之腹泻，一般均伴有发热恶寒之表证，类似急性肠道感染性疾病。

2. 肠胃实热

阳明胃家，本应大便燥结，而反下利者，为燥屎内结，热结旁流之证。此种下利，必下利清水而无粪块，其气臭秽不可近，脐周作痛，按之坚硬，甚者狂妄谵语，脉来沉实。如321条"少阴病，自利清水，色纯清，心下必痛，口干燥结，急下之，宜大承气汤"，370条"热利下重者，白头翁汤主之"，"热利下重"是指下利而兼脓血、下重、发热、腹痛、口渴、舌红苔黄之证。此类疾病类似急性肠道感染、急性细菌性痢疾、中毒性痢疾等。

3. 少阳里实

少阳气郁，枢机不利，肝胆气火下迫肠胃，每致下利。如170条"伤寒发热，汗出不解，心中痞硬，呕吐而下利者，大柴胡汤主之"，通过大柴胡汤和解少阳兼通阳明，肝胆郁热疏利，胃肠之气机畅通，则下利自止。此种下利类似急性胆道感染、胆石症或急性胰腺炎伴有腹泻等疾病。

4. 中阳不运

脾胃属土，职司运化，若脾胃阳虚，运化失职，寒湿不运，则清浊不运，升降不悖逆，吐利腹痛等症即随之而起。如273条"太阴之为病，腹满而吐，食不下，自利益甚，时腹自痛，若下之，必胸下结硬"，第277条"自利不渴者，属太阴，以其脏有寒故也，当温之，宜服死逆辈"，此种下利常见慢性胃肠炎及消化吸收功能障碍引起的腹泻等。

5. 脾胃阳虚

由于脾胃虚弱不能收纳运化水谷精微，久病及肾，损及肾阳，脾失温煦，运化失常，而致下利，多见少阳病之寒化证。如137条"少阴病，下利清谷，里寒外热，手足厥逆，脉微欲绝，身反不恶寒，通脉四逆汤主之"，第314条"少阴病，下利，白通汤主之"，本证是由脾胃虚寒进一步发展为脾胃阳虚，阴寒内盛，真阳衰微之证。脾肾阳虚之腹泻，多见于全身消耗性疾病、感染性疾病合并腹泻及消化系统慢性炎症、肠功能紊乱、胃肠神经官能症等。

6. 阴虚下利

少阴病阴虚热化，邪热下泄可致下利。如319条"少阴病，下利六七日，咳而呕渴，心烦不得眠，猪苓汤主之"，猪苓汤，利小便而实大便，兼养阴液，有滋阴利水之功，对于肠道感染引起的腹泻，便出稀水样大便，辨证为阴虚水热互结，效果较好。

7. 寒热互结

寒热互结于心下，致脾胃之气升降失常，气机痞塞而致肠鸣下利。如162条"伤寒，汗出解之后，胃中不和，心下痞硬，干噫食臭，胁下有水气，腹中雷鸣下利者，生姜泻心汤主之"，163条"伤寒中风，医反下之，其人下利日数十行，谷不化，腹中雷鸣，心下痞硬而满，干呕心烦不得安，医见心下痞，谓病不尽，复下之，其痞益甚，此非结热，但以胃中虚，客气上逆，故使硬也，甘草泻心汤主之"，338条"伤寒脉微而厥，至七八日肤冷，其人躁，无暂安时者，此为脏厥，非蛔厥也。蛔厥者，其人当吐蛔。令病者静，而复时烦者，此为脏寒。蛔上入其膈，故烦，须臾复止，得食而呕，又烦者，蛔闻食臭出，其人常吐蛔。蛔厥者，乌梅丸主之，又主久利"。乌梅丸系治寒热错杂之下利。又如"伤寒六七日，大下，寸脉沉而迟，手足厥逆，下部脉不至，喉咽不利，唾脓血，泄利不止者，为难治，属麻黄升麻汤。"属寒热杂糅格拒之证。

总之，《伤寒论》论下利的治疗，本着"知犯何逆，以法治之"的精神，采取寒者热之，热者寒之，虚者补之，实者泻之，甚者从之，以及治病求本，急则治标，缓则治本，标本兼治等诸原则，视方药灸刺之长而选用。

（林飞）

从气机的升降出入谈心下痞证

气，在古代哲学中是一种宇宙观和方法论，指存在于宇宙之中的不断运动且无形可见的极细微物质，是宇宙万物的共同构成本原。气是构成人体和维持人体生命活动的基本物质之一，它在人体中的存在，是通过五脏六腑的功能活动反映出来的；气的运动称作气机，气的运动形式可以简单地归纳为升、降、出、入四种基本形式。气机升降出入是人体生命活动的基础。正如《中医大辞典》中所说："气机泛指功能活动，用以概括各脏器的生理或病理性活动，如气机通畅、气机失调、气机阻滞等。"《内经》曰："升降出入，无器不有。"即寓意凡物之成形者，皆有气化活动存乎其中，升降出入则是气化活动表现的基本形式中医气机升降出入理论是中医学理论的重要组成部分，《素问·六微旨大论》指出"出入废则神机化灭；升降息，则气立孤危。故非出入，则无以生长壮老已，非升降，则无以生长化收藏。是以升降出入，无器不有。"可见升降出入贯穿于生命活动的始终，人体是一个完整的统一体，有一个共同的升降散敛之势，以整体中的各个脏腑来说不仅各自进行升降运动以完成各自的新陈代谢，而且各脏腑组织之间的升降出入运动又是相互为用，相互制约和相互生化的。此升中有降、降中有升，散中有敛、敛中有散，形成错综复杂的生理现象。由此可见其在临床辨证论治中具有重要的指导意义。

中医学认为脾主运化，"运"即运输、传输之意，《素问·经脉别论》指出：

"饮入于胃，游溢精气，上输于脾，脾气散精，……水精四布，五精并行。""化"乃变化之义，包括对饮食物的直接消化，使之变成便于"运"的精微物质，以及将这些精微物质逐渐转化为人体的气血津液。而胃主受纳、腐熟水谷，正如《灵枢·平人绝谷》所说："胃受水谷。"《难经·三十一难》中也指出："中焦者，在胃中脘，不上不下，主腐熟水谷。"受纳，即接受和容纳，是指胃在消化道中具有接受和容纳饮食物的作用；《灵枢·营卫生会》中提到"中焦如沤"，即是形象地描绘了胃中腐熟水谷之象。胃主受纳、腐熟水谷的功能，必须和脾的运化功能相配合，才能使水谷化为精微，以化生气血津液，供养全身，维持机体的生命活动。如《景岳全书·饮食门》曰："胃司受纳，脾司运化，一纳一运，化生精气。"故脾胃合称为"后天之本""气血生化之源"。在气机升降中，脾主升而胃主降，《临证指南医案》针对脾胃的生理特点提出："纳食主胃，运化主脾。脾宜升则健，胃宜降则和。"脾胃升降的矛盾运动一旦遭到破坏，人体正常的生理活动则会受到影响，如脾气不升，则不能运化水谷精微，从而发生脘闷腹胀、四肢无力、肌肉削瘦、大便溏泄等，故有"气在下，则生飧泄"之说；胃气不降，糟粕不能向下传递，在上则发生噎膈饱胀，在中则发生脘痛嘈杂，在下则发生便秘、下痢等，即"浊气在上，则生䐜胀"。如周慎斋言："胃气为中土之阳，脾气为中土之阴，脾不得胃气之阳则多下陷，胃不得脾气之阴则无转运。"陈治恒指出，脾胃为人体上下升降之枢，一个主运、主升，一个主纳、主降，两者相互为用，共同组成上下升降的枢纽，故吐利、痞满、眩晕、泄泻诸证，大都可通过调整中焦脾胃的升降枢机而获愈。

气机的升降出入，既不可太过，也不可不及。不升则不降，不降亦必不升；不出则不入，不入亦必不出。若一旦外感六淫或内伤七情，在内外致病因素的作用下，造成脏腑气机的升降失常，壅滞不通或郁结不舒，就会形成疾病。临床诊治疾病时须辨证立法，谨察病机而治疗。治疗疾病的根本法则，就是顺应人体气机升降规律而调之。补不足，泻有余，通其道而去其邪，恢复脏腑组织的正常功能，达到阴阳平衡的目的。气之亢于上者，抑而降之；陷于下者，升而举之；散于外者，敛而固之；结于内者，疏而散之。临证时需综观全局，分析每一种具体病证，找出人体气机升降失调的症结所在，进行综合处理，此即为调畅气机，包括斡旋中州、交通心肾、调和肝脾、调畅三焦等。气机畅达，宣泄正常，升降有序，则脏腑安和。综观古代文献，《伤寒论》中的泻心汤就是体现应用升降理论诊治疾病很好的例证。

《伤寒论》中的半夏泻心汤、生姜泻心汤和甘草泻心汤，均是属于寒热错杂，脾胃升降失司，气机痞塞于中的心下痞证。

心下痞证的成因，尤其是三个泻心汤证的心下痞的成因，是脾与胃的升降之机不利所致。脾主升，胃主降，中焦气机调和。若脾之升与胃之降两个方面失调，则气机痞塞于中，出现心下痞证。换言之，心下痞证的成因关系着脾和胃两个方面，所以在理解泻心汤证的寒热错杂之情时，既不能离开脾，亦不能离开胃，非单纯责之于脾之不升或单纯归咎于胃之不降，而应该同时考虑。

在人体五脏六腑之中，是不存在着寒与热两种性质截然相反的邪气同时共存于同一脏或同一腑中。寒热错杂于中，绝不是寒与热两种邪气同时存在于脾或胃，而是寒与热两种邪气分别存在于脾和胃，存在于不同的脏腑之中。对于三个泻心汤证，不是脾寒胃热，就是胃寒脾热。

脾寒则清阳不升而腹泻下利，胃热不降则呕，脾胃升降之机失司则气机痞塞于中，心下痞乃成。其中呕吐明显者，属半夏泻心汤证；下利较重者，甘草泻心汤证；干噫食臭，胁下水气，腹中雷鸣者，为生姜泻心汤证。

脾胃同属于中焦，脾寒以下利为主，治以理中汤类；胃寒以呕吐为主，治以吴茱萸汤类。脾与胃，一阴一阳，一升一降，其病治各异。仲景半夏泻心汤类方，寒温并用，为我们临床上的寒热错杂的棘手问题提供了很好的辨证思路。

（林飞）

"但见一证便是"

《伤寒论》第 101 条曰："伤寒中风，有柴胡证，但见一证便是，不必悉具。"为小柴胡汤的临床应用指明了原则。本条的临床意义是少阳为枢，居于半表半里之间，不论患伤寒或是中风，在六经传变过程中，只要见到柴胡证的一两个主证，即当先予和解少阳，否则就犯少阳之治禁。

（一）太阳伤寒，虽见柴胡一证，便治从少阳

《伤寒论》第 37 条曰："太阳病十日以去，脉浮细而嗜卧者，外已解也。

设胸满胁痛者，与小柴胡汤。脉但浮者，与麻黄汤。"本条论述太阳病日久的三种转归及治法。患太阳病已十余日，正气已虚，邪亦渐衰。仲景此时不言太阳病的症状，只从浮细之脉来说明病将外解。脉浮说明邪仍在表而未内传，脉细为邪已不甚，嗜卧者，安卧也，乃正虚邪轻，相争不剧之兆，故病将愈。脉但浮者，与麻黄汤，说明病虽十日之久，仍为太阳伤寒，必兼见恶寒发热、头身疼痛、无汗而喘等太阳表实症状。否则，不可但凭一脉浮就与麻黄汤峻发其汗。由此看来，"胸满胁痛"也是在太阳伤寒的基础上见到的一个少阳柴胡证。虽然病太阳伤寒未解，但太阳之邪已衰，有转少阳之机，此时若再与麻黄汤发汗，则犯"少阳不可发汗"之禁，故与小柴胡汤和解表里，扶正祛邪，枢机运转，则濈然汗出而愈。可见仲景在太阳未罢，又有少阳机转时，若"有柴胡证，但见一证便是"，即治从少阳而采用和解之法，不必待少阳症状悉具也。沈济苍在《伤寒论析疑》一书中认为，关键在于本条"伤寒中风，有柴胡证"两句，应当连起来读，不可割裂。如果离开了"伤寒中风"这个太阳病的基础而谈"有柴胡证，但见一证便是"，恐与原意不符。此说对病在太阳，见柴胡一证，治从少阳是一个很好的解释。但把"伤寒中风"仅理解为太阳病，恐不够全面。

（二）三阳合病，虽见柴胡一证，则治从少阳

《伤寒论》第99条曰："伤寒四五日，身热恶风，颈项强，月办下满，手足温而渴者，小柴胡汤主之"。患伤寒病四五日，表虽未解，病已有内传之机。身热恶风乃病在太阳之证，颈项强为太阳经脉不舒之兆；手足温而渴，属阳明里证。然见到"胁下满"之柴胡一证，表明邪犯少阳经脉，此时若从太阳治用汗法，则犯"少阳不可发汗"之禁，若从阳明清下之治，又犯少阳不可下之戒。唯有和解表里，使枢机运转，上下宣通，内外畅达，则三阳之邪，均可得解。此乃三阳证见，治从少阳之机制所在，也是"伤寒中风，有柴胡证，但见一证便是，不必悉具"的机制所在。而219条虽曰三阳合病，实则阳明里热独盛之证，未见柴胡主证，故用白虎汤独清阳明里热。

（三）病在阳明，虽见柴胡一证，当治从少阳

《伤寒论》第229条曰："阳明病，发潮热，大便溏，小便自可，胸胁满不去者，与小柴胡汤。"本条即言阳明病，自当以阳明症状为主。发潮热而反见大便溏是阳明燥实未甚，此时虽见一派阳明之证，但"胸胁满不去"，说明少

阳病邪尚未全解，若治从阳明，则犯少阳禁下之戒，故虽见柴胡一证而治从少阳。本条注家多认为大便溏为阳明腑实未甚，病偏少阳，然仲景于 230 条 "不大便而呕"，腑实已成的情况下，仅见 "胁下硬满" 这一柴胡主证，仍曰："可与小柴胡汤。" 可见仲景在病已入阳明之里，少阳证未罢之时，虽见柴胡一证，仍治从少阳。

（四）厥阴外传，见柴胡一证者，即治从少阳

《伤寒论》第 379 条曰："呕而发热者，小柴胡汤主之。" 本条出在厥阴篇，为厥阴外传少阳，邪在胆，逆在胃的表现。虽仅见 "呕而发热" 之柴胡一证，即知其转出少阳，自与厥阴呕而厥逆、虚阳外越之微热不同，治以和解少阳，使邪从外解。"呕而发热"，不独于伤寒六经传变中见之治从少阳，杂病治法也同。

（五）瘥后劳复，但见发热，治从少阳

《伤寒论》第 394 条曰："伤寒瘥以后，更发热，小柴胡汤主之；脉浮者，以汗解之；脉沉实者，从下解之。" 伤寒已瘥，因劳复更见发热者，其治有三：一者脉浮而邪在表，当从汗解；一者脉沉实而邪在里，当从下解；而仅见发热无表里证者，仲师则治从少阳，和解枢机，明言 "小柴胡汤主之"。此恐也为 "有柴胡证，但见一证便是" 的例证。

综上分析可知，仲景曰："有柴胡证，但见一证便是，不必悉具" 的临床实际意义乃是重视和解之法。不论是太阳未罢，还是三阳合病，抑或是邪入阳明，邪在厥阴，热入血室，瘥后劳复，只要见到柴胡一证，即可用和解之法。杂病见之，理亦如此。因此，对本条 "一证" 之探讨虽多，于临床并无裨益。若要入仲景之门，重在学仲景之法，不必囿于一词一句。刘渡舟教授在《伤寒论十四讲》中曰："《伤寒论》对小柴胡汤的应用，有'但见一证便是，不必悉具'的原则。个人认为'一证'和'不必悉具'应对照来看，着重在于'不必悉具'。如呕而发热，或胁下痞硬，或往来寒热，只要见到少阳主证，使人确信不疑，便当与柴胡汤，不必待其证候全见。临床使用本方，当以此为准。"

（林飞）

《伤寒论》中的汗法

对于汗法，在《黄帝内经》中就有论及。如《素问·阴阳应象大论》云："其有邪者，渍形以为汗，其在皮者，汗而发之。"《素问·生气通天论》曰"体若燔炭，汗出而散。"《素问·阴阳应象大论》曰"邪风之至，疾如风雨，故善治者治皮毛""因其轻而扬之"。《素问·热论》云："其未满三日者，可汗而已。"《素问·玉机真脏论》曰："今风寒客于人，使人毫毛毕直，皮肤闭而为热，当是之时，可汗而发也。"《灵枢·营卫生会》云："夺血者无汗，夺汗者无血。"《伤寒论》中太阳病篇所占的篇幅最大，而太阳病中介绍最多的就是汗法。

1. 解肌发汗法

适用于太阳表虚证。症见头痛、发热恶寒、汗出等，治宜桂枝汤，解肌发汗，调和营卫。清·柯琴曰："此为仲景群方之冠，乃滋阴和阳，调和营卫，解肌发汗之总方也。"如13条："太阳病，头痛、发热、汗出、恶风、桂枝汤主之。"

2. 辛温发汗法

适用于太阳表实证。症见头痛、发热、恶寒、无汗等，病机为风寒之邪束于肌表，卫阳闭遏，营阴郁滞。治法：轻者用桂枝二麻黄一汤或桂枝麻黄各半汤。如25条："服桂枝汤，大汗出，脉洪大者，汗出必解，宜桂枝汤，如前法，若形似走，一日再发者，汗出必解，宜桂枝二麻黄一汤。"甚者用麻黄汤。如35条："太阳病，头痛发热，身疼腰痛，骨节疼痛，恶风、无汗而喘者，麻黄汤，主之。"

3. 辛寒发汗法

适用于外感风寒，内有郁热之表里俱实者。症见发热恶寒、烦躁、不汗等，治宜大青龙汤。如38条："太阳中风，脉浮紧，发热恶寒，身疼痛，不汗出而烦躁者，大青龙汤主之。"

4. 蠲饮发汗法

适用于外感风寒，水饮内停者，症见发热恶寒、头项强痛、无汗、咳嗽喘息、小便不利等。治宜外解风寒，内散水饮，方用小青龙汤。如40条："伤寒表不解，心下有水气、干呕，发热而咳，或渴，或利，或噎，或小便不利，少腹满，或喘者，小青龙汤主之。"

5. 益气发汗法

适用于表证未解，阳气已虚，津液不足者。症见汗出不止，恶风，小便难，四肢拘急等。治宜扶阳解表，方用桂枝加附子汤。如 20 条："太阳病，发汗，遂漏不止，其人恶风，小便难，四肢微急，难以屈伸者，桂枝加附子汤主之。"

6. 清解发汗法

适用于表邪未解，湿热郁结于里者。症见发热恶寒，无汗身痒，身黄等。治宜解表散邪，清利湿热，方用麻黄连翘赤小豆汤。如 262 条："伤寒瘀热在里，身必黄，麻黄连翘赤小豆汤主之。"

7. 温阳发汗法

适用于少阴本虚，外感寒邪之太少两感证。症见发热恶寒、无汗、脉沉等。治宜温阳解表。轻者用麻黄附子甘草汤。如 302 条："少阴病，得之二三日，麻黄附子甘草汤微发汗，以二三日无证，故微发汗也。"重者方用麻黄附子细辛汤。如 301 条："少阴病，始得之，反发热，脉沉者，麻黄细辛汤主之。"

8. 温中发汗法

适用于太阳误下后所致太阴虚寒兼表证者。症见大便不利、心下痞硬等，治宜温中解表。方用桂枝人参汤。如 163 条："太阳病，外证未除，而数下之，遂协热而利，利下不止，心下痞硬，表里不解者，桂枝人参汤主之。"

9. 利水发汗法

适用于太阳蓄水证。症见小便不利，心烦口渴，脉浮等。治宜化气行水，兼以解表，方用五苓散，如 72 条："发汗已，脉浮数，烦渴者，五苓散主之。"

10. 和解发汗法

适用于少阳证兼太阳证未罢所引起的病证。症见发热恶寒、周身疼痛、口苦纳差、心烦喜呕等。治宜和解少阳，兼以表散。方用柴胡桂枝汤，如 146 条："伤寒六七日，发热、微恶寒，肢节烦疼，微呕，心下支结，外证未去者，柴胡桂枝汤主之。"

11. 调阴阳发汗法

适用于误下后，正伤邪陷，上热下寒所引起的病证。症见咽喉不适、泄利不止、手足厥冷、脉沉迟等。治宜麻黄升麻汤，如 356 条："伤寒六七日，大下后，寸脉沉而迟，手足厥冷，下部脉不至，咽喉不利，吐脓血，泄利不止者，为难治，麻黄升麻汤主之。"

12. 攻里发汗法

适用于太阳病，误下后损伤脾胃所致的病证。症见腹满疼痛较甚、难以缓解、按之愈甚、大便不通等。治宜发汗通里，方用桂枝加大黄汤。如279条："本太阳病，医反下之，因而腹满时痛者，属太阴也，桂枝加芍药汤主之；大实痛者，桂枝加大黄汤主之。"

《伤寒论》汗法方剂，若能辨证准确，选用恰当，可应手而得，一直为后学者所沿用。《伤寒论》汗法方药，多温而少凉。至金元"寒凉派"代表刘河间，根据自己临床实践，结合当时情况，创立了表里双解辛凉之剂的防风通圣丸、双解散。他自述道："余自制双解，通圣辛凉之剂，不逆仲景法桂枝、麻黄发表之药，非余自玄，理在其中矣。故此一时，彼一时。奈五运六行有所更，世态居民有所变，无以常火，人以常动，动则属阳，静则属阴，内外皆扰，故不可峻用辛温大热之剂。"同时期攻下派代表张子和，对汗法论述更有独到见地，运用汗法得心应手，在《儒门事亲》诸多医案中，可以得以体现，他扩大了汗法的范围："凡炙、蒸、熏、洗、熨、烙、针刺、砭射、导引、按摩，凡解表者，皆汗法也。"他认为："风寒暑湿之气，入于皮肤之间而未深，欲速去之，莫如发汗。"特别是明、清，温病学派把汗法应用于温病初期的卫分证。吴鞠通根据"温邪在肺，其皮毛，用辛凉轻剂"的治疗原则，结合本人临床实践，拟定了辛凉平剂"银翘散"、辛凉轻剂"桑菊饮"，实为辛凉解表的代表方剂。虽然后世有所发展，时至今日，《伤寒论》中的汗法仍然有效地指导着临床，成为后世医家所遵从的医家经典。

（林飞）

小柴胡汤证治

小柴胡汤出自《伤寒论》，是一首举世皆知的名方，尤为经方派临床家所喜用。一般认为，本方用于和解少阳半表半里之邪，是治疗少阳病的主方，方剂学将其归入和解剂中。但小柴胡汤在《伤寒论》中，不仅在少阳病篇中出现，而且大量地出现在其他诸篇之中。

（一）小柴胡汤和解少阳，主治少阳病

小柴胡汤主治少阳病，少阳病症不仅仅是表现寒热往来，胸胁苦满，还表现为口苦、咽干、目眩、脉弦细等。263 条云："少阳之为病，口苦、咽干、目眩也。"265 条云："伤寒脉弦细……属少阳。"少阳病证既可由外感太阳病传变而来，亦可由内伤杂病而成。

（二）小柴胡汤疏肝、调脾、和胃

《伤寒论》96 条云："伤寒五六日，中风，往来寒热，胸胁苦满，嘿嘿不欲饮食，心烦喜呕，或胸中烦而不呕，或渴，或腹中痛，或胁下痞硬，或心下悸，小便不利，或不渴，身有微热，或咳者，小柴胡汤主之。"这其中，胸胁苦满，乃少阳经脉不利所致；嘿嘿不欲饮食，乃肝气不舒，木郁乘土，脾气不振所致；心烦喜呕，乃肝气横逆于胃所致，实属肝脾不和、肝胃不和之证。临床中对于肝胆疾病属肝脾、肝胃不和而具有郁热的，可选择小柴胡汤加减治疗。

（三）小柴胡汤治疗外感病

《伤寒论》101 条云："伤寒中风，但见一证便是，不必悉具。凡柴胡汤病证而下之，若柴胡证不罢者，复与柴胡汤，必蒸蒸而振，却复发热汗出而解。"在外感病情过程中，如果兼见有柴胡证，但见一证，这种外感就可以用小柴胡汤治疗。小柴胡汤治疗外感病是一个变化之方，小柴胡汤具有和解少阳枢机的功效，少阳枢机得利，则外可促太阳之开，内可使阳明得合。

（四）小柴胡汤治热入血室证

《伤寒论》144 条云："妇人中风，七八日，续得寒热，发作有时，经水适断者，此为热入血室，其血必结，故使如疟状，发作有时，小柴胡汤主之。"此证见续得寒热，发作有时，似往来寒热，而绝非少阳病的往来寒热。少阳病的往来寒热，是邪侵少阳而欲入于内，正气拒邪欲使其出于外，一欲内入，一欲外出，遂产生了正邪分争，往来寒热。本证的续得寒热，发作有时，显而易见，其寒热阵作之因在于经水之断和其血必结，其病在血分。小柴胡汤中理血散结的功效归功于柴胡这味药，柴胡除了和解少阳和疏肝解郁之功外，还有理血散结的功效。临床上对于外邪乘血室之空虚而内陷于血室，与血相结，或使

月经中断，或使月经不当至而至，甚至出现精神失常，如见鬼状，或胸胁及腹痛拒按等，均可以小柴胡汤加减使用。

（五）小柴胡汤治疗阳微结证

《伤寒论》144 条云："伤寒五六日，头汗出，微恶寒，手足冷，心下满，口不欲食，大便硬，脉细者，此为阳微结，必有表复有里也……此为半在里半在外也……可与小柴胡汤。设不了了者，得屎而解。"本条的半在外，乃指证中有微恶寒这一太阳表证，即病邪中有一半在太阳；半在里，乃指证中有心下满，口不欲食，大便硬这一阳明里热初结之情，即病邪中有一半在阳明。既有太阳表证，又有阳明里证，故谓必有表复有里，而不是少阳证的半表半里之义。阳微结证，既有一部分太阳表证，又有一部分阳明里热证，其阳明里热和太阳在表之邪有互结而郁闭之机，出现头汗出，手足冷，所以本证又不同于一半的太阳阳明病。这种阳微结证进一步发展，表邪就完全入里而转成阳明里实证。阳微结证有表证，又有里证，解其表当发汗，然汗之必加重在里的阳明里热之结。攻其里当下，又为太阳表证所不允，汗下之法皆非所宜。取小柴胡汤治之，因为小柴胡汤可使上焦得通而表解，津液得下，胃气因和而阳明里和。在临床中，外感病日久不愈者，既有表证兼见阳明里热初结证，可以小柴胡汤加减治疗。

（六）小柴胡汤治发热

《伤寒论》394 条云："伤寒瘥以后，更发热者，小柴胡汤主之。脉浮者，以汗解之；脉沉实者，以下解之。"伤寒瘥后发热有四种可能：一是伤寒瘥后复感外邪而发热，其证当见有脉浮、头项强痛等，以汗解之；二是伤寒瘥后，患者大量进食以补其身，胃肠引起宿食积热，所谓食复，其证当见大便难而舌黄，治以下解之；三是伤寒瘥后，因操劳过早或过度，致使其病复发，治以枳实栀子汤；四是伤寒解后发热，既无饮食所伤，又非起居不慎之外感，亦无劳复之情，这种发热在脉证表现上非表非里，非寒非热，非虚非实，找不到明显的原因，统以小柴胡汤治之。这种发热在临床上经常遇到，可用小柴胡汤加减治疗。

（七）小柴胡汤治黄疸

《伤寒论》231 条云："阳明中风，脉弦浮大而短气，腹部满，胁下及心痛……嗜卧，一身面目悉黄，小便难……与小柴胡汤。"这是一个肝胆胃热与脾湿相合的湿热发黄的阳黄证。小柴胡汤治疗的湿热发黄，是以湿热闭阻气机为主要病机，表现为肝胆胃热兼脾湿相合，出现胁痛腹胀痛、呕吐、乏力嗜卧，以此区别于茵陈蒿汤、麻黄连翘赤小豆汤、栀子柏皮汤等证。

（八）小柴胡汤治大便难

大便秘结不通或艰涩难出者，大抵有以下原因：阳明腑实证；阴虚而胃肠津亏便难；血虚便秘；阴虚兼里热实证；脾约证；气虚便秘等。《伤寒论》230条云："阳明病，胁下硬满，不大便而呕，舌上白苔者，可与小柴胡汤，上焦得通，津液得下，胃气因和，身濈然汗出而解。"虽言其阳明病，但舌苔白而未黄，知里热腑实未成，仅仅是不大便而呕，只胁下硬满而无腹满腹胀痛，是肝胆气滞，阳明胃肠腑气不下所致气逆而呕和不大便。用小柴胡治之，功在调畅气机。临床上对于肝胆气滞、胃肠腑气不畅之便秘便可用小柴胡汤加减治疗。

小柴胡汤之证治，上可及头目，中可见胸胁，下可达于血室，外可解太阳之表，内可和阳明之里，小柴胡汤之所以有如此广泛之用，就在于它既可和解少阳，枢机得利，三焦通畅，又可疏肝解郁调气机和理血散结。

（林飞）

《伤寒论》的发热辨证

《伤寒论》中载有"发热"的条文占全书的四分之一，可知其发热在临床诊断上的重要。《伤寒论》对发热一症的描述有"发热""潮热""往来寒热""身无大热""身灼热"，等等。

（一）太阳病发热

1. 太阳中风的发热

"太阳病，发热，汗出，恶风，脉缓者，名为中风"。太阳中风是由于"卫强营弱"导致。风寒外袭，卫阳浮盛于外与邪相抗，故发热。因邪正相争于表，肌腠疏松，营阴不内守，故必有汗出恶风、脉浮缓等证。此种发热属太阳表虚证，治疗应以调和营卫、解肌发汗的桂枝汤。

2. 太阳伤寒的发热

"太阳病，或已发热，或未发热，必恶寒，体痛，呕逆，脉阴阳俱紧者，名为伤寒"。太阳伤寒是由于寒邪外袭，卫阳被遏，营阴郁滞所致。卫阳被遏，未与邪争则"未发热"，卫阳被遏只是暂时的，势必与寒邪相争，则出现"已发热"。由此可知，太阳伤寒发热比太阳中风发热出现要晚，并伴有恶寒、无汗、身疼体痛、脉浮紧等症。

3. 邪实于表，热郁于里的发热

"太阳中风，脉浮紧，发热恶寒，身疼痛，不汗出而烦躁者，大青龙汤主之"。邪实于表，而里有郁热，其发热比太阳伤寒或太阳中风的发热重，故有烦躁之症。此证非辛温解表的麻黄汤所能治，宜既解表寒又清里热的大青龙汤。

4. 热盛于里，表无大热的发热

"发汗后，不可更行桂枝汤，汗出而喘，无大热者，可与麻黄杏仁甘草石膏汤"。此种情况为邪不在表，而热盛于里的表无大热。由于里热炽盛，热邪迫肺，则汗出而喘，用麻杏甘石汤清热宣肺定喘。

（二）阳明病的发热

1. 阳明经证的发热

"阳明病外证云何？答曰：身热，汗自出，不恶寒，反恶热也"。邪入阳明，易化热化燥，所以阳明病的发热，一般称为"身大热"。阳明经证除身热外，并有大汗出、口大渴、脉洪大，还可兼面赤，气粗，甚则神昏谵语、舌红苔黄而干。治宜直清里热的白虎汤。

2. 阳明腑证的发热

"阳明病，脉迟，虽出汗，不恶寒者，其身必重，短气，腹满而喘，有潮热者，此外欲解，可攻里也，手足濈然汗出，然汗出者，此大便已硬也，大承气汤主之。阳明病，谵语，发潮热，脉滑而疾者，小承气汤主之。太阳病三日，发汗不解，蒸蒸发热者。属胃也，调胃承气汤主之"。实热内结，腑气不通，因而腹满痛，拒按，便秘、谵语，手足汗出，舌红，苔黄燥或起芒刺，脉沉迟而实或滑数。根据腑实的程度，病情的缓急，治疗有三承气汤之别。大热大实者用大承气汤，小热小实者用小承气汤，实热尚在胃中，用调胃承气汤。

3. 瘀热发黄的发热

"阳明病，发热汗出者，此为热越，不能发黄，但头汗出，身无汗，齐颈而还，小便不利，渴引水浆者，此为瘀热在里，身必发黄，茵陈蒿汤主之"。阳明病本应多汗而小便不利，汗出则湿随汗出，热随汗越，小便自利，则湿有去路，故不发黄；然今阳明病无汗而小便不利，湿无去路，郁结化热则发热，湿热熏蒸于肌肤则发黄，治宜清热利湿的茵陈蒿汤。

（三）少阳病的发热

1. 少阳病的发热

"伤寒，脉弦细，头痛、发热者，属少阳"。少阳病发热的特点是往来寒热，一日数发，无有定时，作无休止，这是由于邪正相争于半表半里之故，必兼有或口苦，咽干，目眩，或胸胁苦满，嘿嘿不欲食，心烦喜呕，脉弦细等证候。小柴胡汤为和解少阳、疏利气机之剂，适用于少阳病。

2. 少阳阳明合病的发热

"伤寒十余日，热结在里，复往来寒热者，与大柴胡汤"。邪在少阳则往来寒热，邪入于里，热结阳明，则心中痞硬、便秘或下利（热结旁流）；胃失和降则呕吐。由此可知，热邪不仅在少阳，且传阳明，形成少阳阳明合病，故用大柴胡汤双解两经之邪。

3. 太阳少阳合病的发热

"伤寒六七日，发热微恶寒，肢节烦疼，微呕，心下支结，外证未去者，柴胡桂枝汤主之"。病发热，微恶寒，肢节烦疼，为太阳病之见证；虽无寒热往来，但有微呕，心下支结，可知邪已传少阳，形成太阳少阳合病。病既由表入里，故以小柴胡汤、桂枝汤各半合用，以解太少之邪。

（四）少阴病的发热

1. 少阴病的发热

"少阴病，吐利，手足不逆冷，反发热者，不死"。少阴病，本阴盛阳微，一般多见寒证，若出现发热，是阳气来复，阴寒渐退，尚有生机，预后良好。

2. 少阴感寒证的发热

"少阴病，始得之，反发热，脉沉者，麻黄附子细辛汤主之"。少阴病，本虚寒证，不应发热，今发热者，故曰"反"，此发热为外感寒邪，尚能与邪相争所致，但本属阳虚，脉必沉而微。治疗以温经散寒的麻黄附子细辛汤。

3. 少阴病热化证的发热

"少阴病八九日，一身手足尽热者，以热在膀胱，必便血也"。少阴病本寒证，初起多是无热恶寒，但在邪正相争的过程中，正气胜邪，邪由脏传腑，邪从热化，阴证转阳，故出现一身尽热。由于热化所影响的脏腑不同，其治各异。有由于热化后，肾阴不足，不能上济于心，于是心火亢盛而出现心烦、不得眠，用黄连阿胶汤滋阴降火；有由于阴虚，水热互结而致的咳而渴，心烦不眠，小便不利的用猪苓汤清热利水，滋阴润燥；有由于邪热转入阳明而成腑实的，当急下存阴，用承气汤。

（五）厥阴病的发热

1. 热厥的发热

"伤寒一二日至四五日，厥者必发热，前热者后必厥，厥深者热亦深，厥微者热亦微"。伤寒传至厥阴，邪热深入，郁结于里，阳气被郁，不能外达于四肢，则四肢厥冷。热郁越深，其厥越重，热郁越浅，其厥越轻。邪热内郁，郁于经者则身热，口渴喜饮，烦躁，尿黄赤，舌红苔黄，治宜直清里热的白虎汤。

2. 虚阳外浮的发热

"伤寒发热，下利厥逆，躁不得卧者，死"。厥阴病的预后决定于阳气的存亡，虽有发热，但下利不止，或汗出不止，又加之厥逆，脉弱等，说明阳气衰竭，而发热是虚阳外越之证。病至阳气将脱，有阴无阳的垂危阶段，治当采取回阳救逆的四逆汤。

（林飞）

《伤寒论》中的对药分析

"药对"，也称"对药"，一般是指将两种药物（间或也有三种者）联合应用的药物组合。"药对"之名，始见于北齐徐之才撰的《雷公药对》，而药对之用，却由来已久，张仲景的《伤寒杂病论》为后世开"药对"之先河。临床跟师过程中，对于不同病种，也经常看到老师的常用对药。

（一）桂枝类

桂枝味辛、甘，性温，气浮散，阳中之阳，入心、肺、膀胱经，能宣阳行气、解肌发汗、活血通络、温经止痛。

1. 桂枝与麻黄

麻黄味辛、微苦，性温，气升发，阴中之阳药，归肺与膀胱经，能发汗解表、宣肺平喘止咳、利水消肿。二药气、味、性大同小异，皆入归肺经与膀胱经，两药配伍，相须相使，麻黄之苦以抑二者升发太过，桂枝之甘以缓二者发表之峻。麻黄汤、葛根汤、大青龙汤用之以峻汗而治外感表实证；桂枝麻黄各半汤、桂枝二麻黄一汤用之以小发其汗而治表邪久郁不解证；麻黄升麻汤用之以微汗而治正虚阳郁证。

2. 桂枝与芍药

芍药味苦、酸，性微寒，气收敛，可升可降，归肝、心、脾经，能养血敛阴、和营止痛、平肝柔肝。二药气、味、性相去甚远，但配伍之后一散一收，升而复降，相使相得。桂枝汤用它以调营和卫、解肌祛邪，治太阳中风表虚证；桂枝加芍药生姜各一两人参三两新加汤用之以和血养荣、宣通卫阳，以治身痛。

（二）麻黄类

麻黄味辛、微苦，性温，气升发，阴中之阳药，归肺与膀胱经，能发汗解表、宣肺平喘止咳、利水退肿。

1. 麻黄与杏仁

杏仁味苦性温，气降，入肺与大肠经，能宣肃肺气、止咳平喘，配合应用，相畏相使，宣而致肃降太过，降不致宣散过极。麻黄汤用之以发汗解表、降逆平喘而治太阳表实证；麻黄杏仁甘草石膏汤用之以宣降肺中郁逆之气而治肺热咳喘。

2. 麻黄与石膏

石膏味辛、甘，性大寒，气沉降，归肺、胃经，能清热泻火、除烦止渴，并可解肌发汗，与麻黄温凉相伍，相畏相使，既宣肺气，又降肺气，使肺中郁热从汗而散。麻黄杏仁甘草汤用之以清热宣肺而定喘；大青龙汤用之以外散风寒、内清郁热而除烦；越婢汤、越婢加半夏汤、小青龙汤皆用之发越水气，兼清里热，而治恶风口渴，一身悉肿，脉浮，续自汗出，无大热之风水证与咳而上气，其人喘，目如脱状，脉浮烦躁，心下有水气之肺胀病。

3. 麻黄与附子

附子味辛而甘，性大热，气浮而走窜不息，归心、肾、脾经，能温补命火、回阳救逆、祛寒止痛，二药配合，相须相使，外散表寒，内祛里寒。麻黄附子细辛汤、麻黄附子甘草汤皆用之治太阳少阴两感证。

（三）半夏类

半夏味辛，性温，气降，归脾、胃、肺经，能燥湿化痰、降逆止呕、消痞散结。

1. 半夏与瓜蒌

瓜蒌味甘、微苦，性寒，气降，归肺、胃、大肠经，能消热化痰、宽胸散结、润肠通便、消散痈肿。二药一寒一温，一燥一润，相使相成，辛开苦泄，使化痰开结、降逆下气之力更加彰显。瓜蒌薤白半夏汤用之以治胸痹之痰饮，壅塞胸中，心痛彻背者。

2. 半夏与厚朴

厚朴味辛而苦，性温，气降，归脾、胃、肺、大肠经，能行气除满、燥湿化滞、降逆平喘。与半夏气、味、性相同，归经及治疗相近，二药配伍，相使相成。半夏厚朴汤用之以化痰开结、降逆消痞而为治疗咽中如有炙脔之名方。

3. 半夏与茯苓

半夏降逆下气，茯苓健脾渗湿，二者俱能化痰，相伍相使，祛痰化饮、降逆下气之力倍增。赤丸用之以化饮止呕，小半夏加茯苓汤用之以引水下行、和胃止呕，桂苓五味甘草去桂加干姜细辛半夏汤用之以祛痰化饮而止呕、咳，半夏厚朴汤用之以化痰开结。

（四）大黄类

大黄味苦，性寒，气沉降，归脾、胃、大肠、肝、心包经，能荡涤邪热、攻下积滞、凉血解毒、逐瘀通经、利胆退黄。

1. 大黄与芒硝

芒硝味咸、苦，性寒，气沉降，归胃与大肠经，二药气味相同，相须相使，都为攻伐之峻药。调胃承气汤、大承气汤均用之以攻下实热而治阳明腑实证。

2. 大黄与桃仁

桃仁味苦、甘，性平，气降，归心、肝、大肠经，能活血祛瘀、润肠通便。与大黄相伍相使相得，可解凝通瘀、凉血活血。桃仁承气汤、抵当汤（丸）用之入血分，以行瘀破结而治血热互结之蓄血证。

3. 大黄与茵陈

茵陈味苦、甘、辛，性微寒，气升，归脾、胃、肝、胆经，能清热利湿退黄，与大黄相使相得，则湿热从大小便而去。茵陈蒿汤用之以清利湿热、导热下行，治疗阳明瘀热在里之黄疸。

4. 大黄与栀子

栀子味苦，性寒，气降，归心、肝、肺、胃经，能泻火除烦、清热利湿、凉血止血。与大黄相伍，相须相使，共奏凉血解毒、逐下瘀热之功。茵陈蒿汤用之以清三焦通调水道，使瘀热从大小便而去以退黄，栀子大黄汤用之以除胃肠郁热积滞而治心中懊恼热痛之酒疸。

（五）黄连类

黄连味苦，性寒，气沉降，归心、肝、胃、大肠经，能清热泻火、燥湿坚阴而解毒。

1. 黄连与干姜

干姜味辛，性热，气升，归脾、胃、肾、心、肺经，能温中散寒、温肺化饮、回阳通脉，与黄连合用，寒温相通并用，相畏而相成。黄连汤用之以清上温下而治上热下寒之腹痛欲呕吐者；干姜黄芩黄连人参汤用之以清上温下而治寒热格拒饮食入口即吐者；生姜泻心汤、甘草泻心汤、半夏泻心汤皆用之清泄温散而消满除痞。

2. 黄连与黄芩

黄芩味苦，性寒，气沉降，归肺、胆、胃、大肠经，能清热泻火、燥湿解毒、止血安胎。与黄连气味相同，功能无异，只差归经略见不同，二药合用，相须相使，每多奇功。葛根黄芩黄连汤用之以清泄里热，治喘而汗出之协热痢；大黄黄连泻心汤、附子泻心汤、生姜泻心汤、甘草泻心汤、半夏泻心汤皆用之以清热泻痞而治心下痞满证；干姜黄芩黄连人参汤用之以清上焦而治寒热格拒食入即吐症。

（林飞）

《金匮要略》三丸方与肿瘤

《金匮要略》是医圣张仲景所著的我国现存最早的一部诊治疑难杂病的专书，开辟了以脏腑辨治杂病的先河，该书无论是在理论的构建还是临床的应用方面，对于肿瘤的治疗都具有较高的指导意义和参考价值，书中所载许多方剂至今仍为肿瘤临床所常用。本文就《金匮要略》所载的三首丸剂——桂枝茯苓丸、鳖甲煎丸、大黄䗪虫丸治疗肿瘤作一探讨，以冀对仲景三丸方治疗肿瘤的中医机制和药理机制更加明了，指导临床合理遣方用药。

（一）《金匮要略》对于肿瘤的认识

张仲景身处东汉末年，可能由于当时生活习惯、社会环境等因素，肿瘤的发病率不像现在这么高，但是仲景作为一位临床经验极其丰富的医家，所见肿瘤患者必然不少，虽然对于肿瘤的病因病机、发生发展、诊断治疗没有形成一套成熟的理论和方法，却对肿瘤的辨治提出了许多真知灼见，创制了许多有效的治疗肿瘤的方剂。肿瘤在古代中医学里主要属于"癥瘕""积聚"等范畴，《灵枢·五变》曰："人之善病肠中积聚者……如此则肠胃恶，恶则邪气留止，积聚乃伤。"《难经·五十五难》："故积者，五脏所生；聚者，六腑所成也。积者，阴气也，其始发有常处，其痛不离其部，上下有所终始，左右有所穷处。聚者，阳气也，其始发无根本，上下无所留止，其痛无常处，谓之聚。"

而仲景之《金匮要略》在继承《内经》《难经》的基础上进一步就临床所见论述了癥瘕积聚的具体证治。《妇人妊娠病脉证并治第二十》曰："妇人宿有癥病，经断未及三月，而得漏下不止，则绝之。动在脐上者，为癥痼害……所以血不止者，其癥不去故也，当下其癥，桂枝茯苓丸主之。"论述了妇人盆腔肿瘤而致经水漏下不止的证治。《疟病脉证并治第四》曰："病疟以月一日发……此结为癥瘕，名曰疟母，急治之，宜鳖甲煎丸。"指出了肝癌病久，结于胁下的证治。《血痹虚劳病脉证并治第六》曰："五劳虚极羸瘦，腹满不能饮食，食伤、忧伤、饮伤、房事伤、饥伤、劳伤，经络营卫气血伤，内有干血，肌肤甲错，两目黯黑。缓中补虚，大黄䗪虫丸主之。"则阐述了肿瘤晚期，癌毒瘀血内结，气血衰少的证治。由此可见，仲景对于癥瘕积聚等肿瘤病证认识比较深刻，尤其重视瘀血在肿瘤发生发展中的重要作用，治疗上以活血化瘀为主，并且注重顾护正气，以丸药缓图之。

（二）肿瘤与瘀血的关系

仲景治疗肿瘤善用桂枝茯苓丸、鳖甲煎丸、大黄䗪虫丸等活血化瘀方药有其深刻含义，主要因为肿瘤的发生与转移都与瘀血密切相关。对于肿瘤的发生，《灵枢·百病始生》曰："厥气生足悗，悗生胫寒，胫寒则血脉凝涩，血脉凝涩则寒气上入于肠胃，入于肠胃则䐜胀，䐜胀则肠外之汁沫迫聚不得散，日以成积。"此论因于寒邪阻滞，气机逆乱，血脉不畅，血瘀痰凝而发积证。"卒然多食饮，则肠满，起居不节，用力过度，则络脉伤，阳络伤则血外溢，血外溢则衄血，阴络伤则血内溢，血内溢则后血。肠胃之络伤则血溢于肠外，肠外有寒，汁沫与血相搏，则并合凝聚不得散，而积成矣。"此则论述内伤饮食损及脾胃，脾失健运，不能输布水谷精微，痰浊内聚，加之用力过度，络脉受伤，血行失利，脉络壅塞，瘀血与痰浊相合结而成积。"卒然中外于寒，若内伤于忧怒，则气上逆，气上逆则六俞不通，温气不行，凝血蕴里而不散，津液涩渗，着而不去，而积皆成矣。"此论进一步阐述情志抑郁，肝气失疏，脏腑失和，气血郁结加之寒凝血络，从而导致癥瘕积聚的发生。总之瘀血内结在肿瘤的发生中具有重要作用，一旦各种因素导致人体血脉瘀滞，日久不去，则会导致气滞、津凝、毒结，气血痰毒互结，损及经脉，伤及脏腑，病邪渐次深入，正虚邪实，病势胶着，导致癌变经久不愈，而成癥瘕积聚痼疾。

对于肿瘤的转移，古代中医由于历史条件的限制，并没有明确提出，但是也有许多类似肿瘤转移的论述，如《灵枢·刺节真邪》曰："虚邪之人于身也深，寒与热相搏，久留而内著，寒胜其热，则骨疼肉枯……有所结，深中骨，气因于骨，骨与气并，日以益大。"即是关于寒邪久留体内，瘀血内著骨中，骨空失去气血濡养，而致肉枯骨痛的描述，类似于西医学肿瘤晚期出现的骨转移疼痛和恶病质状态。

（三）三丸方治疗肿瘤

1. 桂枝茯苓丸

此方乃是仲景为治疗癥瘕合并妊娠漏下不止而设，由桂枝、茯苓、牡丹皮（去心）、芍药、桃仁（去皮尖），加蜂蜜炼为丸而成。妇人素有癥瘕，又因妊娠而出现漏下不止，为癥积内阻，阴血不能归经，血溢脉外，方中桂枝温经通阳，以促血脉运行而散瘀通络为君；赤芍活血养阴，化瘀消癥为臣；桃仁、牡丹皮活血祛瘀为佐；茯苓健脾益气，宁心安神，与桂枝同用，温阳开结，消痰祛瘀，伐邪安胎为使，此外桂枝与丹皮、桃仁相合更能温通血脉，活血散结，诸药合用，共奏活血化瘀、消癥散结之功，适用于肿瘤发生的早期阶段，瘀滞征象明显，临床上用于治疗相关妇科肿瘤，以及配合肿瘤放化疗等，疗效卓著。

2. 鳖甲煎丸

此方乃为仲景治疗癥瘕疟母的专方，由鳖甲（炙）、乌扇（即射干，烧）、鼠妇（熬）、干姜、黄芩、大黄、桂枝、石韦（去毛）、厚朴、紫葳、阿胶、柴胡、蜣螂（熬）、芍药、牡丹皮、䗪虫（熬）、葶苈（熬）、半夏、人参、瞿麦、桃仁、蜂窠（炙）、赤硝二十三味药组成，取煅灶下灰，清酒煎成丸，方中鳖甲为君，泄厥阴破癥瘕，养正除积；大黄泄血闭，赤硝软坚结，桃仁破结，丹皮活血，芍药、紫葳破厥阴血结，通脉络瘀滞；䗪虫、蜂房、蜣螂、鼠妇四味虫类药性善走窜，化瘀通络，消坚杀虫治疟；乌扇、葶苈开闭利肺通上焦；石韦、瞿麦通利水道利下焦；半夏、厚朴燥湿祛痰行水；干姜温中助阳；柴胡、黄芩和解少阳；人参、阿胶益气补血；煅灶下灰可防攻逐之药碍胃伤脾，清酒以行药势，全方活血化瘀，软坚散结，行气下水，和解少阳，解毒攻邪，兼补气血，是一首兼顾周全的大方。临床可用于原发性、继发性肝癌、肝硬化的治疗，或者配合放化疗等，提高放化疗敏感性，减轻毒副作用等。

3. 大黄䗪虫丸

此方乃为仲景治疗虚劳羸瘦、干血内结的名方。由大黄（蒸）、黄芩、甘草、桃仁、杏仁、芍药、干地黄、干漆、虻虫、水蛭、蛴螬、䗪虫，十二味，炼蜜为丸。虚劳日久不愈，经络气血的运行不畅，瘀血内生，着于脉络，遂成干血，而见两目黯黑；瘀血阻滞，新血不生，肌肤失养，而见肌肤粗糙如鳞甲状。方中用䗪虫、水蛭、虻虫、蛴螬四味虫类药破血通络，化瘀去积，桃仁、干漆逐瘀活血，此六味与少量蒸制大黄配伍攻逐瘀血，散癥通经，以通血闭；芍药、地黄养血补虚；杏仁宣发肺气以助血行，与桃仁相合滋润燥结；黄芩清散瘀热；甘草、白蜜甘缓益气和中，全方"润以濡其干，虫以动其瘀，通以去其闭"（《金匮要略心典》），扶正祛邪并行，峻药缓图，达到补虚祛瘀作用。

小结

仲景所处时代虽然与今时相去甚远，但是肿瘤的发生本质却是一样的，皆为正虚邪实，所以仲景所创之方在今天仍有良效，桂枝茯苓丸、鳖甲煎丸、大黄䗪虫丸三首丸方，尤其鳖甲煎丸、大黄䗪虫丸是仲景所创方中为数不多的大方，能够针对肿瘤正虚邪实，寒热错杂，痰瘀毒结等纷繁复杂的病机起作用，并且现代药理研究也表明中药复方是通过多靶点、多途径、多层次、多环节抑制肿瘤增殖和转移的。所以我们应该更加重视《伤寒》《金匮》，将其理法方药广泛用于肿瘤临床，同时进一步推进现代药理学研究，探明其治疗肿瘤的复杂机制，不断提高临床疗效。

（郑红刚）

仲景用桂枝初探

桂枝是临床常用的一味中药，古今擅用桂枝者，当首推仲景。张仲景在《伤寒论》中应用桂枝 43 方次，在《金匮要略》应用 56 方次（含附方），二书除去重复方和附方，共有 73 方，可见桂枝在仲景方剂中的地位是非常重要的。

（一）仲景所用桂枝即现代之肉桂

《伤寒论》《金匮要略》所用药物无肉桂之名，桂枝汤、麻黄汤、肾气丸等73 方所用均为桂枝。《伤寒论》43 方除桂枝人参汤和桂枝附子去桂加白术汤、理中丸、四逆散三个加减方未明确记载"去皮"外，其余 39 方用桂枝均载有去皮。《金匮要略》中有 16 方记载"去皮"，虽方次较少，但《伤寒论》和《金匮要略》原为一部书——《伤寒杂病论》，而《伤寒论》内容在前，《金匮要略》杂病部分内容在后，前面有些方剂记载桂枝去皮，而后面就不一定记载，如乌梅丸、桂枝加桂汤等即是，由此看出仲景方所用桂枝均要去皮。有医家认为桂枝去皮即是将桂枝外面一层粗皮去掉，然而现代所用桂枝是樟科植物肉桂树的嫩枝，通常于春季割下细小的嫩枝晒干或阴干切段而成，根本不用去粗皮，也无粗皮可去，所以此种说法只是望文生义，不切实际。

一般认为《神农本草经》成书于汉代，略早于《伤寒杂病论》，从《伤寒杂病论》用药与《神农本草经》所载药物相关性研究看，仲景方所用药绝大多数在《神农本草经》中都有记载。桂枝一药在《神农本草经》中记载有牡桂、菌桂两种。据张廷模考证：牡、菌二桂并非出自不同品种，乃是同一植物不同入药部位的两种商品药材，二者可统称为桂，其加工习惯是将较嫩小枝之皮卷成筒状即菌桂；干皮制成板状即牡桂，或微卷曲状，即陶弘景所称之桂。牡桂与菌桂无论用嫩小枝之皮，还是用较老枝或树干之皮，均是用桂树之皮。现代《中药学》中所讲的肉桂，即是在大暑节前将肉桂树皮割裂，立秋后剥离，刮去栓皮阴干而成。由上可以看出，张仲景所用的桂枝即《神农本草经》所记载的牡桂、菌桂，也即是现代所说的肉桂。

（二）用桂枝发汗多需温助

桂枝味辛甘而性温，功能发汗解表，温经助阳，主治外感风寒而引起的头身疼痛、恶寒、发热等表证。以桂枝为主要药物组成的桂枝汤，在《伤寒论》中主治太阳中风证。方中桂枝虽能解热发汗，但发汗作用轻微，必须辅以其他措施。一是在方中配伍生姜；二是服桂枝汤要适寒温即温服；三是"服已须臾，啜热稀粥"；四是温覆，即盖被。如此方能遍身漐漐微似有汗，使风邪祛除，营卫和谐，病可痊愈。五苓散治疗太阳表邪未解，内传太阳之腑引起的膀胱蓄水证，轻用桂枝解表，但方后注强调"多饮暖水，汗出愈"。《金匮要略》中仲景常用桂枝汤（不用桂枝汤法将息）治里证足以为证，正如徐彬所云："桂枝汤，外证得之，为解肌和营卫，内证得之，为化气和阴阳。"

（三）桂枝通阳化气利小便

《伤寒论·太阳病脉证并治中》曰："若脉浮，小便不利，微热消渴者，五苓散主之"。《金匮要略·虚劳病篇》："虚劳腰痛，少腹拘急，小便不利者，肾气丸主之。"《金匮要略·痰饮病篇》："夫短气有微饮，当从小便去之，苓桂术甘汤主之，肾气丸亦主之。"以上三条，患者皆有小便不利症状，方中皆用桂枝，目的在于通阳化气利小便。《伤寒论·太阳病脉证并治下》云："伤寒八九日，风湿相搏，身体疼烦，不能自转侧，不呕不渴，脉浮虚而涩者，桂枝附子汤主之。若其人大便硬，小便自利者，去桂枝加白术汤主之。"明确指出风湿病有小便不利，大便稀者用桂枝；无小便不利，大便正常者，可以不用桂枝。

《伤寒论》中其他方剂如茯苓甘草汤、小青龙汤、桂苓五味甘草汤等，皆用桂枝利小便。一般心脾阳气亏虚，水湿内停者，桂枝常配伍茯苓、白术、甘草等强心健脾，利水行湿。若肾气虚，膀胱气化不利，桂枝配伍附子、泽泻、茯苓等温肾助阳化气行水。这些理论在治疗前列腺增生症、前列腺炎、膀胱过度活动综合征、女性压力性尿失禁中均有指导意义。

（四）仲景用桂枝的配伍可谓经典

1. 伍麻黄以解表散寒

如麻黄汤、大青龙汤、葛根汤等，主要针对风寒束表，力道较为峻猛。

2. 伍芍药以祛风和营

如桂枝汤，主要针对风邪外袭，营卫不和，腠理开泄汗出等，力道较缓，然近世有江南诸医对桂枝一药颇为忌惮，认为桂枝汤："阳盛下咽立毙"，事实我感觉"立毙"这种情况是不至于的，桂枝汤能够调脾胃，健中气，比较平和的一张方子。

3. 伍甘草以温心阳

如桂枝甘草汤、桂枝去芍药汤、桂枝甘草龙骨牡蛎汤、桂枝加桂汤等。对心阳不振虚衰，桂枝、甘草二味辛甘化阳。枳实薤白桂枝汤为寒痰凝滞心脉所设，桂枝与此温心阳、通血脉。

4. 伍白术、茯苓以温中利水

如苓桂术甘汤，对中阳不足，水饮内泛，伍健脾之白术、利水之茯苓而成温中之剂。

5. 伍细辛、吴茱萸等温经散寒

如当归四逆汤，对于血虚寒厥，手足厥逆不温等有效。桂枝有温通的作用。

6. 伍干姜、党参等温中健脾

如黄连汤，针对上热以黄连清之，中寒以桂枝伍参、草、枣、姜等温之。

7. 伍桃仁等活血通脉

如桂枝茯苓丸、桃核承气汤等。唐以前本草对桂的活血作用论述较多，有谓"逐血痹"之说。包括炙甘草汤中，虽为阴血亏虚所设，里边仍用桂枝，我考虑炙甘草汤证本身当有阴血亏而血脉滞的病机，故仍用桂枝、清酒以通利血脉。

8. 伍白术、附子等散寒除湿

如桂枝芍药知母汤、桂枝附子汤、甘草附子汤等。湿为阴邪，非阳药而不运，离照当空，阴霾自散。

（林飞）

温病学理论在肿瘤治疗中的应用

众所周知，历史上的温病学家，如叶天士、吴鞠通、薛生白、王孟英等，在内科杂病、儿科、妇科等其他各科的证治方面均有许多建树，后世以及近几十年来运用温病学治法治疗临床各科疾病也取得了良好的效果，特别是对温病学中常用治则治法的研究成果更是广泛应用于各科临床。"继承不泥古，发扬不离宗"，朴老在临床治疗肿瘤时常常借鉴温病学理论来辨治，获得良好的治疗效果。

（一）温病学与肿瘤

恶性肿瘤是严重威胁人类健康的常见疾病，热邪是其重要的发病原因之一，在癌瘤发展过程中每可出现热毒内蕴而耗伤阴液。癌瘤的发生发展及转归，邪毒的传变，与温病学说的论述颇有相似之处。

如肺癌患者出现脓血痰，或痰中带血；肝癌患者出现烦热黄疸、吐血或便血；乳腺癌的局部红肿，甚则溃烂翻花；宫颈癌患者的五色带下臭秽；结肠癌的下利赤白、里急后重；白血病的吐衄发斑；等等。以上皆为热毒蕴积。肿瘤组织坏死，邪毒内蕴，郁而化热，常表现为持续低热或局部皮肤温度升高，口干口苦，烦躁咽干，亦有部分患者表现为高热持续不退，如恶性淋巴瘤。热毒壅盛，灼及脏腑，表现为肺热、心火、肝胆实热、胃热、大肠热等证。若热入营分，可见高热，烦躁，夜热转甚，皮下瘀斑，甚则出现神昏、抽搐；毒热内蕴，久则耗伤阴液，症见低热不退，午后潮热或心烦不寐、盗汗、口干、舌红少苔。临床诸多癌瘤皆可表现为热毒内蕴，耗伤阴液，且多处于疾病的进展期或危重期，掌握其治疗时机及用药法度极为关键。

（二）温病学说在肿瘤感染、发热中的应用

在某些肿瘤的病因病机中，热毒内蕴是不可忽视的方面。温邪具阳热属性，根据"温则清之"的原则，清热解毒法贯穿于温病治疗的全过程。发热是许多肿瘤患者的常见症状，西医学认为多与以下因素相关：肿瘤坏死组织的吸收、肿瘤代谢产物形成的致热源、肿瘤组织释放的前列腺素等产生的非特异性炎症、肿瘤继发感染等。从温病学看癌症发热，初起热在气分，继之迅速传变至营血，癌症感染发热可以看成是温热毒邪深入营血的特殊阶段。若症见壮热不退、汗出热不解、口苦咽干、烦渴引饮、面赤心烦、大便秘结、小便短赤、舌质红绛、苔黄燥、脉弦数。辨证时为热毒炽盛型，治疗时应采用清热解毒、通腑泄热的方法，方用白虎汤《伤寒论》合银翘散《温病条辨》，若症见发热弛张或身热不扬、汗出热解、汗后再热、头重神昏、脘腹痞满、纳呆呕恶、大便溏滞、尿黄短涩、舌质红绛、苔黄腻、脉滑数。辨证为湿毒蕴结，治宜清热解毒、利湿化浊，方用清营汤《温病条辨》合甘露消毒丹《医效秘传》，若发热神昏、烦躁、谵语，可用安宫牛黄丸清热解毒、开窍醒神。

药理实验和临床验证表明，大多数清热解毒药有较强的抗癌或抑瘤活性，能清除肿瘤性毒素，通过抑制细胞增殖，诱导凋亡、分化及逆转，调节机体免疫功能，调控细胞信号转导，抗突变、抑制血管生成和抗多药耐药等多种途径发挥抗肿瘤作用。另外，清热解毒药大多具有抗病原体活性，有很好的解热、抗炎、抗感染作用。能降解内毒素，拮抗外毒素；能兴奋垂体－肾上腺皮质系统，抑制炎症反应；抑制各种炎症介质的合成与释放，能抑制多种类型的变态反应，抑制过敏介质的释放并对抗其作用。如半枝莲、山慈菇、穿心莲、白花蛇舌草、七叶一枝花、紫花地丁、青黛、苦参、山豆根、鸦胆子、土茯苓、败酱草、肿节风、冬凌草、天花粉、龙葵子、金银花等。

（三）温病学在肿瘤放射病中的应用

放射治疗是目前恶性肿瘤中常用的治疗方法之一，放射源包括放射性同位素和X线治疗机及其他重粒子各类加速器。放射源在照射肿瘤组织的同时也不可避免地照射到正常组织而产生一系列的不良反应，所引起的不可修复的组织损害则为反射损害，"放射病"根据对组织损伤的时间、部位的不同可有近期、远期毒性以及全身、局部的表现。常见的有恶心、厌食、呕吐、头痛、乏力、骨髓抑制等全身反应，并有发热、咽干口燥、喜冷饮、小便短赤等热盛津伤的

表现。以上症状均符合"火邪""热毒"的性质和致病特点，放射源引起的正常组织损伤，究其成因，同属于感受火热毒邪从皮毛而入。根据温病学的辨证范畴，放疗引起的放射病可归属于温病学的范围。常见的有放射性皮炎、放射性口腔炎、放射性肺炎、放射性食管炎、放射性胃肠炎、放射性膀胱炎等。

放射病的临床表现为热邪偏盛，气阴耗伤。早期表现为肺胃阴伤，晚期可因肝肾真阴耗竭，而出现生风动血、虚风内动征象。因放射病的病因为火热毒邪，易耗伤津液，中医认为"存得一份津液，便有一份生机"，故养阴生津在肿瘤放射病的治疗中具有重要地位。根据病情的不同，分别采用甘寒滋阴法、酸甘化阴法、咸寒甘润法、苦甘合化法，根据病位的不同而采用滋阴润肺、益胃生津、增液润肠、滋阴益肾等法。选用沙参、麦冬、石斛、玉竹、生地黄、黄精、玄参、百合、知母、天花粉、阿胶、枸杞子、山茱萸、女贞子、白芍、五味子、太子参等药物。方剂可选用清燥救肺汤（《医门法律》）、沙参麦冬汤（《温病条辨》）、连梅汤（《温病条辨》）等。大量的临床药理实验证明，滋阴类药物具有调节免疫、调节内分泌、诱导肿瘤细胞凋亡、促进肿瘤分化、增强骨髓造血、抗应激、抗自由基损伤等作用。广泛地应用于素体阴虚；或肿瘤邪毒化火、热毒伤阴、阴津亏耗；体质亏虚、阴液不足者，不仅能减轻放疗的不良反应，还有增效减毒、祛邪抑瘤，提高远期疗效的作用。

结语

温病学术内涵的外延是亟待发掘整理的重要资源，研究温病的传变规律，阐发热毒治疗原则，发掘养阴方剂，必将丰富温病学和中医肿瘤学的学术发展和学科建设。实践证实，在肿瘤的治疗中借鉴温病学的辨证思路，获得了良好的治疗效果，也具备广阔的前景。

（郑红刚）

温病学对肿瘤治疗的启示

温病学家认为温病是由温邪引起的热象偏盛、易化燥伤阴的一类急性外感热病。在温病的各个发展阶段，"热象"与"伤阴"往往同时并存，特别在温病的后期，阴伤的表现尤为突出。温病临床表现的又一特点是易内陷生变，若病邪较盛，正气不支，邪可内陷而发生各种变证、危证。通常温病用来辨治传染性疾病，但在近代，人们逐渐意识到，温病学说的意义已不仅限于传染性疾病。温病的"辨证求因""审因论治"可以广泛地用于内科杂病的辨治，当然也包括肿瘤。

（一）病因方面，注重体质、精神因素

从《内经》开始，到明末清初，大部分肿瘤已被观察到。在《内经》《难经》时代，已经有"膈""反胃""石疽""失荣""癥瘕积聚""乳岩"以及"肠覃"等名称，大致和现在的"食管癌""胃癌""恶性淋巴瘤""软组织肿瘤""乳腺癌"以及"肠癌"等相当。古代医家并没有将肿瘤分列出独立而完整的学科，其记载也只是散见于医学理论论述或医案中。纵观温病学著作或是医案，其中也可以看到有关肿瘤相关疾病的论述，并且除了分析内因外因之外，还注重影响肿瘤发生的体质、精神心理因素。例如吴鞠通的医案中有这样的记载："脐左坚大如盘……此症也，金气之所结也。以肝木抑郁，又感秋金燥气，小邪中里，久而结成，愈久愈坚""此症形体长大，五官具露木火通明之象，凡木火太旺者，其阴必素虚，古所谓瘦人多火，又所谓瘦人多病，虑虚其阴"。观察到患者脐左有肿物，与情志不舒，又兼有外感而导致，并且认识到瘦人的体质多木火太旺，偏于阴虚。这种从先天体质到体型，到体内气血脏腑的联系是十分有意义的，现代研究也表明了癌症的发生与癌基因、抑癌基因的变化，家族聚居等有关。长期抑郁、恼怒、惊恐会降低人体免疫力，导致癌症的发生。

（二）病机方面，着眼"虚、毒、痰、瘀"

由于肿瘤的病因繁杂，病种不一，临床表现多样，所以其病理变化也非常复杂。肿瘤本身是一个全身为虚、局部为实的疾病。其病机在于内虚为基础，多种致病因素相互作用，导致机体阴阳失调，脏腑经络气血功能障碍，引起气滞、血瘀、痰凝、热毒、湿聚等互相交结而造成肿瘤的发生。这和温病的病机特点有所相似。

在肿瘤的治疗中，放疗是非常重要的治疗手段，放疗的患者大部分会引起放疗局部放射性黏膜损伤，有发红、灼热感、糜烂破溃、发热、口干、尿赤便结等症状，因此认为放疗为火邪、热毒，造成人体热象偏盛、耗气伤阴的病机

特点，晚期可因肝肾真阴耗竭，而出现口眼歪斜、四肢抽搐等伤风动血征象，其症状表现可归属于卫、气、营、血分症状，其病机演变与温病殊途同归。

（三）辨证方面，关注正虚与邪盛的关系

肿瘤是一个全身性疾病。其特点在于因虚致实，又因实致虚。人体正气不足，邪毒侵犯逐渐形成瘤块，瘤体浸润破坏机体组织，进展期邪盛毒深之际，火毒炽盛、内热阴虚尤其突出。故在养阴的同时，还应考虑到可能伴存的邪实因素。在温病的治疗中，医家们早就认识到了邪正之间的关系，吴鞠通在《温病条辨》中云："在上焦以清邪为主，清邪之后必继以存阴；在下焦以存阴为主，存阴之先，若邪尚有余，必先以搜邪。"正是由于这个道理，历代温病医家养阴时喜用滋而不腻、滋而能清、滋而能散之品，如生地、玄参、麦冬等，有些养阴之品有腻滞恋邪之弊，如某些血肉有情之品（鸡子黄、阿胶等）虽能补益精血，但其腻滞易于恋邪，应仔细辨治。

因此，在治疗肿瘤时，可以借鉴温病治法。早期，病在卫分，邪轻正未伤，以祛邪为主，兼以扶正。肿瘤转移或是复发扩散时，癌瘤邪盛毒深，而正气已经不足，在扶正的基础上要兼顾祛邪。肿瘤晚期，随着邪正消长，正气亏虚明显，邪少虚多，则应重在扶正。

（四）治疗方面，多用清热解毒法、养阴生津法

温邪具阳热属性，根据"温者清之"的原则，清热解毒法贯穿于全过程。与其类似，在肿瘤病机中，除了气滞血瘀、痰凝湿聚、正气亏虚之外，热毒内蕴也是不可忽视的方面。肿瘤患者临床常有发热、疼痛、肿块增大、局部灼热疼痛、口渴、便秘、苔黄、脉数等症。辨证时可辨为热毒炽盛。治疗时可以使用清热解毒法。药理实验和临床验证表明大多数清热解毒药有较强的抗癌活性，通过抑制细胞增殖、诱导凋亡、分化及逆转、调节机体免疫水平、调控细胞信号通路及传导、抗突变、抑制血管生成和抗多药耐药等多种途径发挥抗肿瘤作用。如半枝莲、野百合、白英、龙葵、石上柏、山豆根、鸦胆子、穿心莲、白花蛇舌草、肿节风、金银花、青黛等。目前临床常用的化疗药如羟喜树碱、紫杉醇、长春碱等就是从喜树、三尖杉长春花等提取的生物碱。由此可见，清热解毒法是肿瘤治疗的大法之一。

温病研究温邪引起的急性外感热病，由于外邪的胜复，常能化火。热邪传变，透营入血，耗气伤阴，因此在温病治则里养阴生津是基本治疗大法，"存

得一分津液，便有一分生机"。肿瘤是多种内外致病因素长期反复作用的结果，患者因"癥瘕内积"日久，气血渐耗，阴液亏虚，特别是晚期肿瘤患者，正虚矛盾突出，且手术时的创伤、失血、禁食，以及随后的化疗、放疗等因素，也可造成患者证的改变，患者多表现为阴伤证或气阴两伤证。这时在治疗上常用《温病条辨·中焦篇》所述："辛凉甘寒甘咸，救其阴气。"生地、玄参、麦冬、知母、石斛、沙参等都是温病大家使用频率很高的养阴药物。其用药多选择滋而不腻、滋而能清、滋而能散的甘寒养阴生津之品。后人在治疗阴液耗伤的肿瘤患者中使用上述养阴药物来治疗，取得了良好的临床疗效。大量的临床和实验研究都证明了益气养阴法有抗肿瘤作用，其机制主要有调节机体免疫功能、发挥细胞毒作用、抗肿瘤细胞转移、促进肿瘤细胞分化、诱导肿瘤细胞凋亡、逆转肿瘤细胞耐药。

当然，辨证论治是中医治疗一切疾病的基本法则。肿瘤疾病属中医内科学范畴，但有一定的特殊性。因此，在辨治过程要把肿瘤疾病的自身特点与中医辨证思维有机的结合，充分借鉴中医经典理论，切忌生搬硬套。

（郑红刚）

温病发热的辨治

发热是体温升高的表现，是各种温病必具的主症之一，为正气抗邪、邪正相争的全身性反应，贯穿温病病程的始终。发热持续较久或热势较高，则火毒炽盛，容易加速人体津液、营阴的耗损，影响脏腑正常生理功能，甚至出现阴竭阳脱的变证。

（一）温病发热的类型

1. 发热恶寒

发热的同时伴有恶寒，主要见于温病初起，邪在肺卫、卫气失和所致。由于温为阳邪，故多发热偏重、恶寒较轻，与风寒表证有所不同。

2. 寒热往来

发热时不恶寒，恶寒时不发热，发热与恶寒交替出现，此起彼伏，形如疟疾，一日数次，为湿热之邪阻于少阳半表半里、枢机不利所致。

3. 壮热

身热壮盛，多表现为但恶热而不恶寒，体温大多在 39.5℃以上，为热在阳明气分、正邪剧争、阳热亢盛的表现。

4. 日晡潮热

日晡即申时，相当于下午 3 到 5 时，为阳明当令之时；潮热指发热如潮涨潮落一般有规律。阳明之邪与胃中宿滞相搏结阻于肠道，每当日晡之时正气奋起，邪正交争剧烈，故发热至日晡尤甚。

5. 身热不扬

身热稽留而自觉发热不甚，外观热象亦不太明显，患者体温虽高，但面不红、目不赤、口不渴、心不烦，属湿中蕴热、热为湿遏的湿郁热蒸。

6. 发热夜甚

温邪深入营血、正气受伤，尤其是营阴、血液耗伤，正邪交争不剧，故发热不高；入夜阴气当令，营阴来复、正邪交争剧烈，故身热入夜更甚。

7 夜热早凉

入夜发热，天明则热退身凉，热退时并无出汗现象，为温病后期余邪未尽、留伏体内而人体阴津已亏的表现。人体卫气日行于阳、夜行于阴，阴虚余热内留，卫气夜入阴分鼓动余热，则两阳相得、阴不能制，故入夜身热；至晨卫气出阴分而行于阳，则热退身凉，但因余热混处营阴、不随卫气外出，故热虽退而身无汗。

8. 低热

热势低微、持久不已，多见于温病后期或恢复阶段，由于邪热虽退、阴损未复，阴虚不能制阳所致。

（二）温病发热的治法

温病以发热为主症，热盛则病进，热清则病退。治疗温病，关键在退热。温病发热机制，主要是温邪引起的阳气升发，阳气郁闭及阴虚阳亢，所以治疗的根本在于调整人体脏腑组织功能，祛邪于外，使阳气正常输布，阴阳恢复相对平衡。其治法有以下几种。

1. 疏通气机，布散阳气，祛邪于外

（1）辛凉宣散，透邪以治热：辛凉宣散，轻清透表，开达腠理，使邪随汗液外泄，这是祛邪外出，降低体温最有效的方法，适用于温病邪在肺卫和邪

热入里，仍有外泄之机的病证。温病卫分证发热，主要是因温邪袭表，肺卫失宣，腠理开阖失司，阳热不能外泄，治宜开泄腠理，如银翘散等。气分证发热，虽属里证，但邪热仍可外达出表。故治疗时应在寒凉清热同时，不忘辛散透泄，特别是病位偏上者，如邪热壅阻头面，邪热壅肺，邪热郁阻胸膈，热炽阳明等证。营分证发热虽为肺热内陷深入所致，但营分邪热仍有透出气分之机，且营分证往往气血瘀滞不畅，使邪热闭郁不解，故治疗营分证仍要使用辛凉透泄之品，宣畅气机，透热外出。

（2）通畅腑气，攻下以泄热：温病邪热入里，极易影响阳明，使里热炽盛，升降失常，气机不畅，热郁而不泄。更有甚者，邪热与糟粕相结，阻滞于肠，使后窍不通，郁热更甚，形成阳明腑实证，应通腑攻下，使用调胃承气汤等通下剂，引热从肛门外泄。

（3）清渗膀胱，利尿以泄热：温邪深入下焦，常常影响小肠泌别和膀胱气化功能，使前阴不通，小便不利甚至无尿，故使下焦不通，气机受阻，热郁于里，熏蒸于上，病情危重。此时，重在清渗膀胱，利尿以泄热，可用清热利水之品如滑石、木通、车前子、白茅根等组方，尿通则气机通，气机通则热外泄。

（4）化解湿邪，宣郁而透热：湿温，往往病初湿重热轻，但却持久不退，缠绵不愈，因为湿性黏腻，易困阻气机，湿郁热邪，不能外泄所致，治疗应以化湿为主，选用芳香化湿或苦温燥湿或淡渗利湿之品组方。

（5）活血化瘀，行血散热：温病中容易导致血瘀不畅，血瘀则气滞，阳气邪热阻而不通，药物难达病所。治疗温病发热，应重视活血化瘀，凉血散血。

2. **苦寒直折，清热解毒，治热于里**

当温邪失于及时的透泄，必壅阻化火成毒，灼伤脉肉，致热毒壅闭，红肿热痛，出血斑疹，神昏窍闭，动风痉厥。此时可用苦寒直折热势，清热解毒泻火之法，如黄连解毒汤、清瘟败毒饮等。

3. **甘寒生津，咸寒养阴**

热病易阴亏，阴亏阳偏亢，温病后期的发热，其根源在于阴虚，而不属邪盛。在温病早期汗下利不可太过，不可轻用苦寒，注意保阴。温病后期，肝肾阴虚，正虚邪恋，低热不退，应以咸寒育阴为法，选用黄连阿胶汤、青蒿鳖甲汤等，使阴液充足，以制亢阳，阴阳平衡，才能达到退热的目的。

（林飞）

脾胃学说对中医恶性肿瘤治疗的启发

（一）李杲的主要学术理论

李杲，字明之，晚号东垣老人，宋金时真定人。其著作有《脾胃论》《内外伤辨惑论》《兰室秘藏》等。其论述脾胃主要有以下观点。

1. 脾胃为滋养元气之源

东垣说："真气又名元气，乃先身生之精气也，非胃气不能滋之。"他还指出："脾胃为血气阴阳之根蒂也。"

2. 脾胃为精气升降之枢纽

气机升降运动虽然与各脏腑均有关系，但总赖脾升胃降。脾主升清，胃主降浊。《内经》曰："饮入于胃，游溢精气，上输于脾，脾气散精。"脾胃升降有序，才能受纳腐熟水谷，化生气血以布全身。

3. 内伤脾胃，百病由生

东垣说："元气之充足，皆由脾胃之气无所伤，而后能滋养元气。若胃气之本弱，饮食自倍，则脾胃之气既伤，而元气亦不能充，而诸病之所由生也。"这是其脾胃内伤学说的基本观点。

（二）中医学对肿瘤的认识

中医在两千年以前对肿瘤就有了一定的认识，甲骨文就有"瘤"字的记载。《黄帝内经》中已经有"肠覃""石瘕""痕结""癥瘕""积聚"等类似西医学肿瘤疾病的病因病机的论述。除"瘤""癌"以外，以恶性为主的肿瘤还有乳岩、茧唇、舌菌、失荣、肾岩翻花、积聚、噎膈、反胃、伏梁、息贲等。虽不能说这些病就完全等同于癌，但这类疾病的症状基本上为西医学的癌肿所概括。

肿瘤的发生与中医正邪理论一致，其发生首先是自身正气不足，免疫力低下，再加上饮食不节、劳逸失调、环境恶化、邪毒侵袭以致机体局部气滞、血瘀、痰凝而成所谓的"积证"。虽说最终是外邪，情志等因素侵袭人体发病，但究其主因，正气虚是很重要的一方面。所谓"正气存内，邪不可干"。在"虚"的基础上，外邪才有机会侵袭人体发病。"积之成者，正气不足，而后邪气踞之"。《外证医案汇编》明确指出："正气虚则成岩。""岩"在古书中正是与"癌"通用。

（三）脾胃虚弱与肿瘤的发生发展密切相关

正如李杲所主张的"内伤脾胃，百病由生"。脾胃是气血生化之源，气机升降之枢纽，正气不足的发生很大程度上是由脾胃虚弱导致：一来脾胃虚弱，气血生化乏源，导致气血亏虚，气血亏虚则不能濡养人体各脏腑器官，导致人体整体正气偏虚。《活法机要》曰："壮人无积，虚则有之，脾胃怯弱，气血两衰，四时有感，皆能成积。"二来脾土虚弱，水谷不能运化，水湿停聚，久则或寒或热，必然影响气机，乃至血行不畅或留滞之气与邪互结而发肿瘤。《医方考》指出："诸脏腑百骸受气于脾胃而后能强。若脾胃一亏，则众体皆无以受气，日见羸弱矣。若治重症者以供参考。宜以脾胃为主。"《慎斋遗书》曰："诸病不愈，必寻到脾胃之中。"

脾胃虚弱与肿瘤的发展恶化也有密切关系：一方面脾胃虚弱，正气不足，免疫力低下，会导致肿瘤的发生和恶化，另一方面，临床上的多种肿瘤，如胃癌、肠癌、肝癌等消化系肿瘤及其他系统肿瘤如肺癌等在发病初期即可出现脾虚的表现，而部分肿瘤患者虽然在肿瘤刚发生时正气不虚，但在病程中，手术、化疗、放疗，都会伤正气。如中医认为放疗属利用热毒之邪以攻癌毒之法，多可使胃阴受损及耗气伤阴。化疗则常引起胃肠道反应，使得胃气失降、胃阴受损、脾胃损伤，而出现恶心呕吐，纳差，腹胀、腹泻等。正气一旦亏虚，胃气受损，脾气虚弱，失于运化，身体日渐虚弱，可能导致放化疗的被迫中断，肿瘤不能被有效控制甚至发展，促使病情恶化，肿瘤则更容易复发和转移。

（四）脾胃论对肿瘤治疗的指导意义

中医在治疗肿瘤中起着非常重要的"配角"作用，中医中药在增调整瘤患者体质，辅助放化疗的过程中，起着重要的作用。根据肿瘤的病因病机，认为肿瘤大致分为以脾气虚为主和以阴虚为主两型。不管是在肿瘤初期攻补兼施治疗，还是后期扶持正气治疗，顾护脾胃都显得尤为重要。如《脾胃论》指出："治脾胃即所以安五脏，善治病者，唯在调和脾胃。"《脾胃论》中治疗噎塞中提到"当先用辛甘气味俱阳之药，引胃气以治其本，加堵塞之药以泻其标也"。

值得一提的是，李杲还主张四时用药加减，治疗噎塞除主方外，"在夏月加青皮、陈皮、益智、黄柏泄阴火之上逆，或以消痞丸、滋肾丸各七八十丸则愈。冬月加吴茱萸大热大辛苦之味，以泻阴寒之气则愈。"这对指导肿瘤患者用药也有重要意义，四季六气变化，应随季加减用药，如暑月暑湿易犯，在对症用药的情况下，可酌情加清暑利湿之六一散、荷叶等。

李杲不仅在学术思想上对肿瘤治疗有指导意义，研究表明，东垣方在临床治疗肿瘤中也常用。严仲庆用黄芪人参汤治疗化疗引发的消化道反应，胃中气阴两伤的一例患者中，用急救气阴的方法顾护胃气，使患者食入即吐，便溏，精神萎靡的症状得到好转。有研究表明，补中益气汤和四君子汤不但具有抗突变和抗肿瘤作用，而且还具有调节机体免疫功能的作用。因此，在临床上使用抗肿瘤的化疗药物时，如果配合这两种汤剂可能会提高疗效和降低化疗药物的毒副作用。临床试验也证实，补中益气汤配合化疗能改善患者精神状态，恢复体力，增加食欲，降低恶心、腹胀、便秘等化疗并发症的发生率，从而提高患者生活质量，增强其继续接受治疗的信心，减少患者因恐惧心理而拒绝规则化疗的发生率。丁春等报道的用升阳益胃汤治疗胃癌术后，化疗伤正，放疗伤阴的典型病例中，证实升阳益胃汤有效降低放、化疗及手术副作用，改善患者症状，提高生活质量。舒静娜等对恶性肿瘤化疗后出现潮热症状的临床病例分析研究发现，这种化疗相关性潮热辨证以脾虚为基础，从病因病机上均符合李东垣"阴火"之说，即是内伤脾胃，中气不足所引起的内伤发热，治疗上以东垣"甘温除大热"之法为基础，后期兼顾肾阳，疗效显著。

讨论

李东垣的脾胃为滋养元气之源、精气升降之枢纽，以及"内伤脾胃，百病由生"等学术思想对于解释肿瘤的发生发展，指导肿瘤病程中的用药治疗都有着重要的临床意义。由其脾胃论思想，可以知道，肿瘤的发生与正气虚而又遭邪毒侵袭密切相关，脾虚是肿瘤患者正虚的一大原因，而正气虚更易引起肿瘤的复发和转移。在调整肿瘤患者体质，辅助肿瘤患者放化疗的过程中，补脾益胃，恢复脾胃功能的方剂在临床上改善患者精神状态，恢复体力，增加食欲，降低放化疗副作用，提高生活质量等方面都起到了明确的疗效。而李杲四季因时制宜，四季加减用药也给了我们提示：肿瘤是慢性病，需要四季服药，在临床用药过程中，应该根据四季六气变化，以及人的体质状态随时加减用药。

（郑红刚）

"扶阳"学派与肿瘤治疗

"扶阳"学派为何在近十多年来广受关注呢？依据文献分析，主要原因是"扶阳"学派阳衰阴盛病势趋向观念契合了人们现实的生活状况和临证病证谱，适应的病证广泛，疗效比较肯定。从古医籍中也不难发现，扶阳法在肿瘤治疗中同样也有用武之地，可谓用之有据。

（一）关于"扶阳派"

"扶阳派"是"扶阳抑阴学派"的简称，是"温补学派"的分支，但又有区别。"扶阳抑阴"治法是《伤寒论》基本的治病用药思路，但这一治法却是温补学派代表人物张介宾最早提出的（《类经附翼·医易义》），后来经过清代喻嘉言、黄元御等人的补充和发展，逐渐成为一种成熟的治病方法。自清末蜀医郑钦安成为"火神派"开山祖师之后，这一治法就成为该学派临床用药的基本立场。

1.学术源流

"扶阳"流派的学术源流的脉络是清晰的，有学者概括为：太阳崇拜→阴阳理论→重阳理念→《内经》扶阳思想→仲景践行扶阳→"温补学派"（张介宾首先提出"扶阳抑阴"）→郑钦安"火神派"。

2.主要特点

"扶阳派"的特点主要表现在以下几点。

（1）提出"阳气盛衰寿夭观"。

（2）突出"阴火"。"扶阳"派所论"阴火"是指阴证所生之火，又称"假火"，本质是阳虚阴寒偏盛，导致虚阳上浮、外越、下陷而引起的种种"肿痛火形"其实是假象。此与阳气虚衰、虚阳上浮之"戴阳证"以及虚阴盛、格阳于外的"阴盛格阳证"（或称"真寒假热证"）病机一致。

（3）"阳常不足，阴常有余"的病理观。

（4）病证谱基本趋势的"阳衰阴盛"观。

（5）导致"阳常不足，阴常有余"证候病机和"阳衰阴盛"基本病势的原因有人口老龄化所致的体质因素、寒邪作祟（寒邪为患居多，随着电风扇问世，空调、冰箱的普及，当今因寒邪而病者，较之仲景所处时代"伤寒十居其七"有过之而无不及，空调病即是其例）、嗜食生冷（损脾伤阳）、工作烦劳（过劳则耗阳伤阳）、房事太过、作息无常（使阳气不能按时敛藏充养，久而久之造成阳气虚损）、恣用苦寒、滥用激素、滥用抗生素、慢病上升（病程冗长，久病多伤阳气）等10个方面。

（6）在治疗用药上，对于阳虚所致的"阴火"要甘温"扶阳"，以姜、附、桂作为一线首选药物，运用山萸肉、龙骨、牡蛎、磁石以收敛上浮、外越之"阴火"。

（7）生用附子、乌头、半夏、南星，而且剂量重。

3.学术观点

"扶阳派"的学术立场可概括为"扶阳抑阴"的治病思路，"阳主阴从"的阴阳观，阳虚逐渐增多的体质观，"阳常不足，阴常有余"的病理观，"阴盛阳虚"的病势观，"阳虚上浮、外越或下陷"的"阴火"病机观，擅长重用附桂姜的用药观。

（二）肿瘤治疗中应用扶阳法的依据

1.寒能致瘤，阳虚为本

中医理论认为肿瘤的产生与寒邪内侵、阳气受损有关。阳气虚不能通达，气血运行不畅，阴寒之邪逐渐凝滞，生成有形的肿块。中医理论的寒主要包括了外寒与内寒。《灵枢·百病始生》中指出："积之始生，得寒乃生，厥乃成积也。"《灵枢·水胀》云："寒气客于肠外，与卫气相搏，气不得荣，因有所系，癖而内著，恶气乃起，息肉乃生。"可见外感寒邪在肿瘤发病中起着重要的作用。《素问·阴阳应象大论》中"阳化气，阴成形"的论述表明阳虚寒凝是肿瘤发生的根本原因，寒邪侵犯的根本在于机体正气不足，阳气亏虚。"邪之所凑，其气必虚"强调了正气在发病过程中的重要作用和主导地位。阳亏客邪留滞则产生一系列病变，疾病后期正虚邪实的表现尤为突出。

2.阳气易伤难复

现代人多饮食不节，贪凉饮冷，生活起居违背自然规律。《素问》曰："阳气者，烦劳则张"，阳气有张而无藏，日久损耗太过，形成阳虚。肿瘤治疗中寒凉药物使用较多，虽然多年来有很多医家提出慎用苦寒药物治疗肿瘤，苦寒药物长期服用会败胃气，损伤机体阳气，但也有一些医家认为肿瘤就是"热毒""毒瘤"或者"温阳药会加速肿瘤的生长"，所以出现清热解毒药多投、温阳药慎用的状况；还有可能是基于"肿瘤即癌毒，癌毒乃热毒"的认识；或是用西医概念的"毒"，认为清热解毒药物能解"癌毒"。此外，寒凉药物的广泛运用还与现代药理研究有关，一些清热解毒药物中有某些抗肿瘤的成分存在，所以常投以清热解毒、消肿散结的苦寒之品。但长期服用反而会损伤人体的阳气，癌瘤初期阳虚寒盛者少，到了疾病后期，阳气损伤严重，免疫力低下，实寒者少，虚寒者多，所以治疗恶性肿瘤寒凉药的应用不可过量，特别是晚期，尤当慎重。

（三）扶阳法在肿瘤并发症中的应用

1. 癌痛

癌痛是影响患者生活质量的主要因素之一。《素问·举痛论》曰："经脉流行不止，环周不休。寒气入经而稽迟。泣而不行，客于脉外则血少，客于脉中则气不通，故卒然而痛。"《素问·痹论》又曰："痛者，寒气多也，有寒故痛也。"可见《内经》中的记载认为痛症多与阳虚寒凝有关。据统计，《伤寒杂病论》中治疗疼痛的方剂有 79 首，其治疗疼痛的主要思路是"温、通、补"，且温通占绝大多数。结合临床，癌痛应用活血化瘀等治疗疗效欠佳时，当仔细辨证，温阳散寒、通络止痛常起到意想不到的效果。常用处方包括五生饮、当归四逆汤、大乌头汤等加减。

2. 积液

癌性胸腹水属中医"痰饮""水肿"的范畴。扶阳派认为，其成因总由阳虚阴盛所致，阴得阳则气化水行，若阳气衰竭，则阴精水液积聚而出现痰饮水肿等。《金匮要略》中明确提出："病痰饮者，当以温药和之。"张景岳也认为，当以温脾强肾为治痰之本，根本渐充，痰将不治而自去也。可见，癌性积液中医治疗当以温法为主，当使用葶苈大枣泻肺汤、十枣汤攻逐水液时勿忘选用小青龙汤、苓桂术甘汤、真武汤及五苓散等温化水饮。

3. 发热

肿瘤发热属"内伤发热"范畴，多见于中晚期，此阶段患者大多已经受过多程放化疗。究其病机，肿瘤发热多属里证、虚实夹杂证。其病机重点在于正虚、瘀阻、热毒。由于患病日久，正气虚损、阴阳失调、痰瘀湿阻、毒郁化热、热毒积聚而导致发热。不仅可见实热，亦可伤阴耗阳而致虚热。阳虚发热者可用四逆汤、桂附理中丸、封髓丹等温运中土、引火归原。阴虚发热者可用青蒿鳖甲汤滋阴清火、除蒸退热。热毒炽盛者可用甘露消毒丹、犀角地黄汤清热泻火。湿郁发热者用三仁汤、苍术白虎汤宣畅三焦、清热利湿。气虚发热可用补中益气汤补中益气、甘温除热。

小结

阳气是人体生长壮老已的原动力，阳气不足，百病乃生。若阳气虚衰，则生机衰竭，贼风数至，邪气弥漫，苛疾丛生，因此在治疗疾病时，应重视阳气，固护阳气。肿瘤患者特别是晚期可见以阳虚为主者，当应温阳、顾护人体正气。中医药治疗肿瘤的研究任重而道远，温阳类药物在治疗肿瘤方面的应用需要进一步深入研究。

（郑红刚）

浅议恶性肿瘤"阴阳"属性

阴阳是对自然界相互关联的某些事物或现象对立双方属性的概括。阴阳是万事万物发生、发展、消亡的总根源，《素问·阴阳应象大论》说："阴阳者，天地之道也，万物之纲纪，变化之父母，生杀之本始，神明之府也。"阴阳失衡是疾病发生的基本病机，辨别疾病的阴阳属性，当为辨证论治之首，肿瘤作为多因素作用的结果，它所表现出的多样性、有形性及转移扩散性，为临床治疗带来极大难度，为提高临床疗效，关于如何认识其阴阳属性已经成为亟待解决的问题，虽然自古至今有很多学者对此进行探讨，但是目前在中医界尚未形成定论。

（一）瘤体属"阴"

古代文献和中医典籍中很早就有关于肿瘤的记载。在中医历代文献中，常把肿瘤归属于中医的"癥瘕""积聚""虚劳""肠覃"等范畴。早在殷墟出土的甲骨文上就有"瘤"的病名,《说文解字》释"肿"也。"癌"字出现于宋代,当代医家看到体衰患者的晚期癌块,表面高低不平,质地坚硬,状如岩石,因而命名为"癌"。

《灵枢·五变》中提出了积聚的概念,"人之善病肠中积聚者,皮肤薄而不泽,肉不坚而淖泽。如此,则肠胃恶,恶则邪气留止,积聚乃伤。"《灵枢·百病始生篇》记载:"积之所生、得寒乃生,厥乃成积。"仲景在《金匮要略·五脏风寒积聚病》中对积聚作了进一步的阐述:"积者,脏病也,终不移;聚者,府病也,发作有时,辗转痛移。"创立了"鳖甲煎丸""大黄䗪虫丸""桂枝茯苓丸""下瘀血汤"治疗积聚的名方,后来临床验证,这几首方剂都有很好的抗肿瘤作用。

宋元时期的《圣济总录·瘤瘤门》曰:"瘤之为义,留滞而不去也。气血流行不失其部,则形体和平,无或余赘及郁结壅……瘤所以生。"这里提出了肿瘤发生的内因是由于气血运行失常,郁结壅滞,形成了余赘所致。明清陈实功的《外科正宗》对乳癌晚期做了详尽的描述:"坚硬、木痛、近乳头垒垒遍生疮瘩。"《疡科心得集》描述肾岩:"阴茎发生结节,坚硬痒痛,名为肾岩至形成溃疡呈菜花样,名肾岩翻花。"

从历代医家对"积聚""癥瘕""乳岩""肾岩"的相关记载不难看出,古代历代医家均认为肿瘤瘤体为可见、可触及之物,《黄帝内经》曰:"阴成形,阳化气。"张景岳注:"阳动而散,故化气,阴静而凝,故成形。"基于此,那么我们可以认为肿瘤瘤体的阴阳属性为"阴"。

(二)肿瘤多"虚"

现代各肿瘤大家对肿瘤的认识有质的飞跃,不单把肿瘤看成局部病变,局部有形之邪,更是全身性疾病,使全身属虚。

郁仁存等提出肿瘤发病的"内虚学说",确立了固守后天之本,充养先天的"健脾补肾扶正"法则。提出气虚血瘀证与肿瘤发生、发展互为因果,相互影响,也是西医放化疗治疗肿瘤导致的病理产物,"益气活血法"也是肿瘤治疗中的重要法则。

周仲瑛等提出了"癌毒"学术思想。周教授认为癌毒是恶性肿瘤发生发展的关键因素之一,是恶性肿瘤发生发展过程中体内产生的一种特殊的毒邪。癌毒与瘀、痰、湿等病理因素共同存在、互为因果、兼夹转化、共同为病,形成了恶性肿瘤的复合病机。从"癌毒"辨治，总结了恶性肿瘤的治疗大法为"消癌解毒、扶正祛邪"。据癌毒与痰、瘀、湿等病理因素兼夹主次情况，配合化痰、祛瘀、利湿、清热等治法。

周岱翰强调癌瘤的病机是："毒发五脏，毒根深藏"。"毒发五脏"即是指内脏病变在局部的表现；"毒根深藏"意为病灶由里及表，隐蔽而广泛。癌瘤的根深蒂固，非外在表现的局部肿块如此简单，要以整体观念看待，局部治疗使肿块快速消退，但脏腑之毒未去，腐贻殆尽，正气日虚，此即肿瘤局部邪气实、全身虚正气虚。通过扶正培本（健脾、补肾、补血养血、滋阴润燥等），祛邪消瘤（清热解毒法、活血化瘀法、除痰散结法、以毒攻毒法、外治抗癌法）使患者改善临床症状，提高生活质量，延长生存期，达到"带瘤生存"的目的。

刘嘉湘提出了"扶正是根本，祛邪是目的"的治癌大法，由于正气亏虚，脏腑功能失调，邪毒入里，影响机体阴阳平衡，气血津液的运行，导致气滞、血瘀、痰毒互结才形成肿瘤。因此，正虚是肿瘤患者的根本原因，患者正虚而致抗邪能力下降，使邪越深，病情发展，出现肿瘤的复发、增大或转移，而祛邪治疗是最终的治疗目的。

以上各医家的学术思想不难看出，现代肿瘤学家们认为肿瘤是一类全身性疾病，而瘤体是全身疾病的局部表现，肿瘤不单是局部的阴毒，阐明了肿瘤发病是人体全身阴阳失衡，是一类全身性疾病，肿瘤的治疗也不再是单纯的攻毒祛邪，而是攻补兼施，补而不留邪，攻而不伤正。

（三）体阴而用阳

目前有医家认为"癌毒"是在正气亏虚的基础上，内外各种因素共同作用所导致的一种强烈的特异性致病因子。凌昌全认为"癌毒是一切恶性肿瘤之根本"。癌毒之性不同于一般的外感六淫邪气，也不同于一般的内生邪气，而是一类特殊的毒邪，其性更暴烈顽固，更加黏滞不化，病变深在，易与痰瘀互结，缠绵难愈，具有易于耗伤正气，易于随气血流窜他处等特性。"癌毒"除了具备一般毒邪峻烈性、相兼性、顽固性外，还具有易伤正气、毒根深善行的特性。

癌毒是个较为复杂的产物，若把肿瘤治疗的着眼点放在它动（破坏性和猛烈性）的一面上，则可认为癌毒属性为阳；若治疗着眼点放在其静（潜伏性和隐匿性）的一面上，那么癌毒就为阴；若治疗着眼点放在整个机体，那么癌毒属性受环境影响，则会呈现出不同的性质。

综上所述，癌毒为邪，易伤正气，其性沉伏，似湿缠绵，其性似风善行，随气血升降，无处不到，其性猛烈，似疫似火，《黄帝内经》曰："阴成形，阳化气。"张景岳注："阳动而散，故化气，阴静而凝，故成形。"从肿瘤癌毒的性质来看既有沉伏缠绵属阴的一面，又有暴戾多变，流窜伤气，属阳的一面，肿瘤阴阳两类属性常同时并见，单独从阴、从阳一方面无法解释肿瘤的特性，可以认为"肿瘤体阴而用阳"，肿瘤既有易伤正气，善行，生长迅速等特性，其性属阳，同时肿瘤体又是有形之邪，瘤体深伏，其根在里，其体属阴。

小结

当然，过分关注于肿瘤属性是阴是阳意义不大，应先从中医的根基——"辨证论治"做起，目的是纠正肿瘤造成的机体病机变化，改善机体自身失衡的环境，也就是肿瘤产生和发展的土壤，这种具体问题具体分析的原则更加适宜临床。

（郑红刚）

升降理论的中医应用

升降是自然界万物发展变化最基本的运动形式，二者既相反，又相辅相成，无升则无降，无降则无升。人体正常生理状态的维持无不依赖气机升降有序，并保持脏腑阴阳气血相对的动态平衡，从而保持健康状态，倘若人体气机升降逆乱则杂病丛生矣。辨证论治离不开调理升降，故重视升降相因有重要的意义。

（一）升降是万物发展变化的基本形式

阳主升发，阴主沉降。"故积阳为天，积阴为地，阴静阳燥，阳生阴长，阳杀阴藏，阳化气，阴成形"（《素问·阴阳应象大论》）。因于木气的展放，火气的炎上，金气的肃杀，水气的沉降，土气的中运，才有了五行的变化，四季的更迭。《素问·六微旨大论》说："出入废则神机化灭，升降息则气立孤危……是以升降出入无器不有。"出入者，往来无穷之义，故非出入则天下之动物无以生长壮老已。升降者，上下无方之义。故非升降，则天下之植物无以生长化收藏。升降相因则生生不息，升降分离则生化息矣。这种相互承制的关系，反映了自然界变化虽无穷无尽，但其内在的升降出入运动规律是统一的。

《内经》把自然界包括人体都从不断"动"的角度出发，概括为"气机升降"学说。这种理解从生理、病理乃至治疗上都有具体意义和指导作用，并对后世医学的发展产生极大影响。

生理上，"清阳出上窍，浊阴出下窍，清阳发腠理，浊阴走五脏，清阳实四肢，浊阴归六腑""阴味出下窍，阳气出上窍"（《素问·阴阳应象大论》）。

病理上，"阳病者，上行极而下，阴病者，下行极而上"（《素问·太阴阳明论》）。"清气在下，则生飧泄，浊气在上，则生䐜胀"（《素问·阴阳应象大论》）。升降出入是人体气化功能的基本形式。人体脏腑经络的功能活动、气血津液的化生都无不依赖于气机的升降活动。肺的宣发肃降，脾胃的升清降浊，心肾的阴阳相交都是气机升降运动的体现。因此升降失常可导致种种病变，甚至危及生命。

（二）治病离不开调理升降

对于升降失常的病变，当调理升降，使之恢复正常。如治肺病应注意宣降，则肺气出入通畅，呼吸调匀。反之则咳喘、胸闷、腹胀，治脾胃病更应注意调理升降，因脾胃为后天之本，居中焦，通连上下，为气机升降之枢纽。脾胃升降正常，水谷精微得以上输，糟粕得以下降，反之则水谷之纳运发生障碍，继而引发多种病变。故《吴医汇讲》说："治脾胃之法莫精于升降……俾升降失宜，则脾胃伤，脾胃伤则出纳之机失其常度，而后天之生气已息，鲜不夭扎生民者已。"

"怒则气上，恐则气下"，治肝病亦应注意其升降，肝性升发，若生发之机被遏则呈肝郁，治当疏肝解郁，遂其升发之性。若肝气亢奋阳气升腾，则呈肝阳上亢，治当平肝潜阳。治肾病应注意保持肾气的功能升降出入，完成"水精四布，五经并行"的过程。若阳气不足，气化失常，升降失司，则水液停聚，治当温阳化气，以调理其水液的升降出入。

（三）调理升降为历代医家所重

中医治病，病情纷繁复杂，相应的治法、处方、用药也千变万化。前人积累了丰富的经验，但总与调理升降密切相关。历代医家在临证时都很重视调理升降。

李时珍谓："酸咸无升，甘辛无降，寒无浮，热无沉，此性然也。而升者引之咸寒，则治而直达下焦，沉者引之以酒，则浮而上至颠顶。"细解升降学说，进而探讨病机及其治疗，是很生动的说明。

《伤寒论》半夏泻心汤、生姜泻心汤、甘草泻心汤以治中焦升降失常所致之痞证，采用寒热并用之法调理脾胃，苦辛并进以复其升降，以苦寒降泄的黄芩、黄连和辛温燥热的干姜、半夏相配，适应胃喜清凉、脾喜温的生理特点，颇利于脾胃升降的复常和痞证之消除，开调理脾胃升降法之先河。

《伤寒论》柴胡加龙骨牡蛎汤，以柴胡、桂枝之升，龙骨、牡蛎、大黄、黄芩之降以治伤寒误下后热邪犯脑，水气不泄，上热下寒证。后人用于肝郁气滞，湿郁不化，三焦失其运化之职，上热下寒所致之内伤杂病，多有效验。可见，调理气机升降对很多疾病都有很好的作用。

《局方》之藿香正气散，以藿香、紫苏、白芷升清芳化，配茯苓、通草、薏苡仁、半夏、厚朴以降利，举脾之清阳，泄胃之浊阴，使中焦升降复常，以治外寒内湿之寒热、脘痞、吐泻之证。

张锡纯《医学衷中参西录》之镇肝熄风汤，主治肝阳上亢、肝风内动、上盛下虚所致之中风眩晕，以介类潜阳和金石重坠药物以潜镇之，合龟甲、白芍滋阴养血，玄参滋肾水，壮水之主以制阳光，使阴升阳降，而收升降复常、阴平阳秘之效。

李东垣清暑益气汤出自《脾胃论》，本为夏季湿困脾胃、暑伤元气所设，以补气血、清湿热立法，其中升麻、葛根配泽泻、黄柏，寓升清降浊之义，不唯暑湿，凡属气血气阴亏虚，兼挟湿热致清浊升降失调之证皆可用之。山西名医朱进忠谓其乃"最给医生长脸的方子"。笔者以之用于治疗眩晕、便秘、泄泻、脱发、牙疼、感冒迁延等也多有佳效。

吴鞠通《温病条辨》之大定风珠，主治温邪久羁，灼伤真阴之肝风内动，以阿胶、地黄、白芍、鸡子黄等大队滋阴药配以龟甲、鳖甲、牡蛎潜阳息风药，也为升阴降阳机制。

杨栗山升降散出自《寒温条辨》用治"表里三焦大热，其证不可名状者"。方中僵蚕、蝉蜕升阳中之清阳，姜黄、大黄降阴中之浊阴，一升一降，内外通和，而杂气之流毒顿消。其适应证极为广泛，凡气机升降失调，内有郁热之证用之多效。

《霍乱论》之蚕矢汤治湿热内蕴、升降失常之霍乱吐泻，以大豆黄卷升清，半夏、通草降浊利湿，以复中焦升降之权。

叶天士在《临证指南医案》中以杏仁宣肺解郁之升，使湿阻得运，启宣降利水健脾之先河。交泰丸中肉桂之温升，黄连之寒降，引导心火下降，肾水上承，阴阳相交而入寐矣。《景岳全书》济川煎中升麻轻宣升阳，与泽泻、枳壳相合，升清降浊，温润通便。现代医家以补中益气汤之升浮，配以枳实之沉降，治疗子宫脱垂、脱肛等，无不应用了升降相因之理。

（林飞）

外科处理也莫忽视调脾胃

《外科正宗》是明代医家陈实功的著作，其主要成就以外科和手术方面比较突出。他认为："治外较难于治内，何者？治内症，或不及其外，外之症则必根于其内也。"该书细载病名，各附治法，条理清晰，收录了自唐到明的大多外科治法。可以说是中医外科最全面、对后世影响最大的代表著作。

从学术思想上来看，该书重视脾胃，强调："脾胃者，脾为仓廪之官，胃为水谷之海。胃主司纳，脾主消导，一表一里，一纳一消，营运不息，生化无穷，至于周身气血，遍体脉络、四肢百骸、五脏六腑，皆借此以生养。"又谓："得土者昌，失土者亡。盖脾胃盛者，则多食而易饥，其人多肥，气血亦壮；脾胃弱者，则少食而难化，其人多瘦，气血亦衰。所以命赖以活，病赖以安，况外科尤关紧要。"又说："盖托里则气血壮而脾胃盛，使脓秽自排，毒气自解，死肉自溃，新肉自生，饮食自进，疮口自敛。"其重视脾胃的思想在外病补托、用药及调理、宜忌等多个方面均有体现，并提出了切实可行的具体方药、做法。

（一）痈疽虽属外科，用药即同内伤

古人以外科推为杂病之先，盖此伤人迅速，关系不浅。且如痈疽、脑项疔毒大疮，情势虽出于外，而受病之源实在内也。及其所治，岂可舍于内而治外乎？所以外不起者内加托药，血虚宜用四物汤，气虚宜用四君子，脉虚足冷温中，脉实身热凉膈。以此推之，内外自无两异。

脉虚病虚，首尾必行补法；表实里实，临时暂用攻方。丹溪云：凡疮未破，毒攻脏腑，一毫热药断不可用，凡疮既破，脏腑已亏，一毫凉药亦不可用。如初病未破时，脉得微、沉、缓、涩、细、数、浮、空，外形又兼身凉、自汗、便利、呕吐少食者，疮形又不起发，无溃无脓，此等症者，皆缘气血虚弱之故，若投凉药攻之，复损元气，易加重病情。陈实功治病，不论首尾，不拘日数，但见脉症虚弱，便与滋补，乃可万全。如补不应，未可安然，虚弱甚者，须用参术膏、八仙糕；阳虚自汗、食少者，单人参膏或六君子汤加砂仁、木香，甚加附子；泄泻肠鸣，胃虚呕逆者，参苓白术散加豆蔻、山药、木香、柿蒂；脾虚下陷溏泄及肛门坠重者，补中益气汤加山药、山萸、五味子，以此选用。又强调补而应药者多生，虚而不受补者不治。

（二）治当大补，得全收敛之功，切忌寒凉

疮溃脓之后，五脏亏损，气血大虚，外形虽似有余，而五内真实不足，法当纯补，乃至多生。但见已溃，时发热恶寒、脓多自汗作痛者，便进十全大补汤。但见虚热少睡，饮食不甘者，便进黄芪人参汤。但见皮寒虚热，咳嗽有痰者，便进托里清中汤。但见四肢倦怠，肌肉消瘦，面黄短气者，便进人参养荣汤。但见脓多，心烦少食，发躁不睡者，便进圣愈汤。但见脾亏气弱，身凉脉细，大便溏泄者，便进托里温中汤。但见饮食不甘，恶心呕吐者，便进香砂六君子汤。但见脾虚下陷食少，虚热间作者，便进补中益气汤。但见肾虚作渴，不能相制心火者，便进加减八味丸。仿此选用。盖托里则气血壮而脾胃盛，使脓秽自排，毒瓦斯自解，死肉自溃，新肉自生，饮食自进，疮口自敛，若不务补托，而误用寒凉，谓之真气虚而益虚，邪气实而益实，多至疮毒内陷，脓多臭秽，甚则脉洪，大渴，面红，气短，此真气虚而死矣。盖疮全赖脾土，调理必要端详。

（三）调理宜忌

"凡人无病时，不善调理而致生百病，况既病之后，若不加调摄，而病岂能得愈乎。其调治有法，初起病时，先看病者元气虚实，次者疮之阴阳险否，然后用药调治，当攻即攻，可补便补，不可因循耽误，以致变态不虞也。且患

者又当安定心神，相忘诸念，毋使怆慌，乃保神气不得变乱也。至脓溃之后；生冷硬物一概禁之，不然伤脾损胃，脓必难成，致疮软陷，又难收敛。饮食须当香燥甘甜，粥饭随其喜恶，毋餐过饱，宜少、宜热、宜浓，方无停滞，又得易化故也。如大疮溃后，气血两虚，脾胃并弱，必制八仙糕，早晚随食数饼以接补真元、培助根本，再熬参术膏。如患者脾胃俱虚，饮食减少，胸膈不宽，饮食无味者，用白术膏三匙，人参膏二匙，清米汤空心化服，喜饮者酒化亦可。若精神短少，昏沉多睡，自汗劳倦，懒于动作者用人参膏三匙，白术膏二匙，亦酒化服；如肌肤粗涩，面苍不泽，或大便血少虚秘，以及皮干发槁者，同地黄膏各二匙和服，或饮阳春酒更妙。其功强健精神，顿生气血，开胃助脾，润肌荣骨，此二药功甚非小，大疮不可缺之，实非草药之比，病者当信用之，乃无更变。虚视者，又多反复不常，故有易愈难愈之态，实在乎得此失此之规也。"

"……牛、犬、腥、腌腊、熏藏之物，俱能作渴；生干瓜、果、梨、柿、菱、枣生冷等类，又能损胃伤脾；鸡、鹅、羊肉、蚌、蛤、河豚、虾、蟹海腥之属，并能动风发痒；油腻、煎、炒、烹、炙、咸、酸浓味等件，最能助火生痰；赤豆、荞面动气发病，恼怒急暴，多生痞满。饮食太过，必致脾殃……"

"善养生者，节饮食，调寒暑，戒喜怒，省劳役，此则不损其脾胃也。如不然，则精神气血由此而日亏，脏腑脉络由此而日损，肌肉形体由此而日削，所谓调理一失，百病生焉。故知脾胃不可不端详矣。"

（林飞）

调治阳气的重要作用

中医经典及著名医家对于阳气在生命活动中的重要作用都给予了肯定。《内经》从"人与天地相参，与日月相应"角度出发，把宇宙万物之一的人放到天地自然界里考察研究，发现阳气在人的生命活动过程中至关重要，而且是贯穿其生命全过程的。《素问·生气通天论》曰："阳气者，若天与日，失其所则折寿而不彰，故天运当以日光明。"说明人体的阳气就好像自然界的太阳，如果自然界没有太阳，万物就不能生长，生物就会死亡。同样道理，如果人体阳气不足或丧失，就会导致功能减退甚至功能丧失，从而影响健康，缩短寿命。

《内经》中关于阳气的论述比较多，如《素问·生气通天论》曰："凡阴阳之要，阳密乃固""阳者，卫外而为固也"，强调了阳气的卫外作用。《素问·灵兰秘典论》云："心者，君主之官也，神明出焉……故主明则下安，以此养生则寿，殁世而不殆，以为天下则大昌。主不明则十二官危……以此养生则殃。"说明了阳气在人体各脏腑功能的发挥中起到了重要的作用。《素问·生气通天论》言："阳气固，虽有贼邪，弗能害也。"即是强调人应该顺应自然界四时气候变化，注重摄生养护阳气，若阳气充足，即便有外邪来犯，也不会伤害机体，从而达到养生防病的目的，也就是"正气存内，邪不可干"。

《伤寒论》中许多方剂使用中都体现了顾护阳气的思想。如在使用攻下剂时，大承气汤有"得下，余勿服""若一服利，则止后服"；用小承气汤有"初服汤当更衣，不尔者尽饮之；若更衣者，勿服之"；用大陷胸汤有"得快利，止后服"；用大陷胸丸，有"取下为效"等。在使用涌吐剂时，主张逐渐增加用量，如用瓜蒂散提出"不吐者，少少加，得快吐，乃止"；服十枣汤"得快利后，糜粥自养"，这些都是为了防止过剂，损伤正气。

此外，许多医家对阳气也十分重视。如张景岳十分强调阳气在生命活动中的主导作用和温补阳气的重要性，如《类经附翼》言："天之大宝，只此一丸红日；人之大宝，只此一息真阳""凡万物之生由乎阳，万物之死亦由乎阳。非阳能死万物，阳来则生，阳去则死矣""生化之权，皆由阳气""一生之活者，阳气也；五官五脏之神明不测者，阳气也"。《景岳全书》亦言："故凡欲保生重命者，尤当爱惜阳气，此即以生以化之元神，不可忽也。"李中梓在《内经知要》中言："火者阳气也。天非此火不能发育万物，人非此火不能生养命根，是以物生必本于阳。""天之运，惟日为本，天无此日，则昼夜不分，四时失序，晦暝幽暗，万物不彰矣。在于人者，亦惟此阳气为要，苟无阳气，孰分清浊？孰布三焦？孰为呼吸？孰为运行？血何由生？食何如化？与天无日等矣。"这些论述体现了李氏以阳气为主导的阴阳观。郑钦安在《医理真传》中言："阳者阴之根也，阳气充足，则阴气全消，百病不作。""阳统乎阴，阳者阴之主也，阳气流通，阴气无滞。""人所以立命者，惟此阳气乎。阳气无伤，百病自然不作，有阳则生，无阳则死。"可见，郑钦安认为：在阴阳消长互根的过程中关键在于阳气，阳为主，阴为从，阳气是人身立命的根本。

我们在防治疾病的过程中，应该时刻注重人体阳气的盛衰并予以调治，要认识到阳气在疾病转归中的重要作用；在疾病预防方面，对于当今现代社会中滥用抗生素、误用苦寒、过度烦劳等导致的疾病或亚健康状态对于阳气的慢性耗损要有清醒的认识。临床疾病调治中对于调节阳气有以下几种方法。

1. 升阳

生发乃阳气之本性，不升便是病态。东垣学说有三个组成部分：一曰补脾胃，二曰升阳气，三曰泻阴火。其中脾虚当补，有火当泻，尽人皆知。东垣发明，在于升阳气一点上。单补脾胃而不升阳气，此补便是呆补；单用升药而不补脾胃，此升便是无根之升，只能外散而不能升阳。

2. 温阳

温阳主要用于回阳救逆，自非参、附、姜、草莫属。张景岳云："阳衰者，即亡阳之渐也。"与其焦头烂额于亡阳之时，何如未雨绸缪于阳衰之候。

3. 通阳

通阳与温阳既有联系，又有区别。通阳之药多少带点温性，但其目的不是温而是通。它的作用一是通心阳，二是化痰饮，三是利小便。温阳用附为主，通阳则用桂。叶天士云："通阳不在温而在利小便。"

4. 养阳

养阳用于虚劳。"劳者温之"，但温非温热并进之谓，而在于温养。慢性患者见阳虚之证，不能长期把桂附等药当作补药来服。温阳之药宜刚，养阳之药宜柔。如苁蓉、枸杞、菟丝子等，性虽温而柔润，就可选用。还有血肉有情之品，如龟甲、鹿角胶、河车等，既可填精，亦能养阳。"形不足者温之以气，精不足者补之以味"，两者互有联系。

（林飞）

第二章　跟师心得

肿瘤的个体化治疗
——辨证论治

　　个体化医学并不是一个崭新的概念，而是有着悠久的历史。有着几千年医学实践基础的中医善于从宏观视野看待机体疾病的发生和发展，在生理机制的探讨上强调机体整体联系的平衡和个体的独特性，在疾病诊断和治疗过程中十分注重个体的差异以及人与社会、自然环境间的关系。考虑到昼夜、时令、节气等气候特点对人体生理活动及疾病发生、发展、变化的影响，要"因时制宜"地给予患者适宜的治法与方药；考虑到不同地区的地理环境特点及因此形成的不同气候条件与生活习惯导致致病各有差异的情况，要"因地制宜"地采取适宜治法和方药；考虑到先天禀赋与后天因素，患者的年龄、性别不同，体质强弱、阴阳、寒热有别，患病后所表现出的不同病理性体质和病证属性，要"因人制宜"地为患者制定适宜的治法和方药。因时、因地、因人制宜的治疗原则充分体现了"辨病论治"和"辨证论治"的个体化医疗思想。

　　跟随朴老学习的过程中，发现朴老根据不同系统的病种，给予不同的基础方进行加减，处处体现了肿瘤的个体化治疗，在实践中提出了辨证与辨病相结合，局部与整体相结合，中医与西医结合的观点。

　　蒲辅周认为，辨证论治的基本特点，在于因人、因时、因地制宜，即针对具体患者和具体病情，相应地做出具体处理。"病同，其证也同，也未必用同样的方药，还要看体质、时令、地域、强弱、男女而仔细斟酌，不要执死方治活人"。

　　陆广莘认为，"观其脉证，知犯何逆，随证治之"，被后世归结为辨证论治，用来表述中医临床思维方法的特点，它作为对中医辨证分类学诊疗思想体系的概括，从而与西医疾病分类学诊疗思想体系的"辨病论治"相区别。

　　肿瘤属于杂病范畴，世界卫生组织把其归结为慢性病。杂病可分为两大类，一为气化病，即一般所称之为功能性疾患；一为实质病，即一般所称之器质性疾患。实质病多采取特殊治法，换言之，即采用专病专方专药与辨证论治相结合的治法。

专病专方专药与辨证论治相结合的治法首见于仲景之《伤寒论》与《金匮要略》，大大丰富了辨证论治的内容。《伤寒论》六经标题，首揭"辨三阴三阳病脉证并之"，在具体治疗中，则某病以某方"主之"即为专病专方专药，某病症"可与"或"宜"某方，是在辨证论治之下而随宜治之之意。《金匮要略》则以专病专证成篇，题亦揭出"辨病脉证治"，乃是在专病专证专方专药基础上进行辨证论治的著作。其有关杂病的辨证论治的论述看来，其所使用的治疗方法，多为专病专证专方专药与因人因时因地制宜加减药物，两者互相结合的有效而合理的治疗方法。

辨证的主要精神就是求本，证就是本，代表病的本质。中医是在知道病的基础上，还要再辨证。辨证求本，重视中医的病名甚为重要，辨病亦是中医学治病求本的重要环节。病名的提出，实际总结了前人对该病辨证求本的认识，中医认识疾病基本上是由证入手，从"整体"着眼，强调个性体质，辨证的过程就是在认识病的性质，病的本质的过程。这是中医的辨证特点及优势。辨病和辨证不应该分开，中医的辨证本身就是在病上辨证。辨证论治与目前流行的个体化治疗理念不谋而合，但是我们同样需要知道中医的规范化治疗离不开辨证论治思想的指导，没有辨证论治，中医就不成其为中医。

肿瘤扶正培本理论探析（一）
——肿瘤发生根于"虚"

从现代肿瘤病因学的观点看，虽然已确定了多种致癌因素，如环境因素、饮食因素等，但它们对机体致癌的作用方式，最终必须引起机体本身的变化和反应。现代分子生物学的研究已经发现了越来越多的肿瘤特异基因，所以许多学者认为潜在的肿瘤相关基因是癌症发生的基础。各种肿瘤的共同特点就是细胞异常增生造成全身消耗性疾病。这种细胞的异常增生是由于个体本身有潜在的肿瘤基因，在受到外部因素的刺激时，造成基因突变使细胞异常增生。如肺癌病本身肺组织内已有潜在的肺肿瘤相关基因，由于长期吸烟或吸入一些化学性物质如苯类化合物，长期慢性支气管炎等刺激导致基因突变，细胞异常增生而成肿瘤。又如肝癌的个体由于长期吃发霉花生、玉米，摄入黄曲霉素过多、以及含亚硝胺较高的腌菜、酸菜、熏烤鱼、肉类而致潜在的肝癌基因突变致肿瘤。白血病患者骨髓本身存在潜隐基因，由于病毒侵袭或理化因素、放射线等使基因突变，使骨髓原始、幼稚细胞增生异常。从上述观点分析，以外因论为主的观点不能解释为什么在外界环境条件大致相同，接触的致癌物质的作用也大致相同的人群中，有人患癌，有人不患癌；另外，在一些病例中可见到二重癌，甚至三重癌，这都说明决定的因素还是在于机体的内在环境和因素，即使外界存在致癌因子，如果机体内环境稳定正常，则不易发生癌症。正如中医所说的"正气存内，邪不可干"。

朴老认为，正常情况下，机体处于一种脏腑协调、气血和谐的状态中，即所谓"阴平阳秘"的健康状态，但一旦这种平衡因内外因素被打破，就会出现"阴阳失调"，机体抗病能力下降而发生各种疾病，故《内经》有云："正气存内，邪不可干""邪之所凑，其气必虚"，表明了正气在邪正交争中的重要作用，"虚"是导致疾病发生的根本原因。肿瘤的发生亦不例外，机体由于"虚"的存在，外邪六淫不正之气乘虚而入，导致机体脏腑气血阴阳失调，出现气滞血瘀、痰湿结聚、热毒内蕴等病理变化，日久而成积块。如明·张景岳说："脾肾不足及虚弱失调之人，多有积聚之病。"《诸病源候论》说："积聚者，由阴阳不和，脏腑虚弱，受于风邪，搏于腑脏之气所为也。"《外证医案汇编》中也明确指出："正气虚则成岩。"总之，正气虚弱是恶性肿瘤形成和发展的根本条件。《内经》云："邪之所凑，其气必虚。壮人无积，虚人则有之，脾胃虚弱，气血两虚，四时有感，皆能成积。"亦云："阳化气，阴成形。"积之所成，阳虚不能化也。《医宗必读》谓："积之成也，正气不足，而后邪气踞之。"可见，正虚是各种恶性肿瘤的病理基础，而一经发病，各种病因及病理产物则更伤正气，其虚益甚。

现代研究表明，大多数肿瘤患者存在先天免疫功能缺陷或后天失调，导致机体防御功能下降，对外来致病因子抵御不力，对出现的异己细胞（癌前细胞或个别出现的异己细胞）未能司其监视、排斥和歼灭的职能，最终导致癌细胞无限制生长而产生肿瘤。这与中医对肿瘤发病的认识是完全一致的。

肿瘤扶正培本理论探析（二）

——肿瘤病机源于"虚"

"虚证"从狭义来说，是指脏腑气血阴阳的不足，如气虚、血虚、阴虚、阳虚；从广义来说，脏腑功能失调，气血阴阳混乱，导致机体整体抗病能力下降，均可概括在"虚证"范畴。朴老认为，虚证贯穿在肿瘤发生、发展的全过程中，对肿瘤的消长起着关键的作用。

朴老早年毕业于大连医学院，后参加西学中班转从中西医结合肿瘤的研究。他指出，肿瘤细胞之所以有别于其他正常细胞是因为它具有自己的特点，其中分化不完全是其特点之一。西医根据细胞的分化程度将其分为高分化、中分化、低分化及未分化4种，一般说来，分化程度越低，恶性程度越高。可见肿瘤细胞是一群发育不成熟的细胞。而中医学认为，正气是促进机体生长发育的原动力。《素问·上古天真论》说："女子七岁，肾气盛，齿更发长。二七而天癸至，任脉通，太冲脉盛，月事以时下，故有子……丈夫八岁，肾气实，齿更发长。二八肾气盛，天癸至，精气溢泻，阴阳和，故能有子……"可以推断，若气虚，必然导致机体的生长发育迟缓，于细胞则表现为细胞的分化不成熟。气虚程度越重，细胞的分化程度越低，恶性程度越高。申维玺、孙燕等做过中医虚证与肺癌生物学行为关系的研究。研究显示，肺癌虚证不明显组患者中高分化癌和中分化癌所占的比例较高，而虚证明显组低分化癌所占的比例较高，差异有显著性（$P<0.005$）。可见，气虚与细胞的分化有着确定的联系，气虚程度越重，分化程度越低，肿瘤恶性程度越高，预后越差。也就是说，正气虚导致细胞分化障碍。

西医学研究表明，机体每天都有成千上万的细胞发生突变，正常情况下均能被机体清除，但肿瘤细胞却能逃脱机体的免疫监视，不断增殖。究其原因亦为机体正气不足，无力抗邪。肿瘤细胞相对于人体来说为邪，而人体正气应驱邪外出，若正气虚，无力抗邪，肿瘤细胞就不断滋生，正所谓"邪之所凑，其气必虚"。西医学研究证明，在正常情况下，NK细胞、Th亚群及Ts亚群处于一个相对稳定的平衡状态，以维持机体正常的免疫功能。有研究显示，肿瘤患者则多会出现 NK 细胞 CD3$^+$、CD4$^+$、CD4$^+$/CD8$^+$ 比值下降，CD8$^+$ 升高，IL-2R、IL-2、IFNr 调节功能水平亦显著低下，机体处于免疫抑制状态，这种免疫抑制现象在中晚期患者或经过长期化疗、放疗的患者中尤为明显。可见，正气虚患者处于免疫抑制状态，为肿瘤细胞的增殖提供了一个良好环境，正是由于正气虚导致了肿瘤细胞的免疫逃逸。

肿瘤扶正培本理论探析（三）
——肿瘤发展贯于"虚"

扶正培本法是中医治疗恶性肿瘤的重要法则之一，所谓"扶正"，就是扶助正气，所谓"培本"就是培植元气，提高机体的抗病能力，扶正培本法实际上就是通过对肿瘤患者的阴阳气血的扶助补益与调节而改善肿瘤患者的"虚证"状态，从而达到防治肿瘤的一种法则，它不单指应用补益强壮的方药，而且还把调节人体阴阳平衡，气血、脏腑、经络功能的平衡稳定，以及增强机体抗癌能力的方法都包含在内，因而中医的"补之、调之、和之、益之"等都属于扶正范畴。近年来，随着对肿瘤发病机制认识的日益深入，肿瘤被认为是一种"慢性病"的观念已逐渐为人们所接受，治疗上不再过分追求"杀灭癌细胞"，而更重视"带瘤生存"，与瘤和平共处，提高患者的生存质量，延长生存时间，因此注重"正气"在邪正抗争中的作用显得尤为突出和重要，需要我们在肿瘤的治疗实践中加以重视，以更好地提高临床治疗效果。

朴老认为，肿瘤的发生发展过程，始终是一个邪正较量的过程，一旦正气虚弱，或正气虽强，但邪气太盛，正气相对偏弱，正气不敌邪气，正气逐渐耗损，则无法抑制肿瘤的生长而导致病情不断进展。而肿块的不断生长，不仅会压迫所在的脏腑，导致脏腑功能失调、气血紊乱，甚至会发生远处转移而导致多脏器功能的衰竭；另外，肿瘤还会释放多种毒素耗伤气血，消尽机体的养分，最终导致患者"正气乃竭"而死亡。

以肝癌为例，多数肝癌由慢性乙型肝炎、肝硬化演变而来，慢性乙型肝炎、肝硬化是肝癌的癌前病变，根据临床资料，这些患者以脾虚、脾虚湿困、脾虚气滞最为多见，应用健脾化湿、健脾理气等方法可取得较好疗效。亚临床期，相当于甲胎蛋白持续低浓度阶段，这些患者亦以脾虚或脾虚湿阻为常见，应用健脾为主的方法治疗，其肝癌的发生率在 2.8%，而未治疗组的肝癌出现率在 10% 以上，两者差异十分明显，而到了肝癌晚期阶段，患者神倦乏力，胸闷气短，面色无华，纳差腹胀，下肢浮肿，则虚证的表现更加突出，因此有学者认为，在肝癌整个病程中，70%~80% 的病例是以虚证或虚中夹实证为主。有报道通过对 292 例癌症患者进行辨证分析，发现属实证者 7.53%，正虚邪衰者占 37.33%，虚证占 55.14%，提示正气虚衰是中、晚期癌症患者的主要证候表现。

另外，目前肿瘤治疗常用的手段如手术、放疗、化疗都容易导致虚证的产生。手术的创伤、脏腑的缺损、失血耗液、麻醉刺激、伤口疼痛等，都会给机体带来不同程度的伤害，出现虚证表现，如术后常会出现卫表不固，虚汗淋漓，或动则汗出，头昏乏力，或脾胃虚弱，不思纳食，腹胀，大便稀溏；或见面色无华，心悸气短，失眠多梦，纳谷不香等气血不足的表现；亦可出现阴液亏损，低热或手足心热，心烦口渴，大便秘结等症。又如化疗，其最大的缺点是"敌我不分"，在杀灭肿瘤细胞的同时，亦会伤害机体的正常细胞，导致患者体质虚弱，免疫功能低下，生活质量下降。

肿瘤扶正培本法的临床应用（一）

中医学对肿瘤的治疗方法很多，基本治疗原则不外乎扶正与祛邪，中医扶正固本对提高患者的免疫能力、增强体质、调整机体不足以及改善机体的阴虚状态均有重要意义。

（一）中药治疗

临床使用扶正固本药物，根据机体的不同情况进行辨证用药，具体应用以下几种方法。

1. 益气养血法

适用于气血虚弱之肿瘤患者或手术、放疗、化疗后，正气虚弱、气血不足，更需益气养血，扶助正气。因其病本，多以益气健脾生血为主，常用药有党参、白术、茯苓、当归、黄芪、鸡血藤、熟地黄、龙眼肉、红枣等一类益气养血的药物。在应用益气养血药的同时，适当配合活血化瘀药，不仅可以增强祛瘀生新之力，又能改善血液循环，抑制结缔组织增生，防止肿瘤的生长和发展。

2. 养阴生津法

晚期肿瘤患者，因消耗过大，加之营养摄取不足，临床上津液亏损者较多见，阴液亏损导致体内环境平衡失调，故常有阴虚内热，其典型症状有舌红、舌中少苔或舌绛无苔，故以养阴生津，在养阴的同时，常配以清热药，如知母、黄柏、金银花，然养阴药物易滋腻碍胃，又常配以健脾理气之品，如佛手、陈皮，使养阴而不腻，补而不滞。药理学实验表明养阴药麦门冬、玉竹、天门冬、百合、天花粉等具有抗癌作用。

3. 温肾助阳法

有肾虚阳气不足及水液失调与病理变化，常见形寒肢冷，面色白、腰膝酸软、水肿、神疲乏力等，常用附桂八味丸加减，在温肾助阳的同时，佐以养阴药，使阳有所附，并可借阴药的滋润以制阳药的温燥，补肾温阳药品补骨脂、杜仲、山茱萸等有抗癌作用。

4. 滋阴补肾法

癌症患者日久不愈，一定损及肾阴，肾阴虚则诸脏失养，故滋阴补肾不仅能减轻和消除阴虚症状，而且能调节生理功能，改善全身症状，提高机体免疫功能，并有抗癌和抑癌作用，有利于癌症患者脏腑功能的恢复，体液代谢的复常。可见扶正固本能纠正和修复病理变化，能增强疗效，提高机体的免疫力和抗病能力，改善症状，延长生存期。

（二）饮食疗法

饮食是人体赖以生存的物质源泉，是维持健康的必要条件，故有"人以水谷为本"之说。注意饮食有两方面的意义，一方面是预防，即饮食得宜，可以养生、延年，也可防病；另一方面是治疗，在疾病治疗过程中或治疗后，通过饮食调节，可避免疾病进一步发展或复发，而有利于身体的康复。饮食与癌症发生的关系可分两方面，一是促癌作用，如被黄曲霉素或其他毒素污染的食品，有潜在致癌性，所以食品要注意卫生、新鲜、防霉；二是防癌作用，各种新鲜蔬菜中含有多种维生素，而维生素 C、维生素 A、维生素 E、维生素 B 有防止诱发肿瘤生长的作用。烟酒嗜好成瘾者，禁烟酒。食物通常分为：①温热类：羊肉、狗肉、黄鳝、生姜、辣椒。②寒凉类：绿豆、梨、西瓜、鸭、鹅、泥鳅、土豆、红薯、芋头等，根据临床辨证和个体差异不同而食用。如肺癌，临床常以肺阴虚为多见，故以寒凉滋润类食物为宜，即冬虫夏草煮鸭，海参、海带煮猪肺等，同时也起到以脏补脏的作用。肝癌，忌辛热温燥之品，因肝病忌辛，宜清淡营养之品，宜食甲鱼、乌鱼、木耳、鸭、海参，饮食宜软、烂、细及少食多餐为原则，忌粗糙、硬固、过酸、过碱、生冷、油腻之品。土豆、南瓜、芋头等能使脾胃气机留滞，肝癌常见腹胀气滞，故不宜食此类食品。总之，海产品如海藻、海带、海参、海蜇皮等，是癌症患者的常用食品，也是抗癌常用的药物。

肿瘤扶正培本法的临床应用（二）

目前肿瘤的综合治疗，仍以手术、放疗、化疗等为主。实践证明，中西医结合治疗确实可提高疗效。中医扶正法在肿瘤治疗中的运用，不论是肿瘤早、中、晚期，肿瘤手术化放疗后，均对于提高患者抗肿瘤能力，增强患者的免疫功能，改善患者的体质和营养状态，控制肿瘤的发展，延长生存期等能起到积极作用，而要消除肿瘤为期甚远，所以肿瘤治疗是一个漫长的过程。

（一）与手术治疗的结合

1. 术前应用扶正培本法

其应用目的是通过应用补益中药以改善患者的虚弱状态，增加手术的切除率，适用于患者虚弱症状较为明显，不适宜立即手术的患者。宜根据患者气血阴阳不同的表现，选用补气养血、滋补肝肾等药物，常用十全大补汤、四君子汤、八珍汤、六味地黄丸等。

2. 术后的扶正培本治疗

手术的创伤、脏腑的缺失或缺损均可导致脏腑功能减退，气血津液耗损，出现各种不同的虚证或虚实夹杂表现。临床须根据不同的情况进行辨证治疗，如术后腹部胀气，大便不通，排气减少，治当以健脾行气，代表方如香砂六君子汤，药如党参、白术、茯苓、半夏、陈皮、木香、砂仁、甘草等；若脾虚失运，不思饮食，腹胀，大便稀溏，则用健脾益气法，方用四君子汤加减，药如灸黄芪、党参、白术、茯苓、陈皮、甘草等；术后卫表不固，虚汗淋漓，或动则汗出，头昏乏力，可用玉屏风散加减，药如灸黄芪、白术、防风、五味子、浮小麦、炒白芍、灸甘草等；术后气血不足，面色无华，心悸气短，失眠多梦，纳谷不香，常用八珍汤加减，药如党参、白术、茯苓、当归、白芍、熟地、川芎、阿胶、甘草等；如术后阴液亏损，低热或手足心热，心烦口渴，大便秘结，常用增液汤加减，药如生地、玄参、麦冬、石斛、知母、全瓜蒌、麻仁等。

（二）扶正培本法与放射治疗的结合

放射治疗过程中，由于射线属杀伤性物质，对人体的伤害很大，全身反应常见神疲乏力、头痛眩晕、厌食、恶心、呕吐、白细胞下降等；局部反应根据照射的部位不同，可以出现不同的表现，常见的反应如皮肤红斑、干裂或潮湿糜烂，毛发脱落，口腔、咽腔及消化道糜烂、溃疡、水肿或出血，放射性肺炎及肺纤维化，放射性直肠炎，放射性脊髓炎、关节强硬等，这些毒副作用通过中医扶正培本的配合治疗可以得到减轻或消除，有些扶正培本中药还有增加射线敏感性的作用，从而可以增加放疗的效果。由于射线属火热之毒，易耗伤人体阴津，日久又可耗伤元气，故临床尤以热毒阴伤、肝肾阴虚、气阴两虚最为多见。属热毒阴伤者，常用清营汤加减，药用银花、连翘、竹叶、天花粉、黄连、生地、玄参、麦冬、白花蛇舌草等；肝肾阴虚者，常以知柏地黄汤加减，药如知母、黄柏、生地、山萸肉、炒白芍、丹皮、当归、沙参、枸杞子、麦冬等；气阴两虚者，可用生脉饮加减，药如太子参、麦冬、五味子、沙参、石斛、玉竹、黄精、天花粉等。

肿瘤扶正培本法的临床应用（三）

（一）扶正培本法与化学治疗的结合

化疗的毒副作用较为严重，这是影响化疗疗效的最主要原因，用中医扶正培本法配合治疗可以明显减轻化疗的副作用，增强化疗效果，提高化疗的完成率。常用健脾和胃、调补气血、滋补肝肾等方法。如化疗出现纳差、腹胀、大便稀溏等，属脾虚湿困者，可用参苓白术散加减，药如炙黄芪、党参、白术、茯苓、陈皮、白扁豆、怀山药、木香、砂仁、炒谷芽、炒麦芽等；如白细胞低下，血小板低下或贫血者，属于气血不足者，可予以益气养血，补髓升白，药如炙黄芪、党参、白术、茯苓、当归、炒白芍、熟地、阿胶、补骨脂、鸡血藤等；如属肝肾亏虚，则可以滋补肝肾，一贯煎加减，药如生地、熟地、枸杞子、沙参、当归、麦冬、女贞子、炙龟甲、鳖甲等。

（二）手术、放化疗后的扶正培本治疗

手术及放化疗疗程结束后，患者实际已进入康复期，此时有目的地进行针对性的扶正培本治疗十分重要，一可以抑制或杀灭残留的癌细胞；二可修复因手术、放化疗而造成的气血津液损伤，纠正内环境的失调；三可提高机体免疫功能，预防癌症的复发与转移；四可改善患者的临床症状，减轻患者痛苦，最终达到提高患者生活质量、延长生存的目的。临床用药常根据患者的体质状况、肿瘤的病期、手术及放化疗的程度、是否有远处转移等情况综合考虑，如属癌症早期，已行根治手术，或已行术后辅助放疗或化疗，癌细胞已基本清除，这时中药调理主要以提高机体免疫功能为主，以预防肿瘤的复发与转移，常用八珍汤加减，扶助正气，调补气血；如癌症已入中晚期，进行了姑息性切除，并进行了放化疗，或肿瘤虽然已全部切除，但已有淋巴结转移或远处转移，这时治疗上必须扶正与祛邪并重，在八珍汤等补养气血的基础上，加具有抗癌祛邪的药物，如山慈菇、莪术、白花蛇舌草、全蝎、守宫、昆布等，以抑制肿瘤的发展势态。实践证明，通过扶正培本的综合调理，可以减少术后患者的复发和转移，提高中晚期患者的生活质量，延长生存期。

（三）不能手术及放化疗患者的扶正培本治疗

恶性肿瘤进入晚期，已完全失去手术或局部治疗机会，亦不能承受放、化疗等强烈手段治疗，中医药就成为治疗恶性肿瘤的主要方法。由于肿瘤负荷的日益加重，正气亦越来越虚衰，这时的治疗已十分棘手。过攻则正气益衰，有可能使病情进一步恶化；但过补又难以控制肿瘤的继续发展，因此常采用攻补兼施，或攻补法交替使用，常用的攻法如以毒攻毒法、活血化瘀法、软坚散结法、清热解毒法等，扶正培本法则常针对患者气血阴阳的不足，施以补气、养

血、滋阴、温阳等方法，以减轻患者的衰弱状态，改善症状，减轻患者痛苦，尽可能地延缓病情的发展，带瘤生存，延长患者的生存时间。常用方如补气的四君子汤、补血的四物汤、补阴的六味地黄汤、补阳的金匮肾气丸等。临床须根据表现的不同，酌情配伍，审时度势，方能收到满意的疗效。

正确处理扶正与祛邪的辩证关系

朴老指出，认识扶正与祛邪两者的辩证关系，根据客观实际病情的虚实而定攻补，既要看到祛除病邪的积极意义，如手术切除、放射线治疗、化学药物治疗对某些癌症的有效作用和积极意义，又要看到扶持正气也是祛邪的重要保证。要更好地接受祛邪的各种治疗，就必须要依靠人体正气，并为祛邪治疗创造条件。营养状况好、身体抵抗力强、后天脾胃消化功能好的患者，手术后的恢复将更快、更好，耐受放射线治疗、化学药物治疗的能力更大，能接受更大的剂量，这就为祛邪抗癌治疗提供了条件。反过来，要维护好正气，不再受病邪的破坏和损伤，不单纯只是扶持正气以抗病邪，还必须积极地祛除病邪。

（一）着眼治疗目的

癌肿与机体共同存在于对立的统一体中，存在于邪正消长的运动之中，在一定条件下，矛盾的双方各自向其相反的方向转化。若机体正气强盛，同时予以祛邪（抗癌）治疗，则可杀灭癌肿而病退，以至痊愈，邪去正安。若机体正气虚弱，抗癌能力低下，再不重视扶正，癌肿则在体内迅速蔓延，侵犯组织器官，出现"正消邪长"的局面。在肿瘤的整个病理过程中，自始至终必须抓住疾病的主要矛盾和矛盾的主要方面，充分认识肿瘤的根本在于癌组织的恶性发展，各种病理表现均由癌组织对机体的损害所引起，从这一点出发，祛邪就成为肿瘤治疗的唯一目的。因此，肿瘤的治疗，首先要着眼于肿瘤，立足于祛邪（攻癌）。所谓立足于攻，并不是不顾机体的体质状况而一味祛邪，而是在立足于祛邪（攻癌）的同时，密切注意人体的正气，在机体内部抗病能力的积极配合下，达到祛邪的目的。这里扶正的目的还是在于祛邪。

（二）抓住主要矛盾

在肿瘤的治疗过程中，如何把祛邪与扶正有机地结合起来，以孰为先，以孰为后，以孰为主，又以孰为辅，历来争议颇多，向无定论。主张扶正为主的，认为正气为人之根本，只要正气旺盛，肿瘤则会自然而然消退，即所谓"养正积自消"，从而忽视了祛邪（攻癌）治疗的重要作用，其结果轻则姑息养奸，失去了祛邪（攻癌）的机会，重则因片面扶正，反而助长了邪气，促使了肿瘤组织的生长，使邪气更盛。强调祛邪为主的，认为病邪（癌肿）为本病之根源，只有祛除病邪（攻癌）于体外，正气就会自然得以保护，即所谓的"邪去则正自安"，从而忽视了扶正在抗癌中的积极作用，其结果是肿瘤可能消灭了，可正气严重受挫，体质也被摧垮了，两败俱伤，失去了祛邪的意义，甚至还促进了癌的转移扩散。有学者认为，在肿瘤的病理过程中，正气盛，邪还不能自消，邪气去，正还不能自安，这是很有道理的。祛邪是肿瘤治疗的目的，扶正则是为实现这一目的创造条件，通过祛邪，则可进一步保护正气，两法不可偏废。只有谨守病机，抓住病变的主要矛盾和矛盾的主要方面，辩证地处理肿瘤治疗中祛邪与扶正的关系，使祛邪与扶正有机地结合，立足于祛邪（攻癌）而不忘扶正，扶正气以助祛邪（攻癌），才能紧紧掌握治疗的主动权。因此，朴老认为，以补助攻是肿瘤中医治疗的基本着眼点。

肿瘤治疗中扶正与祛邪的把握

朴老认为，肿瘤的整个病理过程，在一定意义上可以说是实邪（癌瘤）与正气（体质）矛盾双方互相斗争的过程，而治疗就是要祛除病邪，扶助正气，促其向有利于痊愈方面转化。如何把握二者的关系，朴老的体会如下。

（一）立足整体观念

人体是一个有机的整体，整体是由各个局部组织器官所组成，整体和局部是对立的统一。整体与局部之间既相互依赖，相互联系，又相互区别，相互制约。早在 18 世纪 Paget 就曾提出过"种子与土壤"学说，把癌细胞比作种子，细胞器官比作土壤，种子分布是随机的，能否形成转移就看某一土壤的特性。建立在"天人相应""整体观念"基础之上的中医学，更重视人体脏腑功能失调在肿瘤发生中的作用。笔者认为，肿瘤的发生和转移固然与肿瘤（邪气）本身有关，但更重要的是人体局部脏腑功能减退，气血阴阳失调，正气亏虚，邪气深入的内环境所致。局部肿瘤的"实"可以耗伤机体正气，而致全身的"虚"，全身正气的不足，使机体对癌瘤的防御能力降低，从而又加快了肿瘤的发展速度，加重了局部的"实"。因此，在肿瘤的中医治疗中，正确处理局部与整体的关系是至为重要的。眼睛只盯在肿瘤上，见木不见林，见癌不见人，孤意峻攻祛邪，忽视机体内部抗癌的积极因素而不注意扶正，就会失去祛邪的基本条件；或过分强调人体自身的抗癌能力，忽视癌组织恶性发展的严重危害，而不主动祛邪攻癌，就会失去祛邪的有利时机，都是不全面的。只有既见树木，又见森林，既着眼于局部实邪，又考虑到全身的正气，才是积极可取的治癌观。

（二）区分病理阶段

《内经》中"坚者削之""留者攻之""结者散之""客者除之""损者益之"的原则是辨证论治思想的集中体现。自己在临床上的体会是，在肿瘤早期，患者正气未伤，体质尚佳，邪气也较实，在治疗上，应以祛邪为主，辅以扶正。邪毒瘀血郁结积聚，非削攻散除不足以祛除实邪，峻攻不补则不足以存正。应根据临床表现，或活血化瘀，或软坚散结，或清热解毒等予以祛邪治疗，同时在祛邪方剂中配加益气养血、健脾和胃之品，防止正气耗散，以助祛邪。在肿瘤中期，由于癌肿对机体的损害，正气已伤，体质较差，而瘤体逐渐增大。这一时期，往往正邪力量势均力敌，或正邪相当，或邪气略减，或正气稍强。在治疗上宜攻补兼施，或攻补并重，或补略重于攻，或攻略重于补，或先攻后补，或先补后攻，视其正邪消长而治之。当肿瘤进入晚期，患者多正气大伤，虚损症状明显，再现恶病质，肿瘤迅速增长，形成邪盛正衰之势。此时应明辨标本缓急，根据"急则治其标，缓则治其本"的原则，虚不受攻者，首先应以扶正为基本大法，可在扶正的同时视其体质状况佐以祛邪，也可以先扶正气，待机体一般状况好转后，再根据具体病情确定相应的攻补法则。

总之，朴老在充分调动机体自身抗癌积极因素的前提下，紧紧把握治疗的主动权，不失时机地运用祛邪法则，把癌肿消灭或控制在最早阶段，达到祛邪而不伤正，扶正而不留邪，邪去正安的目的。

肿瘤治疗中积极使用扶正培本法

肿瘤虽然生于局部组织器官，但由"病邪"导致的反应却是全身性的，表现为脏腑气血的损耗，组织的破坏，功能的失调。按照中医整体观念，局部的病变是全身脏腑气血功能失调的结果，体之所虚之处，即是留邪之地。因此不能只着眼于局部肿瘤，忙于寻觅消瘤攻瘤之"特效"方药。故像恶性肿瘤这样有形之积恐难尽伐，而无形之元气亟须扶助。特别是对于病情较重和晚期患者的治疗，其目的不是消灭肿瘤，而是减轻症状，减少痛苦和提高生存质量。朴老认为，治疗应以积极扶正为主，祛邪解毒为辅，从而达到稳定病情和提高生存质量之目的。

（一）贯穿治疗始终

扶正培本药物到底用多少时间较为合适？目前无循证医学的依据，根据既往的经验，短时间的使用疗效相对较差。因癌症从细胞发生变异到基因突变，肿瘤形成，并导致机体功能失调，内环境紊乱，实际上是一个漫长的过程，要纠正这种状态，不可能一蹴而就，需要有较长的一段时间，特别是用于防止癌症术后的复发与转移，长期服用对调整机体免疫状态，稳定内环境平衡，防止癌细胞卷土重来有着十分重要的作用。所谓"不断扶正"，就是指治疗自始至终要调整正气，培益本元，使患者提高抗病能力。

（二）把握应用时机

肿瘤患者常常有一个漫长的疾患过程，对肿瘤的治疗贯穿着邪正斗争，疗效上不能急于求成，扶正治疗上注意把握时机，权衡缓急轻重，循序渐进。肿瘤患者早期患者饮食起居如常，无明显自觉症状，发现肿瘤无转移，要有不足常以气虚为主，治疗中扶正清补为主；中期患者肿瘤发展到一定程度，精气耗伤，饮食日少，阴血不足，时有正虚邪实表现，注重攻补兼施；肿瘤化放疗后患者，病情暂且稳定，但常常有气阴两虚表现，加大扶正力度，佐以祛邪，使正气渐渐恢复。晚期患者因疾病迁延日久，正气大虚，有的呈恶病质状态，气血阴阳俱虚，攻之更伤正气，应以扶正培本、对症治疗为主，使症状减轻，带瘤延年。

（三）明辨气血阴阳

气血皆是人体生命活动的物质基础，经曰："气主煦之，血主濡之。"而阴阳在整个生理病理变化过程中，关系是非常密切的。扶正，即保养正气，正气旺盛，气血充盈，人体阴阳协调，是机体康复的根本。恶性肿瘤种类繁多，邪毒嚣张，变化多端，证情险恶，患者多表现为虚证为主，常常出现气血阴阳衰弱的见证。临床中根据症状的侧重，需分清益气、补血、滋阴、温阳的分别运用。《景岳全书·新方八略》中指出："补方之制，补其虚也。凡气虚且补其上，人参、黄芪之属是也；精虚者宜补其下，熟地、枸杞之属是也。阳虚者宜补而兼暖，桂、附、干姜之属是也；阴虚者宜补而兼清，麦门冬、芍药、生地之属是也。"对肿瘤患者运用扶正法时，还要结合临床进行气血双补、阴阳双补。"气因精而虚，自当补精化气；精因气而虚，自当补气而生精。""善补阳者，必阴中求阳，则阳得阴助生化无穷；善补阴者，必阳中求阴，则阴得阳升而源泉不竭。"运用扶正法时补益气血阴阳至关重要，正确的补益将会得到事半功倍的效果。

肿瘤扶正培本注意事项

肿瘤是在阴阳气血亏损，正气虚衰的基础上发病的。正如《医家必读》所云："积之所成也，正气不足，而后邪气踞之。"可见肿瘤实为本虚标实之证。朴老提倡在治疗肿瘤的过程中积极使用扶正培本法，但也指出应当注意一些细节。

（一）分清五脏虚损

中医学认为，人体是一个以脏腑经络为中心的统一体，人体的生命活动，是以五脏为主体的脏腑功能的综合反映。脏腑功能协调正常，气血充盈，经络通利，气血流畅，则身体健康，反之，脏腑功能紊乱，气血不和，则百病丛生。而肿瘤是全身疾病的局部表现，其实质存在脏腑功能失调，因此调补五脏，是肿瘤患者重要的治疗方法之一，因每一脏腑生理功能不足，其虚损各具特点，《难经》提出："五脏分补。"古人云："损其肺者，益其气；损其心者，和其营卫；损其脾者，调其饮食，适其寒温，损其肝者，缓其中；损其肾者，益其精。"五脏有正补之法，有相生而补之法，故有"虚者补其母"之说。在合理调补五脏同时，注意辨病与辨证相结合，因癌症种类繁多，部位不一，不能因为病变在哪一脏器，就机械地调治哪一脏器，要运用好中医整体观与辨证施治原则，西医学正在逐渐突破传统的解剖分析性的局部、静止的研究方式，发展为从机体的完整性与自然界相互关系上进行整体病理机制的综合性动态研究，这恰恰符合了中医的整体现。对肿瘤患者的五脏分补中，运用最多的是健脾、益肾。有关文献提及：健脾益肾法不但具有补益扶正的功效，而且有较好的抗突变抗癌的作用。古人云："凡脾肾不足及虚弱失调之人，多有积聚之病。"因脾为后天之本，居于中焦通联上下，是脏腑功能协调、正气充足的关键，而肾为先天之本，肾元不仅有防御外邪抗传染的作用，而且有调节阴阳使内外环境和免疫功能有相对稳定的作用。在肿瘤治疗中调补五脏常用健脾益肾法，有其理论依据并能取得良好的临床疗效。

（二）注意保护胃气

周学海在《虚实补泻论》中曰："无论虚实补泻，总视胃气之盛衰有无，以为吉凶之主，即于邪盛正虚，攻补两难之际，亦唯有力保胃气而加以攻邪，方为上策。"缪仲淳曰："胃气一败，则百药难施。"临床中许多肿瘤患者表现有中焦机气紊乱，胃失和降症状，尤其是化放疗后肿瘤患者，其毒性损伤消化道黏膜，胃气损伤不可避免，常有纳呆、心、腹胀、乏力等正虚邪实之证，在扶正时不宜补之太过，补益中注意保护胃气，宜加用和胃消导之品，如佛手片、陈皮、砂仁、焦山楂、六神米曲、炒麦芽、鸡内金等，使胃气得昌，药效能扬。朴老指出，其实保护胃气对肿瘤患者接受各阶段的治疗时都十分重要，切记不用苦寒之品戕胃，毒剧之品败胃，滋腻之品碍胃。

朴老对肺癌的认识（一）

——肺癌发病，以虚为本

朴老认为，肺癌病机错综复杂，常易出现虚实相兼症候，虽以咳嗽、咳痰、胸痛、咯血等肺系症状为临床见症，然其发生却根源于五脏虚损。

（一）肺癌病机，不离肺脾

肺居上焦，脾位中焦，因"肺手太阴之脉，起于中焦"，故其经脉联属构成了肺脾间生理、病理相互联系、相互作用的基础。肺脾同为太阴，因而有相互感应、聚合、吸引的同气相求之力，它们在气血阴阳的盛衰、消长变化过程中，具有同步变化的趋势，故在病理上常相互影响，或脾病及肺，或肺病及脾。

脾属土而生肺金，故脾为肺之母，肺所主之气、所布之津来源于脾所升清上散之水谷精气与津液，即李东垣所言："饮食入胃，而精气先输脾归肺。"故脾气充足则肺健气旺，宗气充盛，脾气不足则肺气虚少，宗气不足，即"土不生金"，所以东垣提出了"脾胃一虚，肺气先绝"之论，故临床上肺脾气虚每多并见，常用"培土生金"之法治之。《素问·经脉别论》曰："饮入于胃，游溢精气，上输于脾，脾气散精，上归于肺，通调水道，下输膀胱，水精四布，五经并行。"脾居中焦，主转输津液、运化水湿，具吸收、输布水液之功，而肺主宣发肃降而通调水道，乃水之上源，故人之津液转输敷布必依肺脾健运方臻正常。若脾胃失和，脾失健运，津液失于输布，则聚而生痰成饮，常影响肺之宣发与肃降，出现喘咳痰多等候，故《素问·咳论》在总结咳之辨证时强调指出"此皆聚于胃，关于肺"，后世又有"脾为生痰之源，肺为贮痰之器"之说。

（二）脏腑虚损，以肾为根

肺癌发病，脏虚为本，而肾虚为根。这是因为，首先，肾在脏腑生理活动中的具有重要作用。"肾者主蛰，封藏之本、精之处也"。其所藏之精是人生殖、生长、发育的物质基础。同时，肾中精气还是激发、推动各脏腑功能活动的原动力；肾中元阴元阳为一身阴阳之根本，温煦、濡养着脏腑、组织，使之正常运转。其次，肾与五脏功能密切相关。肾脏不仅内藏先天之精，且"受五脏六腑之精而藏之"。脏腑功能正常，先后天之精微相互补充、促进，既是脏腑功能活动的保障，又是肾脏生理功能得以发挥的前提。所以肾与五脏、先天与后天相互长养，方始生机不殆。

在病理情况下，某种原因使肾不藏精或精气亏虚，而见精气无力推动、元阳不能温煦，或见元阴失于濡润，都必会影响脏腑，使之功能低下；而脏腑功能异常，又会导致精气匮乏。如此反复，在加快机体衰败的同时，还可内生瘀血、痰浊，阻闭肺络，发生肺积之证。故此，在脏腑诸虚中，尤应辨识肾脏亏损。

朴老对肺癌的认识（二）
——病机关键，瘀（痰）毒阻络

朴老认为，肺癌的发生总由正气不足，外邪入中，阴阳失和，痰凝毒聚而成。其病机关键为痰瘀互结，毒损肺络。

（一）癌毒致病

朴老认为，烟毒是肺癌重要的致病因素。烟毒辛燥，可直损肺络，耗气伤阴。烟毒入络，气血瘀滞，败坏络体。若正虚不制，败络化毒，络毒亢变，则亢害无制，化生新络。新生之络亦即络毒蕴结之处，络毒亢变，随络流溢，内伤脏腑，外达肢节；损伤脏腑，败坏形体经脉，构成恶性病理循环。烟毒损络，痰瘀阻络则肺胀、喘满，毒瘀化火，灼伤血络则咳嗽咳血；晚期正气衰惫，毒随络流，移至他脏，则变证丛生。故此，外受毒邪，毒损肺络可谓肺癌形成的病理基础，同时也是导致病情演变的重要因素。

（二）痰瘀互结

《杂病源流犀烛》曰："邪积胸中，阻塞气道，气不得通，为痰……为血，皆邪正相搏，邪既胜，正不得制之，遂结成形而有块。"可见在肺癌的发病机制中，痰瘀既是邪毒侵肺、脏腑功能失调的病理产物，又是导致正气内虚、邪毒之交结成块的致病因素。因此，痰瘀为病贯穿于肺癌的整个发病过程。历代医家认为，痰是津液的病变，瘀是血的病理形式，二者关系密切。《灵枢·百病始生》指出："温气不行，凝血蕴里而不散，津液涩渗，著而不去，而积皆成矣。"《丹溪心法》指出："痰挟瘀血，遂成窠囊。"强调"痰中挟瘀"这一病理在致病中的广泛性和重要性，而且认为积聚、肺胀等诸病症多是痰中挟瘀所致。《医宗粹言》强调："若素有郁痰所积，后因伤血，故血随蓄滞与痰相聚，名曰痰挟瘀血。"《血证论》曰："血病不离水""须知痰水之壅，由瘀血使然，但去瘀血，则痰水自消""水病则累血"及"痰亦可化为瘀"。说明痰瘀相关，痰瘀同病的理论历来为医家所重视。

（三）毒损肺络

本病以咳嗽、咯血或痰中带血、胸痛、胸闷为主要临床表现，常伴有气促、喘鸣、乏力纳呆、进行性消瘦等，以上临床表现皆与瘀、痰、毒阻络有关，此三种病理因素之间常常相互兼杂，相互影响，形成恶性循环，这些病理因素的消长盛衰又决定着病情的演变发展和预后转归。如痰瘀胶结，瘀毒阻络，伤津耗气，损精败血，从而导致络伤难复，病情缠绵难愈；长此以往，虚愈甚，毒愈结，血愈滞，络愈伤，积乃成，终致肺体不张（如肺容积缩小，甚至肺不张等），肺萎不用（如肺通气功能、弥散功能严重受损，甚至出现呼吸衰竭），络息成积（如形成肿块）。正如《灵枢·百病始生》云："卒然多饮食，则脉满，起居不节，用力过度，则络脉伤，阳络伤则血外溢，血外溢则衄血，阴络伤则血内溢，血内溢则后血，肠胃之络伤，则血溢于肠外，肠外有寒，汁沫与血相搏，则并合凝聚不得散而积成矣。"

肿瘤诊治中应当重视"四诊"

朴老在中医诊断肿瘤的病证时，主张望、闻、问、切四诊合参，收集病情资料，重视且善于将现代科学技术方法、西医学的诊疗常规与中医辨证相结合。临证时运用中医基本理论，将四诊资料与八纲辨证、脏腑辨证、气血辨证、经络辨证等辨证论治的具体方法相结合，善于将现代研究成果转化为临床应用，并且进一步将临床应用过程中出现的问题进行临床和实验研究，将转化医学和循证医学的理念贯穿在诊疗的全过程，将中医与西医相结合、辨病与辨证相结合、整体与局部相结合、宏观与微观相结合的思想运用到临床实践中。

朴老认为以辨病治则指导、支配和规范辨证治疗，以辨证论治充实、丰富和完善辨病治则，以辨症为改善患者症状的基本要素，以改良肿瘤患者体质为基础，达到预防肿瘤及肿瘤转移的目的。他认为若能将四者恰当有机地结合，就能为肿瘤患者提供最佳的治疗策略。这也体现了朴老辨病、辨证、辨症、辨质四位一体的个体化的综合诊疗模式。

朴老认为肿瘤诊疗中必须要四诊合参，四诊是搜集临床资料的主要方法，而搜集临床资料则要求客观、准确、系统、全面、突出重点，这就必须"四诊并用""四诊并重""四诊合参"。《素问·阴阳应象大论》曰："善诊者，察色按脉，先别阴阳，审清浊而知部分，视喘息听声音而知所苦。"《难经》所提出的神、圣、工、巧之论，并非将四诊的意义分成等级，而是强调其各自的重要性及掌握这些技巧的难易程度。早在《内经》中就明确提出了切勿强调切诊的观点，《素问·征四失论》说："诊病不问其始，忧患饮食之失世，起居之过度，或伤于毒，不先言此，卒持寸口，何病能中。"张仲景在《伤寒论》中批语那种不能全面运用诊法的医生是"所谓窥管而已"。张景岳在《景岳全书》中指出：唯以切脉为能事的医生，是通医道的人。只有将四诊有机地结合起来，彼此参伍，才能全面、系统、真实地了解病情，做出正确的判断。

朴老认为中医诊法要与现代科学技术相结合来判断患者及肿瘤的特征。"直观性和朴素性"是四诊具有的特点，医生或患者在感官所及的范围内，直接地获取信息，医生则通过分析综合，能及时做出判断。随着现代科学技术的发展，影像学、检验技术在中医肿瘤的诊疗中占有重要的位置，因而朴老认为不能只根据直观的征象进行诊治，而要充分借助现代技术判断肿瘤大小、进行定位和定性，做到不漏诊、不误诊、不盲治、不误治，要将中医诊断的宏观表观征象与西医学的微观诊断征象相结合，进行对比分析，再结合中医整体观念和恒动观念，运用阴阳五行、藏象经络、病因病机等基础理论，以判断肿瘤的病位、病性、病势及基本核心病机，为辨证论治提供有力的证据。

舌诊与肿瘤之预后转归

舌诊是中医诊断学中望诊的一个重要组成部分，临床上具有观察简便、易于操作等优点。舌象是病证本质的局部反映。通过辨识舌体、舌质、舌苔、络脉，可以分清阴阳、虚实、病位，据此处方有的放矢，足见舌诊在中医辨证论治中的重要性。通过舌象的变化能较客观地判断正气盛衰、分辨病位深浅、区别病邪性质、推测病情进退，为辨证论治的依据之一。

舌诊是指观察患者舌质和舌苔变化以诊察疾病的方法。舌质和舌苔的变化征象，称为舌象。人体五脏六腑通过经络和经筋的循行，直接或间接地与舌有联系。如手少阴心经之别系舌本（舌根），足太阴脾经连舌本、散舌下，足少阴肾经夹舌本，足厥阴肝经络舌本，足太阳经筋的分支结于舌本，手少阳经筋入系舌本、上至舌等。舌通过经脉、经筋、经别与心、肝、脾、肾、胃、膀胱、三焦各脏腑有着直接联系；而肺、胆、大肠、小肠等，通过经络的间接联系与舌相通。五脏六腑均直接或间接地与舌相连，其精气上荣于舌。因此，脏腑的病变影响精气的变化，同时也反映到舌象上来。在脏腑中，心、脾、胃、肾与舌的关系尤为密切。舌为心之苗窍，心气直接通于舌。心主血脉，主神志，血脉虚则舌质淡，血热盛则舌质深红，神志不清则语音失常、舌卷缩。舌苔为胃气熏蒸所生，舌苔直接受脾胃功能的影响。肾主水，五脏六腑之精气皆归藏于肾。肾之经脉上夹舌本而通舌下，舌下金津、玉液两穴为津液上泛于口的孔道，从而直接影响舌体的润燥、荣枯。因此，肾水的盛衰，甚至全身精气的变化也反映于舌。所以五脏六腑的变化均可从舌象察知，如曹炳章在《辨舌指南》中说："辨舌质可辨脏腑之虚实，视舌苔可察六淫之浅深。"

朴老认为中医治疗肿瘤应用舌诊来观察疗效及判断预后转归，如在胃癌手术、化疗及中药治疗过程中，舌象变化具有重要临床价值。在动态变化中，紫舌转向紫暗常反映肿瘤的恶化，红舌转为红绛常提示放射治疗的副作用较大及手术后有并发症。在治疗过程中，紫舌向淡红舌转化或由晦暗转向明润，舌苔由厚转薄或由无苔转为薄白苔，常提示疾病向好的方向转化；反之为逆，应警惕肿瘤有无扩散、转移、出血等。治疗过程中始终保持淡红舌、薄白苔不变者，疗效多较显著，预后也较好。现代诸多研究表明，通过观察肺癌、肝癌等患者瘀血舌象中发现，随着病程的进展瘀血舌象的出现率呈上升趋势，且转移组瘀血舌象的出现比率远大于未转移组，具有显著性差异。相信随着将中医辨证与现代舌象信息采集及舌苔组织分子生物学相结合，舌诊在中医肿瘤疗效评价中的作用会得到足够重视。

中医肿瘤望诊的新方法

朴老认为望诊的重点在望神、望面色和舌诊。因面、舌的各种表现，可在相当程度上反映出脏腑功能变化，而全身神气的存、失又是生死吉凶的重要指征。在临床上，掌握望神、望色和望舌，并结合形态、头面五官、皮肤等望诊方法，可对肿瘤患者脏腑病变的诊察提供有价值的诊断资料。

中医学认为肿瘤多有形。恶性肿瘤的主要特征是肿块、有形可征、坚硬不移，属于中医的血瘀证范畴。《医林改错》曰："肚腹结块，必有有形之血。"说明腹内有形的包块多由瘀血所致。《灵枢·百病始生》云："留而不去，传舍于胃肠之外，募原之间，留著于脉，稽留而不去，息而成积。"近年来，有关肿瘤血瘀证的研究是从多方面开展的，大量临床及基础研究均证实肿瘤血瘀证与微循环功能障碍、血液流变学的改变及抗凝血机制的减弱等密切相关，而根据现代研究和中医血瘀证由此衍生的现代诊法如眼诊、耳诊、唇诊和甲诊在临床诊断中具有一定的价值。

对于上述诊法，其中对于甲诊的研究较多，实际上在早在《内经》《难经》中就有甲诊记载，特别是对甲床的变化非常重视，以爪甲青、爪下肉黑为危候。清代周学海最先提出以压甲观察甲肉颜色之法，指出："按之不散与散而不复聚者，血死之征也。"但随着时间的推移，这些诊法未受到重视，直至现代技术的发展和肿瘤血瘀证研究的开展，甲诊才逐渐受到学者的重视。有学者对40例肿瘤患者进行了观察，发现患者不同程度地存在甲皱部毛细血管襻形态的异常和血液流变学的改变，表现为视野模糊，清晰度下降；管襻畸形，排列不整，粗细不均；襻内血流减慢，细胞失去正常流态，来回摆动，甚至停止流动，聚集成团。也有学者在甲皱微循环检查时发现，肿瘤患者微循环障碍时，如有血流速度减慢，红细胞聚集明显渗出、出血现象存在，有利于肿瘤的发生、发展及转移；而肿瘤细胞毒性物质的刺激等又可加重微循环障碍。据报道，一些消化道肿瘤与妇科肿瘤患者的指甲可出现黑纹或紫纹。拇、食两指指甲呈现紫纹多见于食管癌、胃癌出现症状的前2~3年；食指、无名指指甲紫纹多见于肝癌；3个指甲均出现紫纹见于胃癌。

其他诊法用于临床实践：眼诊有报道：①眼球上半部结膜表层出现横行血管，血管走向呈"U"字形（健康人呈"人"字形走向）则为阳性，阳性率：肠癌＞胃癌＞食管癌＞肝癌。②眼球上半部结膜下层呈现"~"字形的静脉显露为阳性征，阳性率：肝癌＞食管癌＞肠癌＞胃癌。耳诊一侧相应耳穴区局部隆起或凹陷为阳性。检出阳性率比较：局部隆起的，胃癌＞肝癌＞食管癌＞肠癌；局部凹陷的，胃癌＞肝癌＞肠癌＞食管癌。还有人观察到肝癌患者在耳穴"肝区"局部有似梅花样排列的环状凹陷，"肝区"呈土黄色，局部有压痛。唇诊时下唇黏膜上见紫色斑块，呈圆形或椭圆形或融合成不规则形，色紫黑，不高出皮肤，压之不褪色，为阳性。阳性率：胃癌＞食管癌＞肝癌＞肠癌。关于人中与妇科肿瘤的关系，有学者认为：人中异常改变区域局部望诊对子宫肌瘤具有一定诊断意义，且人中异常改变区域大小与肌瘤的大小呈正比关系，可作为子宫肌瘤患者保守治疗期间自我监测的一种可靠的简便方法。

脉诊在肿瘤临床中的应用

脉诊是中医按触人体不同部位的脉搏，体察脉象变化，以诊察疾病的方法。我国古代医学在诊断疾病方面采用的脉诊，是一项独特诊法脉，是中医"四诊"（望、闻、问、切）之一，也是辨证论治的一种不可少的客观依据。

我国古代医家很注意脉诊在临床上的意义，认为通过切脉可以了解病的属性是寒还是热，机体正气是盛还是衰，以及测知病因、病位和判断预后。正如《灵枢·经脉》所说："经脉者，所以能决生死处百病，调虚实，不可不通。"这就是说，脉诊可以判；断患者的生死，处理百病，调理虚实。《素问·阴阳应象大论》又说："善诊者察色按脉，………观权衡规矩而知病所主，按尺寸观浮沉滑涩而知病所生以治。"这就是说，从脉象的权衡规矩，可以识别疾病所主的脏腑；从患者的脉象辨别浮沉滑涩，可以知道疾病产生的原因。这是从把人体看成一个整体的观点出发的，而这种整体观点又是以经络学说作为基础的。中医认为经络是人体气血运行的通路，它内通脏腑，外连四肢肌腠骨节，把全身构成一个有机整体。脉是整体的一部分，所以从脉象的变化可以察知内在的变化。

脉诊主要是按切脉搏，体察脉象变化，而脉象的形成与脏腑气血密切相关。若脏腑气血发生病变，血脉运行就会受到影响，脉象就有变化。而脉象的变化，与疾病的病位、性质和邪正盛衰相关。病位浅、在表则脉浮（浮脉），病位深、在里则脉沉（沉脉）；疾病性质属寒则脉迟（迟脉），属热则脉数（数脉）；邪气盛则脉象有力（实脉），正气虚则脉象无力（虚脉）。在临床上，可根据脉诊推测疾病预后。如久病脉缓，病情向愈，胃气渐复；久病脉洪，病情恶化，邪盛正衰。外感热病，热退而脉缓，则病情向愈；热退而脉象急数，则病情有所发展。所谓"有诸内，必形诸外"，就是说人体内部的变化会通过外部（脉象）表现出来。

朴老建议在为肿瘤患者诊脉时，应让患者休息片刻，调匀呼吸，安定情绪，放松身心；患者宜正坐或仰卧，手臂与心脏保持同一水平，直腕，手心向上，并在腕关节下面垫上布枕（即脉枕）。

切脉是中医诊断病症和推断预后的一项很有特色的手段，西医按脉通常只记录每分钟跳动的次数，很少注意脉象。中医把脉象分为28种，而且临床上非常注意脉象与病情的关系。癌症患者若脉细如线，触之无力，则气血亏虚，已属晚期；脉涩而无力是血少精伤，涩而有力是气滞血瘀或痰湿内阻。如见浮脉出现芤象，则是癌症患者常见的内出血之脉象；若浮脉表现浮散无根，说明元气离散，脏腑之气将绝，大都是癌症终末期，往往危在旦夕。

朴老认为见到弦滑数或弦数脉时，常表示病情发展恶化。在一些癌症的手术后，如见滑数、弦数、细数时，就要高度警惕其是否有余邪未尽。由于口腔颌面癌患者的舌象不易查看，若转而注意脉诊变化，则可发现这类患者切脉见尺脉弱者或者无尺脉者较多。

肿瘤辨治亦需四诊合参

四诊亦称诊法，是诊察疾病（包括肿瘤）的四种基本方法。《素问·脉要精微论》说："诊法何如……切脉动静而视精明，察五色，观五脏有余不足，六腑强弱，形之盛衰，以此参伍，决死生之分。"可见诊法就是对人体进行全面诊察的方法，借以判断人的健康与疾病状态。《内经》奠定了四诊方法的基础，《难经》则明确指出了四诊的基本概念。如《难经·六十一难》将四诊概括为"望而知之谓之神，闻而知之谓之圣，问而知之谓之工，切脉而知之谓之巧"。四诊所涉及的范围相当广泛，内容十分丰富，举凡人体所表现的一切现象，与生命活动有关的社会和自然环境等等，均在诊察之列。《素问·阴阳应象大论》曰："以我知彼，以表知里，以观过与不及之理，见微得过，用之不殆。"即所谓"司外揣内，见微知著，以常衡变"的中医诊断基本原理亦适用于肿瘤的中医诊疗当中，也说明物质世界的统一性和普遍联系，是四诊原理的理论基础。

朴老认为肿瘤诊疗中必须要四诊合参，四诊是搜集临床资料的主要方法，而搜集临床资料则要求客观、准确、系统、全面、突出重点，这就必须"四诊并用""四诊并重""四诊合参"。《素问·阴阳应象大论》曰："善诊者，察色按脉，先别阴阳，审清浊而知部分，视喘息听声音而知所苦。"《难经》所提出的神、圣、工、巧之论，并非将四诊的意义分成等级，而是强调其各自的重要性及掌握这些技巧的难易程度。早在《内经》中就明确提出了切勿强调切诊的观点，《素问·征四失论》说："诊病不问其始，忧患饮食之失世，起居之过度，或伤于毒，不先言此，卒持寸口，何病能中。"张仲景在《伤寒论》中批评那种不能全面运用诊法的医生是"所谓窥管而已"。张景岳在《景岳全书》中指出：唯以切脉为能事的医生，是通医道的人。只有将四诊有机地结合起来，彼此参伍，才能全面、系统、真实地了解病情，做出正确的判断。

朴老在临床实践中强调中医诊法要与现代科学技术相结合来判断患者及肿瘤的特征。"直观性和朴素性"是四诊具有的特点，医生或患者在感官所及的范围内，直接地获取信息，医生则通过分析综合，能及时做出判断。随着现代科学技术的发展，影像学、检验技术在中医肿瘤的诊疗中占有重要的位置，因而朴老认为不能只根据直观的征象进行诊治，而要充分借助现代技术判断肿瘤大小、进行定位和定性，做到不漏诊、不误诊、不盲治、不误治，要将中医诊断的宏观表观征象与西医学的微观诊断征象相结合，进行对比分析，再结合中医整体观念和恒动观念，运用阴阳五行、藏象经络、病因病机等基础理论，以判断肿瘤的病位、病性、病势及基本核心病机，为辨证论治提供有力的证据。

宏观与微观辨证论治相结合

辨证论治是中医认识和治疗疾病的基本原则，也是中医学的基本特点之一。《内经》奠定了辨证论治的理论基础；张仲景创六经辨证，确立了辨证论治体系。证，是机体在疾病发展过程中某一阶段的病理概括，包括病因、病位、病性、病势及正邪关系，反映了疾病发展过程中某一阶段变化的本质，因而能比症状更全面、更准确地揭示病的本质。

辨证论治包括辨证和论治两个阶段。辨证就是辨别证候，是在中医辨证理论指导下，运用正确的思维方法，将望、闻、问、切四诊所收集的资料、症状和体征，通过分析、综合，辨清疾病的原因、性质、部位和邪正之间的关系，概括、判断为某种证的过程。论治则是根据辨证的结果，再结合患者的体质、所处的环境及当时的气候等，确定相应的治疗原则和治疗方法，对病证具体施治的过程。

中医辨证论治，遵循法从立本、以法统方、据方遣药的一般原则，又依据具体情况谨守病机，把握标本，相机权变，随症加减，进行灵活应用。它具备治疗方法多样、处方用药个体化等特点和优势，原则性和灵活性高度协调统一的特点是辨证论治的精髓。

朴老认为，随着系统论、控制论、信息论、数学和泛系理论的引入，赋予了辨证论治新的含义。各种西医学的理化检查结果也悄然被人们纳入了"辨证"范围，使传统的宏观辨证开始进入微观。微观辨证的提出，大大拓展了传统中医学的诊疗手段与视野，使传统从封闭走向开放，是创新辨证论治体系的重要举措，具有十分重要的意义，应当把影像学、心电图与化验病理等实验室检查看作是四诊的延伸，作为微观辨证的重要内容。现代科学技术的进步，使微观辨证成为可能，而且对辨病论治十分有利。很多疾病的诊断定性有赖于微观辨证，很多疾病在未有征象之前就可通过微观辨证早期诊断，而微观辨证往往能帮助判断病情的进展与预后。

正确处理辨证与辨病的关系

辨证论治是中医特有的一个概念，"辨证"就是把四诊（望诊、闻诊、问诊、切诊）所收集的资料、症状和体征，通过分析、综合，辨清疾病的病因、性质、部位，以及邪正之间的关系，概括、判断为某种性质的证。论治，又称为"施治"，即根据辨证的结果，确定相应的治疗方法。中医临床认识和治疗疾病，既辨病又辨证，但是历代医家和著作，重点均放在"证"的区别上，通过辨证进一步认识疾病。在肿瘤的中医治疗中，除了重视"辨证"，达到"异病同治""同病异治"的效果，还不应忽视"辨病"的重要性。所谓"辨病"，除了辨清中医的病名诊断之外，还要以西医学各种手段来辨明病变部位、病变性质、病理类型及分期等等。不同类型的恶性肿瘤，其生物学特性千差万别，有的极易转移，有的生长缓慢，如单纯应用辨证，则可能无法顾及疾病的进展状况。因此，需要辨病和辨证相结合，中西医合参，既能通过辨证论治，调节患者机体功能，提高抗病能力，又能根据疾病本身的特性，选用抗癌药物，从而提高中医抗癌的效果。

朴老认为，中医辨病和辨证的关系，类似于现代肿瘤治疗学中综合治疗和个体化治疗之间的关系。综合治疗基于循证医学而产生，其治疗方案来源于大规模前瞻性的随机对照临床试验，通过这种试验来证明某种治疗方案、某种治疗药物的有效性及安全性。然而，即使是身体状况和病变特征完全相似的肿瘤患者，对同一治疗方案的效果也会有明显的个体差异，一部分患者的肿瘤得到控制或者治愈，另一部分患者的肿瘤治疗无效甚至进展。这一现象的产生，是由于肿瘤是一高度异质性的疾病，相同类型和分期的肿瘤无论在遗传学和表型上均存在差异，而目前基于肿瘤的来源、组织学和转移特性的肿瘤分类很难体现肿瘤的生物学特性。因此，目前也有越来越多的分子生物学研究来解释这一差异现象，并应用于临床。如治疗非小细胞肺癌的分子靶向药物吉非替尼，是一种酪氨酸激酶抑制剂，对晚期非小细胞肺癌患者中的女性、非吸烟者、腺癌，尤其是细支气管肺泡癌有特别的疗效。其作用靶点是肿瘤细胞表面的 EGFR，而其疗效亦与患者的 EGFR 突变状态有关。因此，目前现代肿瘤治疗的个体化治疗将其定义为：根据肿瘤患者的个体遗传基因结构和功能差异，尤其是发生变异的遗传基因信息，因人制宜的优化诊疗措施，提高分子诊断的特异性、疗效和预后预测的准确性，确定最合适的治疗时机、治疗强度、治疗疗程，从而提高治疗效果，延长患者的生存时间，减少不必要的治疗，降低不良反应发生的概率，减少患者调整用药的次数和时间，减轻患者的痛苦和经济负担。

朴老强调，在肿瘤的治疗中，不能只着眼于辨病，只看到"疾病"，只看到"肿瘤"，亦不能局限于辨证，看不到不同肿瘤的特异性生物学特性，而要认识到肿瘤发生的内因和外因，即遗传、环境、营养状况、免疫等多种因素综合影响的结果，从而根据不同的肿瘤特性、不同的肿瘤分期、不同的机体状况和症状表现，明确主攻方向，采取不同的措施，解决这一时期的主要矛盾，充分考虑患者在生理、心理及经济等各方面的承受能力，从而使患者真正受益。

肿瘤治疗中扶正祛邪宜兼顾

朴老认为，中医学对于疾病的治疗认识，可以概括为"实则攻之，虚则补之"。扶正即是补法，用于虚证，祛邪即是泻法，用于实证。扶正的方法有益气、养血、滋阴、助阳等，祛邪的方法有发表、攻下、渗湿、利水、消导、化瘀等。扶正与祛邪是相辅相成的，扶正有利于抗御病邪，而祛邪则有利于保护正气。针对恶性肿瘤的治则，目前临床常用的有益气健脾、养阴生津、温肾壮阳、活血化瘀、软坚散结、清热解毒、祛湿化痰、疏肝解郁等。从肿瘤的发病机制看，无外乎扶正及祛邪二法。扶正又称为扶正固本、扶正培本，是基于肿瘤的"内虚"理论而确立的一大治疗法则。其目的是通过对肿瘤患者阴阳气血的扶助与调节而改善其"虚证"状态，提高机体自身的抗癌能力，达到祛除肿瘤的目的。祛邪法则是针对癌毒的病机而确立的一大治疗法则。在肿瘤的发生、发展及复发转移过程中，除癌毒之外，还存在痰、瘀等病理产物，然而癌毒是其中最关键的一点，直接决定了恶性肿瘤的恶性程度，而不同于一般的气滞、血瘀、痰凝等所致的慢性杂病。因此，扶正和祛邪是肿瘤治疗中的根本法则。

朴老认为，肿瘤与机体共同存在于对立的统一体中，存在于邪正消长的运动之中，在一定条件下，矛盾的双方各自向其相反的方向转化。若机体正气强盛，同时予以祛邪（抗癌）治疗，则可杀灭肿瘤而病退，以至痊愈，邪去正安。若机体正气虚弱，抗癌能力低下，再不重视扶正，肿瘤在体内迅速蔓延，侵犯组织器官，则出现"正消邪长"的局面。在肿瘤的整个病理过程中，自始至终必须抓住疾病的主要矛盾和矛盾的主要方面，充分认识肿瘤的根本在于癌组织的恶性发展，各种病理表现均由癌组织对机体的损害所引起，从这一点出发，祛邪就成为肿瘤治疗的唯一目的。因此，肿瘤的治疗，首先要着眼于肿瘤，立足于祛邪。所谓立足于攻，并不是不顾机体的体质状况而一味祛邪，而是在立足于祛邪的同时，密切注意人体的正气，在机体内部抗病能力的积极配合下，达到祛邪的目的。

在肿瘤的治疗过程中，如何把祛邪和扶正有机地结合起来，以孰为先，以孰为后，以孰为主，又以孰为辅，历来争议颇多，向无定论。主张扶正为主的，认为正气为人之根本，只要正气旺盛，肿瘤则会自然而然地消退，所谓"养正积自消"，从而忽视了祛邪治疗的重要作用。其结果轻则姑息养奸，失去了祛邪的机会；重则片面扶正，反而助长了邪气，促使肿瘤组织的生长，使邪气更胜。强调祛邪为主的，认为病邪为本病的根源，只要祛病邪于体外，正气就会自然得以保护，即所谓"邪去正自安"，从而忽视了扶正在抗癌中的积极作用。其结果是肿瘤可能消灭了，可正气严重受挫，体质也被摧垮了，两败俱伤，失去了祛邪的意义，甚至还促进了癌的转移扩散。朴老认为，在肿瘤的病理过程中，正气盛，邪还不能自消，邪气去，正还不能自安。这是很有道理的。祛邪是肿瘤治疗的目的，扶正则是为实现这一目的创造条件。通过祛邪可进一步保护正气，两法不可偏废。只有谨守病机，抓住病变的主要矛盾和矛盾的主要方面，辩证地处理肿瘤治疗中祛邪和扶正的关系，使祛邪与扶正有机地结合，立足于祛邪而不忘扶正，扶正气以助祛邪，才能紧紧掌握治疗的主动权。

肿瘤综合治疗的重要性

朴老认为，肿瘤的发生发展是多种因素相互作用的结果，也是全身疾病在局部的一个体现，往往同时存在错综复杂的情况，因此，任何一种单一的疗法均很难取得十分可靠的疗效。纵观现代肿瘤治疗的历史发展和演变，虽然产生了诸多新技术、新疗法，其三大支柱仍然是外科治疗、放射治疗和化学治疗。如对于大部分恶性可切除的内脏性实体肿瘤而言，局部治疗明显优于全身化疗，而同样是局部治疗，外科手术治疗在大部分肿瘤上亦优于放射治疗。譬如最常见的呼吸系统和消化系统的恶性肿瘤，外科手术所取得的 5 年生存率在 30% 左右，而放射治疗基本上没有超过 15% 的，化学治疗的 5 年生存率则更低。当然，尽管手术的效果显而易见，然而近年来却发现恶性肿瘤单纯应用外科治疗有着明显的缺陷，因为虽然肿瘤外科治疗的经验不断增加，手术技术不断完善，但各种恶性肿瘤外科治疗的远期效果即长期生存率并没有太大的变化。

除了外科治疗外，放射治疗也是能够治愈部分实体肿瘤的首选方案。如鼻咽癌首选为放疗，只有在放疗未得到控制后才进行手术解救。头颈部低分化癌放疗效果很好，也应首选放疗，不应首选外科手术。而随着现代技术的发展，许多新的放射治疗技术的出现，放射治疗的效果也较前有了明显提高，对部分不能耐受手术的非小细胞肺癌患者，单纯接受放射治疗也有获得长期生存的报道。同时，放疗在晚期肿瘤的治疗中也可起到很好的治疗作用，如骨转移的局部止痛、肿瘤压迫（如上腔静脉压迫和脊髓压迫）的缓解、癌性溃疡的出血控制、腔道（如食管、结直肠）梗阻的缓解，等等。

对于非实体瘤如恶性淋巴瘤、急性白血病、睾丸癌等敏感性肿瘤，全身化学治疗扮演着更为重要的角色。但对大多数的实体恶性肿瘤而言，目前根治性化学治疗的效果仍不容乐观。即使被认为对化疗敏感且能达到根治的小细胞肺癌，近年来的研究也倾向于需把手术有机地结合到治疗方案中去，而大部分的化疗仍然处于辅助化疗、新辅助化疗及姑息性化疗的地位上。并且，近年来，化疗药物出现耐药的现象日趋严重，导致化疗失败。

中医药治疗恶性肿瘤历史悠久，在改善肿瘤患者的机体状况、减轻放化疗毒副作用、提高患者生活质量等方面，都取得了很好的效果。然而目前尚未有单纯应用中医药治愈肿瘤的大量证据，多见于个案报道，因此，目前中医药在肿瘤的治疗中仍处于辅助地位。由于恶性肿瘤目前仍属疑难疾病，造成部分医务工作者及患者对肿瘤的中医治疗存在很多的误区。如有的不切实际盲目追求中药抑瘤的效果，想以中医药替代肿瘤的手术、化疗、放疗等，最后延误患者的治疗机会，导致病情进展恶化；有的追求甚至研发出所谓的"特效"抗癌药物及保健药品，但市场上大部分所谓的"抗癌中药"或"防癌食品"都未经实验和临床证实，即便是国家级的课题研究，目前亦尚未发现特效药的存在；有的则未经规范化的肿瘤治疗培训，随心所欲地应用抗癌中药治疗，如患者大剂量化疗的同时，还应用大量清热解毒药，等等。

朴老认为，现代外科学的技术与方法都有了很大的进步，并且微创治疗日新月异，化疗药物及分子靶向药物不断更新、放疗设备及放疗技术也不断改进，这些高新科技的不断发展和社会医学理念的更新都只有一个目的，那就是为肿瘤患者争取更好的生活质量和更长的生存时间。目前各种肿瘤的疗法都有其优点和缺点，因此，应该联合使用不同方法以弥补各自的不足。

消灭加改造，改造靠中药

跟师之前，我发现临床上存在这样的倾向，为了追求把患者体内肿瘤细胞全部清除干净，经常出现"生命不息，化疗不止"和"边治疗，边转移"的情况。因此，有人提出"消灭肿瘤实际上加速癌抵抗和复发的出现"，并且争论肿瘤的治疗到底是完全消灭，还是让其生存。事实证明，许多肿瘤疾病要达到完全清除肿瘤细胞不大可能。朴老认为，肿瘤治疗能提高患者生存率当然最好不过，但不能以牺牲生活质量为代价；实在难以延长其生存时间，应以改善和提高生活质量为主要目的。他更倾向于强调在最大限度消灭肿瘤的（手术、放疗、化疗、局部治疗）的同时，重视对少量残余肿瘤的调变及肿瘤宿主机体的改造（如生物治疗、中医中药），争取使肿瘤细胞"改邪归正"，降低侵袭转移潜能，使肿瘤宿主机体不适合肿瘤的生长，主张"带瘤生存"，"消灭＋改造，改造靠中药"，强调姑息治疗，重视临终关怀。

朴老指出，尽管肿瘤的综合治疗存在已有半个多世纪，但是在临床应用中却出现了一系列的困境，即理论上人人同意，临床工作却明显滞后。这一现象一方面与肿瘤专科医师的培养制度有关，目前尚未有专门的肿瘤专科医师准入制度；另一方面，国内的分科体系多以治疗手段进行划分，很难进行多学科协调。这就需要我们打破分科体制，建立以病种分科的新体系；并且建立肿瘤专科医生培养制度，提高肿瘤专科医师素质；克服经济利益的负面影响，从规范及道德层面号召理性行医。

朴老经常担心综合治疗是否会变成"综合乱疗"，还有一个很重要的话题，就是适度治疗，即如何衡量治疗不足和治疗过度。例如 I 期非小细胞肺癌完全切除后 5 年生存率为 45%~65%，剩余的 35%~55% 的病例预后不好。但是，2011 版的 NCCN（美国国立综合癌症网络）指南并不推荐所有的患者均进行术后治疗。如 I$_a$ 期的患者切缘阴性的仅需观察，而切缘阳性的需要再次手术治疗或者放疗。这就意味着仅需观察的这一部分患者是在肿瘤出现复发转移后才开始治疗，这部分患者其实是治疗不足的。如果这部分患者一概予以术后治疗，则肯定有相当一部分患者属于过度治疗。然而，目前的医疗检测技术虽然能够在分子生物学上区分一定程度上的高危及低危，但是并未取得突破性进展；并且由于受主观、利益等多方因素影响，肿瘤治疗中过度治疗的现象尤为严重。

清热解毒法在肿瘤中的应用

朴老认为，毒热是恶性肿瘤的主要病因病理之一。历代医家对于毒热在肿瘤发生发展中的作用均有论述。早在唐代孙思邈的《备急千金要方》中即应用各种清热解毒药治疗热性疾病。宋代《卫济宝书》则明确指出："癌疾初发，却无头绪，只是肉热痛。"清代何梦瑶在《医碥》中指出："酒客多噎膈（食管癌），好热酒者尤多，以热伤津液，咽喉干涩，食不得入也。"清代高秉钧在《疡科心得集》中认为，肾岩（阴茎癌）是由"其人肝肾素亏，或又郁虑忧思，相火内灼，阴精消涸，火邪郁结"所为；清代吴谦的《医宗金鉴》中称舌疳

（舌癌）"由心脾毒火所致"，并指出失荣证（恶性淋巴瘤等恶性肿瘤）"由忧思、恚怒、气郁、血逆与火凝结而成"；清代易方坞的《喉科肿瘤》云，"喉疳（喉癌）次由肾液大亏，相火炎上，消灼肺金，熏炼咽喉"而成。

朴老认为，肿瘤临床所见，特别是肿瘤进展迅速的中晚期患者，常有发热、肿块增大、局部灼热、疼痛、口渴、便秘、舌红苔黄、脉数乱等症，皆属热毒之候。

Rudolf Virchow 最早观察到在肿瘤组织中存在大量的白细胞浸润，并由此推测癌症与伤口愈合的慢性炎症过程相似。越来越多的研究发现，结肠癌、宫颈癌、食管癌、膀胱癌、肝癌、胃癌、前列腺癌等相当一部分肿瘤都与慢性炎症或者持续感染相关。目前的研究表明，大约25%的成人肿瘤由慢性炎症引起。因此，炎症被称为"癌症的第七大特征"。炎症和肿瘤具有相互促进的关系，而清热解毒泻火能控制和消除肿瘤及其周围的炎症和水肿，从而稳定瘤体，控制肿瘤的发展和转移。朴老指出，近年来筛选出大量的有效抗肿瘤中草药的药性作用大多亦属于清热解毒药的范围。部分清热解毒药可以杀灭肿瘤细胞。也有研究表明，中药抗癌并不只是单纯地杀伤消灭癌细胞，而是使癌细胞"改邪归正"，促进细胞分化，使癌细胞重新逆转为正常细胞。如白花蛇舌草、半枝莲、夏枯草、蒲公英等清热解毒药均可使癌细胞逆转，而马齿苋能将各组织细胞的活力提高4~5倍，故可使异常细胞转化为正常细胞。

在临床应用中，朴老将清热解毒法亦常与其他治疗法则结合使用，如体质虚弱患者及手术、放化疗后，机体正气都存在损伤，因此在清热解毒之余，要注意正气损伤的情况，给予扶正培本法；在肿瘤的放射、热疗、射频等多种治疗过程中，采用射线、微波等多种治疗手段又可伤阴，津液亏虚，可配合养阴生津之法；而临床中肿瘤性出血又以热毒炽盛、灼伤血络、迫血妄行最为多见，如结肠癌之便血、子宫颈癌的臭秽血性带下、白血病的吐衄发斑等，适合配合凉血之品；对于伴有湿热之证的肿瘤患者，如放射性肠炎，则应同时加用清热利湿之法。

朴老对活血化瘀法的认识

瘀血是中医学的一个特有病因及病理产物，也很早就对血瘀证进行了研究。"瘀"字最早出于《楚辞》："形销铄而瘀伤"。《说文解字》云："瘀，积血也。"段注："血积于中之病也。"《内经》中虽无"瘀血"一词，但有血凝泣、恶血、留血、血菀等名称，治法则为"血实者决之"。张仲景在《金匮要略》中首次将"瘀血"作为一种单独病证进行辨治，并列有蓄血、瘀热、血结、干血、疟母等病。历代医家对血瘀证和活血化瘀治疗不断发展。清代王清任通过大量实践，总结了前人的经验，对"瘀血"有了进一步的认识，其《医林改错》创立了许多有效方剂，其中3个逐瘀方治38种疾病，体现了异病同治精神。唐容川的《血证论》对血证做了系统的理论阐述，使血瘀证和活血化瘀治疗逐步发展成为一个较为完整的学说和治疗法则，特别是阐明了瘀血和出血、祛瘀和生新等的关系。

朴老认为气血瘀滞是肿瘤发病的基本病因，气血是构成人体和维持人体生命活动的基本物质之一，也为脏腑经络进行生理活动提供所必需的物质和能量。两者在生理功能上又相互依存、相互制约和相互为用。

对于肿瘤血瘀证应用活血化瘀疗法，目前学术界存在不同的争论。多数观点认为，在肿瘤不同阶段适当地使用活血化瘀药，能阻断癌前病变恶化，抑制肿瘤细胞生长、侵袭和转移，增加放化疗敏感性，降低毒副作用，抗耐药等。也有的学者认为，活血化瘀药会导致肿瘤局部瘀血的扩散，促进了肿瘤的转移；同时活血药能改善局部微循环，为肿瘤的生长提供了更丰富的血供，部分活血药还有抑制免疫功能的作用，最终促进肿瘤的发展。朴老通过综合研究后提出，活血药对肿瘤有抑制和促进的双重作用，并认为在肿瘤在发生、发展过程中，调控肿瘤微血管生成的血管生成因子和血管生成抑制因子之间质和量的动态关系，以及不同种类活血化瘀药对这两方面因子不同的调控作用是双重作用的根本原因，并提出肿瘤血瘀证的辨证需要结合血管生成因子的微观辨证。

临床证候：疼痛如针刺刀割，痛有定处而拒按，常在夜间加剧。肿块在体表者，色呈青紫；在腹内者，坚硬按之不移。出血反复不止，色泽紫暗，或大便色黑如柏油。面色黧黑，肌肤甲错，口唇爪甲紫暗，或皮下紫斑，或肌肤微小血脉丝状如缕，或腹部青筋外露，或下肢青筋胀痛。妇女常见经闭。舌质紫暗，或见瘀斑瘀点，脉象细涩。

朴老临床常用的活血化瘀方剂包括：血府逐瘀汤、复元活血汤、桂枝茯苓丸、大黄䗪虫丸、理冲汤加减。他常用的活血化瘀类药物包括：当归、赤芍、丹参、川芎、郁金、桃仁、红花、苏木、三棱、莪术、水蛭、虎杖等。

肿瘤"话疗"——"心理调摄"

心理活动在中医学里被称为情志，自古以来，中医学就很重视情志活动与人体内脏的生理病理的关系。如《素问·阴阳应象大论》提出："人有五脏化五气，以生喜怒悲忧恐。"《灵枢·口问》则说："心者，五脏六腑之主也……故悲哀愁忧则心动，心动则五脏六腑皆摇。"可见，人的情志活动与人体的生理病理活动密切相关，在肿瘤的发生及发展过程中，情志同样起着不可忽略的一个作用。

大量调查显示，癌症患者都普遍存在着焦虑、恐惧、绝望、抑郁等情绪障碍。对于肿瘤患者，朴老认为，调畅情志要以"话疗"即心理疏导为主，身心交互作用，从心入手，影响身体。

首先，应从患者家属入手。家属对患者尽量不要完全隐瞒病情，而应逐步透露病情，让患者慢慢地接受已患肿瘤的事实。当患者罹患重大疾病时，其心理往往会经历否认期、怨恨期、妥协期、抑郁期和接受期，家属需要帮助患者快速平缓地过渡到接受期，从而使其心理波动减小到最低。另外，对于部分过度关心的家属，常劝导家属减少其关心的程度，因其过度关心会时时提醒患者身患肿瘤的事实，产生心理强化作用。让患者从家务开始，逐步增加活动和工作量，甚至可以恢复正常的工作生活，转移其注意力。

其次，对于患者本人，由于错误观念的误导，致使多数患者认为癌症是绝症，"癌症等于死亡"。因此，患者一旦得知患癌后，即存在严重的焦虑、紧张、不安、恐惧、绝望等复杂心理，这些不良的复杂的心理活动可变成极大的心理压力，影响患者的生活质量和治疗效果。《内经》中的中医心理调治方法主要有祝由、情志相胜、说理开导、暗示解惑、吐纳导引等。临床常以说理开导法减轻患者的压力，加强患者对有关常识的了解，端正其对癌症的认识，让患者从观念上发生根本性的改变，令其认识到"癌症其实没什么"。

对于有一定活动能力的人，鼓励其适当运动，尤其推荐郭林气功。该功法动静结合，辨证选练功法，当每天于空气新鲜的公园练功时，改变生活环境，改变饮食起居习惯，从而恢复体质。更重要的是，群体练功，互相交流抗癌经验，现身说法，可以极大地提高患者治疗肿瘤的信心。除气功外，还可以练习太极拳、自我放松催眠、听音乐等放松身心。

对于术后及放化疗后病情稳定的患者而言，引导他们认识到自己与健康人无异，应该对生活充满信心，并且可以正常工作。鼓励那些行动方便、生活能自理的患者外出游览观光以悦身养心，这对癌症的治疗康复可以起到积极的作用。对于晚期肿瘤患者，应设身处地从患者的角度去感受患者的情绪，让患者感觉到自己被理解、被接纳、被支持；并且通过细心聆听、肯定、澄清、鼓励等方式，让患者能表达自己的感受，宣泄并理顺情绪；注意维持并激发患者对自己生命和人生的希望，从而更有效地应付艰难状况，并积极规划，走完余生。

肿瘤患者不宜过多忌口

癌症实际上是由多种因素长期综合作用而产生的，绝非单一因素所致。世界卫生组织的专家们分析了大量的研究资料之后，指出癌症实际上是一种生活方式疾病，也就是说，癌症是由于人们不健康的生活方式长期作用而引起的疾病，这类疾病还包括心脑血管病和糖尿病等。如果人们能不吸烟、选择合理的膳食、从事适度的体力活动以及尽量减少对不良环境因素的暴露，就有很大可能避免癌症的发生。研究表明，改变膳食可以预防50%的乳腺癌、75%的胃癌和75%的结直肠癌。专家提醒大家，科学的膳食、不吸烟、少饮酒、保持心情愉快、坚持体育锻炼是最现实、最经济的预防癌症发生的方法。

那些已经患了肿瘤的患者，调整好心态，合理安排好饮食，对癌症的治疗也是很有帮助的。曾经有患者担心营养丰富会为肿瘤的生长提供更多的养分，因此主张"饥饿疗法",想把肿瘤细胞"饿死",这是没有科学根据的。研究表明,约有5%的癌症患者在确诊时已伴有营养不良。其原因就在于,癌症患者对蛋白质和热量的需要比正常人高25%~50%,良好的营养可增强癌症患者的抗癌能力,减少感染性并发症,延长生存期。因此,营养不良对患者康复极为不利,健康人需要营养,癌症患者更需要加强营养,但是饮食结构要合理,不应限制饮食。

许多癌症患者在治疗中经常提出这样一个问题——忌口。关于忌口,中医和西医都有一定的道理和经验,例如,不吃霉变的食物,不要过量饮酒,不要过量食用熏制和烧烤食品,是从现代科学的角度提示人们这些食品易致癌。朴老对于癌症患者的忌口,提倡"三因而异",即:因人而异、因病而异、因治而异。

1. 因人而异

是指根据病情的寒热属性选择食品。如患者以寒证为主,则应忌梨、西瓜、鸭、鹅等凉性食品;如患者以内热为主,则应少吃羊肉、狗肉、鹿肉、黄鳝、辣椒等热性食品;如患者脾胃阳虚,则应忌食黏、冷、滑、腻之品,如银耳、葵花子、年糕等;如患者脾胃阴虚,则应少吃煎炒干果、生葱、辣椒、胡椒等。

2. 因病而异

是指所患病种应忌口某些食物,如胃癌患者忌食熏制食品、刺激性调料等;食管癌患者忌食过热饮料、酒;肝癌患者应忌食硬、油炸、刺激性食品和酒;乳腺癌患者,不要吃刺激性食物,忌饱和动物脂肪及酒;肠癌患者忌酒精、加工肉食、饱和动物脂肪;肺癌患者忌烟酒、刺激性食物;前列腺癌患者忌食含雄激素的食物如海马、鹿茸、韭菜及韭菜花;胆囊癌患者则忌食高脂肪、酒、油炸食品,并避免暴饮暴食。

3. 因治而异

还有一种忌口,是根据癌症患者的治疗情况而异,也就是依照服药的具体情况而定。如在服用健脾和胃、温中补气药时,应忌食生冷、滑肠之品;服用补药人参时,应忌食萝卜、莱菔子等。

肿瘤患者的合理饮食

癌症实际上是由多种因素长期综合作用而产生的，绝非单一因素所致。世界卫生组织的专家们分析了大量的研究资料之后，指出癌症实际上是一种生活方式疾病，也就是说，癌症是由于人们不健康的生活方式长期作用而引起的疾病，这类疾病还包括心脑血管病和糖尿病等慢性病。

（一）不健康的生活方式

人们不健康的生活方式可归纳为以下 4 种。

1. 不合理的膳食

随着生活水平的提高，人们开始步入了单纯追求味觉享受的误区。想吃什么就吃什么或爱吃什么就吃什么，是一种典型的不健康的生活方式。

2. 吸烟

吸烟是人类的一种不良行为，它对健康可以构成多种危害，不仅会导致患癌症，而且也会增加心脑血管病的发生率。

3. 心理紧张和压力

社会心理因素与癌症的关系，是一个新的研究领域。心理因素是指人在对工作、生活、疾病等环境背景中表现出的情绪反应。研究表明，各类心理因素在癌症的发生、发展和转移过程中具有非常重要的作用。

4. 缺少运动

随着科学技术的发展，繁重的体力劳动逐渐被脑力劳动所代替。电子计算机和电视的发明，几乎改变了一代人的工作方式和生活方式。现在人们出门有汽车，上楼有电梯，办公现代化，家务劳动社会化，乃至现代人连走路都越来越少。所以我们不得不呼吁：生命在于运动。

（二）5 大营养原则

由此可见，饮食养生与疾病的康复密切相关，特别是慢性病及肿瘤患者，更应掌握适合自己病情的饮食知识。总的来讲，肿瘤患者应该掌握以下 5 大营养原则。

1. 注意膳食平衡

膳食平衡是维持机体免疫力的基础，普通食物是机体营养素的最好来源，对于存在营养不良等临床情况的患者应进行个体化的治疗。

2. 食物多样化、搭配合理化

要保证摄取均衡全面的营养，每日食物多样化是必需的，即按照中国居民平衡膳食宝塔展示的 5 大类食物的比例进行搭配。

3. 少量多餐、吃清淡易消化的食物

对于放、化疗及手术后的患者，由于消化功能减弱，增加进餐次数可以达到减轻消化道负担，同时增加食物摄入量的目的。

4. 不宜过多忌口

忌口应根据病情、病性和不同患者的个体特点来决定，不提倡过多的忌口。一般患者需限制或禁忌的食物有：油炸、烟熏烧烤、辛辣刺激、油腻生硬的食物等。

5. 多选择具有抗癌功效的食物

多吃蔬果类（如芦笋、胡萝卜、菠菜、西红柿、薯类、猕猴桃等）、大豆及其制品类、食用菌、坚果、海藻类、薏米、牛奶、鸡蛋等食物。

医食尚同源，蔬菜亦防癌

在中医理论中，食物如同中药，也有各自的四性（寒、热、温、凉）和五味（酸、苦、甘、辛、咸），以及其对于健康益处或者禁忌，故有"医食同源"之说。

食物是我们维持生命、成长、保持健康的基础。预防癌症，远离癌症更要从日常饮食的点滴加以注意。朴老有时也给患者简单介绍几种常见的可防癌蔬菜，笔者现介绍如下。

1. 玉米

【主要营养成分】蛋白质、糖类、膳食纤维、类胡萝卜素、硒、镁、铁、磷等。

【食料效果】含有类胡萝卜素及叶黄素，可预防白内障；膳食纤维可改善便秘，预防肠炎、肠癌。镁含有抑制癌细胞蔓延发展的作用。硒可在体内与致癌物质结合，将致癌物排出体外。

【注意事项】玉米买回来存放时，不要先把包裹的叶片去除，最好使用报纸把玉米包裹起来，放进冰箱储存，避免放在潮湿的地方，因为玉米一旦受潮，容易长出霉菌，产生黄曲霉素，可能增加致癌的概率。

【中医小偏方】取玉米 3 根切碎，加入 600 毫升的水一起煮，浓缩至一半即可，每日饮用 3 次，对与合并肾炎的肿瘤患者有益。

【食物相克】

（1）玉米 + 土豆 = 淀粉含量过高

说明：玉米与土豆大量同食会使体内吸收太多的淀粉，经常大量食用，容易使体重增加、血糖上升。

（2）玉米 + 可乐 = 干扰钙质的吸收

说明：玉米与可乐均富含磷，两者若经常同食，可能摄取过多的磷，易干扰体内钙的吸收与储存。

2. 土豆

【主要营养成分】蛋白质、糖类、维生素 B_1、维生素 C、钾、钙、铁、锌、镁等。

【食料效果】土豆种的醌类物质会把致癌物质转变成水溶性物质，以利排出体外；酚类成分能抑制致癌物的活化，发挥抗癌作用；钾能助集体排泄过剩水分，收缩肾脏血管，有利尿作用，适合浮肿、心脏病与手术后腹泻者食用。

【注意事项】土豆含有极少量的毒性物质——龙葵素，适量食用不会对人体造成危害；但是未成熟、已发芽或表皮颜色变绿的土豆，其龙葵素含量会高出正常土豆的四五倍，过量食用就会引发中毒症状。

【中医小偏方】取土豆 200 克、番茄 100 克与榨菜 40 克，加入适量水一起煮汤，酌加调味品后饮用，有助于提高肿瘤患者的食欲。

【食物相克】

（1）土豆 + 芋头 = 淀粉摄取过量

说明：土豆与芋头都是淀粉含量很高的根茎类食物，经常大量使用，容易摄取过多热量，使体重增加。糖尿病患者若两者同时食用，其中糖类含量太多，会使血糖上升较高。

（2）土豆 + 食用醋 = 干扰体内淀粉分解

说明：土豆中的淀粉遇上食用醋中所含的醋酸，会干扰体内淀粉的分解，使淀粉在胃中滞留而发酵或腐败，大量食用会影响健康。

晚期肿瘤患者吃中药能替代化疗吗

中医是祖国的传统医学，是我们宝贵的财富，在很多疑难病症中都发挥着重要的作用。很多患者在患癌后，都把中药作为救命稻草，好像只要吃上中药，肿瘤就能治愈。朴老在门诊中经常遇到患者问这样的问题：吃中药是不是就不用化疗了？你开的中药能代替化疗吗？……等等诸如此类的问题。

有时候我们可能觉得患者来看中医似乎在寻求灵丹妙药，朴老让我们设身处地从患者的角度出发，显然患者对中医药的期望很高，同时也表现出对化疗治疗肿瘤副作用的恐惧。从他们渴望甚至焦灼的眼神可以看出，他们希望朴老能够给出一个肯定的结果——吃中药就不用化疗了。那么，吃中药到底能不能代替化疗呢？

朴老认为，中药并不能完全代替化疗，但在目前在以人为本的肿瘤治疗理念指导下，中医药在癌症的综合治疗中的地位越来越受到重视，而且已经取得了一些循证医学的证据。实践证明，中医中药对于提高肿瘤患者的生活质量，延长患者的生存期，改善肿瘤患者的症状以及减少放化疗的毒副作用方面，均有一定效果，并且能改善机体的一般状态，提高患者的免疫功能。中药治疗肿瘤的优势并不在于抑瘤，最关键在于稳定肿瘤，或延缓肿瘤的生长，在不影响患者生活质量的前提下，达到"带瘤生存""和平共处"的目的，对于那些化疗耐药的患者，多次化疗后不能耐受化疗、不愿意接受化疗、不想接受化疗的患者以及高龄患者，中医药治疗还是一个不错的选择。

晚期肿瘤患者治疗的原则，首先应该化疗，也就是先做化疗，这个就叫一线治疗，一线治疗经过四个周期或者更多的周期或者更少的周期，患者的病情进展了，治疗失败了，可以再选择其他方法，包括目前的生物治疗、靶向治疗、免疫治疗以及中医药治疗，等等。但化疗和中医药治疗并不矛盾，化疗同时可以配合中医药治疗，我们多年的临床及实验研究证实，中医药合并化疗既可以减少化疗对患者造成的骨髓抑制以及消化道反应，同时能增加化疗的疗效，提供患者的免疫功能，尤其是一些扶正中药。

目前对于中医药治疗肿瘤的研究还是肿瘤研究中的热点之一，大家都希望在中药中发现能够明确抑制肿瘤生长的中药，体外研究已经证实很多中药的提取物或中药单体都有抑制肿瘤的疗效，而且具有多靶点的特点，但进入临床还需要进一步大规模临床研究证实。

朴老经常告诫我们，对于中晚期肿瘤患者，治疗应该有明确的选择，现在对中医药治疗肿瘤的宣传很多。但肿瘤作为一个慢性病，综合治疗还是最好的治疗模式，想单纯吃中药代替化疗，这是很危险的，边化疗边吃中药或采用综合治疗的手段，对晚期肿瘤患者来讲，可能是一个更好的选择。

肠癌多责之肺脾肾
——朴老诊治大肠癌经验（一）

大肠癌包括结肠癌、直肠癌，是常见的消化道恶性肿瘤，其发病与家族肿瘤史、结直肠病变、糖尿病、环境污染、生活方式和饮食结构等多种因素相关。随着工业化进程和饮食结构的变化，世界范围内结肠癌发病率以 2% 的速度上升，国内大肠癌的发病率则以每年 4.2% 的速度上升。尽管大肠癌的生物学恶性程度低于其他消化道肿瘤，手术切除后 5 年生存率可在 40%~60% 之间，但其术后复发率高达 30%；尽管结肠癌化疗方案在不断发展，但ⅢC、Ⅳ期患者 5 年生存率分别仅为 44.3% 和 8.1%。

大肠癌临床表现为胃肠功能紊乱、大便习惯改变、便血、梗阻、腹部肿块、局部症状等，属于中医"肠蕈""肠积""脏毒""肠澼""癥瘕""锁肛痔"等范畴。中医文献自《内经》开始即有所记载。《灵枢·百病始生》云："积之所生，得寒乃生，厥乃成积也。"《灵枢·五变》谓："人之善病肠中积聚者……则肠胃恶，恶则邪气留之，积聚乃伤，肠胃之间，寒温不次，邪气稍至，蓄积留止，大聚乃起。"指出本病的发生与外邪侵袭有关。《诸病源候论》言："积聚由脏腑不和，脏腑虚弱，受于风邪，搏于脏腑之气所为也。"指出脏腑虚衰，外邪侵袭，滞留局部，可致积聚。《景岳全书·积聚》云："凡脾肾不足与虚弱失调之人多有积聚之病，盖脾虚则中焦不运，肾虚则下焦不化，正气不行则邪气得以居之。"指出本病与脾胃关系密切，发病以正气亏虚，尤以脾肾两虚为主。《外科正宗》云："醇酒厚味，勤劳辛苦，蕴毒流注肛门结成肿块""又有生平性情暴急，纵食膏粱，或兼补术，蕴毒结于脏腑，火热流注肛门，结而为肿。"指出大肠癌与饮食因素相关。

朴老在继承历代医家学术思想的基础上，结合自己的临床实践，指出脾胃气虚或可为大肠癌的始动因素，然其终将肝脾肾三脏皆虚，正虚邪实则为大肠癌的基本病机。今人生活方式及膳食结构发生变化：体力锻炼少，工作压力大，应酬多，酒食无度，肉类及高脂肪饮食多。情志不畅，肝气郁结，酒食无度，嗜食膏粱厚味，均可伤及脾胃，脾胃受损，运化失司，水反为湿，谷反为滞，搏结于肠，蕴毒日久，局部气滞血瘀痰阻，结成肿块。脾胃为后天之本，气血生化之源，脾胃气虚，气血生化乏源，肾失所藏，肾气亏虚，脾失温煦而运化失职，肝失濡养，横逆犯胃，终致肝脾肾三脏皆虚，日久则邪渐盛而正愈虚，可加速病情恶化和肿瘤转移扩散。

益气消瘤，扶正抗癌
——朴老诊治大肠癌经验（二）

对于大肠癌的治疗，朴老主张采用中西医结合的综合治疗方式。早期癌肿应手术切除，如病情需要，可行术前放疗以提高手术切除率，降低术后复发率。如手术未根治或术后局部复发者，可行辅助放化疗。但无论手术或者放化疗，均应配合中医药辨证论治，以减轻手术、放化疗副作用，提高机体免疫力，增强化疗敏感性，延缓疾病进展，提高患者生活质量。多数大肠癌患者来我科就诊时往往已行手术及放化疗，或者已复发转移，朴老临证以扶正培元为主，健脾益气或益气生血，调整机体阴阳气血及脏腑功能，维持机体"阴平阳秘"状态，做到"正气内守"，兼顾解毒抗癌，杀伤肿瘤细胞，延缓其复发转移。

朴老临证治疗大肠癌的主方为益气消瘤方，本方是经过多年临证实践总结的经验方，具体药物如下：白术 15g、山药 15g、枳壳 10g、益智仁 20g、黄芪 30g、太子参 15g、当归 10g、女贞子 15g、枸杞子 15g、半枝莲 20g、土茯苓 20g、仙鹤草 15g、生薏苡仁 20g、藤梨根 20g、陈皮 10g、炒三仙各 10g、甘草 6g。

该方以张洁古《内外伤辨惑论》中枳术丸、补中益气汤、当归补血汤加减化裁而来。枳术丸用治脾虚气滞之证，研究表明单味枳实、白术及配伍皆能明显改善食积小鼠胃肠运动功能减弱的状态；补中益气汤具有健脾补气及提高机体免疫力的功效，药理研究证实该方可使脾虚小鼠 NK 活性细胞和肿瘤坏死因子活性恢复至接近正常范围；当归补血汤用治气虚血弱之证，研究表明其可提高大肠癌患者的免疫功能，与化疗联合使用时，能够提高免疫指标的活性，改善患者的临床症状。

朴老认为大肠癌发病于正虚邪实，临证应兼顾扶正祛邪，扶正以增强机体的抗癌能力，祛邪则在攻夺邪实的基础上保护元气，即所谓"扶正即所以祛邪，祛邪即所以扶正"。临床需兼顾扶正培元、解毒抗癌。朴老喜用半枝莲、白花蛇舌草、莪术、苦参、白英、土茯苓、仙鹤草、生薏苡仁、藤梨根之品。

朴老临证时对于本方的加减运用也非常灵活，如肝气郁结较重，加柴胡、郁金、八月札以行气疏肝；热象明显，加黄芩、丹皮以清热；腹痛、里急后重明显者，加木香、乌药以理气止痛；腹痛、腹部包块明显者，加桃仁、莪术、丹参以活血消癥；肿物增大合并有肠梗阻者，加用大黄、川厚朴、枳实、槟榔以通腑泄热；便下赤白，出血多，加仙鹤草、山栀炭、槐花、地榆、大黄炭以凉血止血；久泻不止，加五味子、补骨脂、肉豆蔻以涩肠固脱；贫血明显，加何首乌、鸡血藤滋阴补血；瘀血明显，加三七、莪术活血祛瘀。朴老常言临证时，应辨明气血阴阳，斟酌用药，才能取得较好疗效。

软坚散结法在肿瘤治疗中的运用

肿瘤多为有形之物，形成后聚结成块，有的坚硬如石，故其命名亦常与"石""岩"有关，如石瘿、石疽、石瘕、乳岩等。《素问·至真要大论》曰："坚者削之，结者散之，留者攻之。"所以对肿瘤的治疗，逐渐形成了软坚散结法。

　　凡能使肿块软化、消散的药物称软坚散结药。《素问·脏气法时论》说："心欲软，急食咸以软之。"根据这一理论及临床经验，一般认为味咸之中药能够软化坚块，如硼砂的甘咸苦，牡蛎的咸涩，昆布、海藻的苦咸，海螵蛸的咸涩，海浮石、青黛、地龙的咸寒，五倍子的酸咸等都有软坚作用。至于散结，则常通过治疗产生聚结的病因而达到散结的目的，如清热散结药治疗热结、解毒散结药治疗毒结、化痰散结药治疗痰结、理气散结药治疗气结、化瘀散结药治疗血结、消导散结药治疗食结等。软坚散结法在临床上较少单独使用，所以配伍显得尤为重要。

　　一般来说，要根据产生肿块的原因来选择配伍的药物。如因热而结者，配伍清热药，以清热散结。因寒而结者，配用温阳药物，以温阳散结。因毒致结者，配用解毒药物，以解毒散结。因痰而结者，配以化痰药，以化痰散结。因气滞而结者，配以理气药，以理气散结。因瘀而结者，配伍化瘀药以化瘀散结。因食滞而结者，配伍以消导散结。

　　现代对恶性肿瘤的研究认为，原发性恶性肿瘤的发展及转移，主要靠肿瘤内新生血管的生成所致。如果阻断新生血管生成生长，可使其组织缺血缺氧而后肿瘤组织液化坏死，所以要达到破坏这种新生血管生长的方法非常重要。软坚散结药正具备抑制这种肿瘤血管的作用。因为此类药物多是咸味或是动物类，其中多含有硫酸多糖，硫酸多糖又是破坏和抑制肿瘤血管生成和发展的主要物质。例如守宫、海藻、昆布、鳖甲、夏枯草等皆是含有硫酸多糖的软坚散结药，近年来有人研究，从夏枯草、守宫中分离提取出具有抗氧化与免疫功能作用的硫酸多糖，能明显抑制肝癌细胞生长，且不影响正常细胞的存活与繁殖，所以运用软坚散结药治疗恶性肿瘤，已成为当今医界比较重视的治疗方法之一。

　　朴老临床常用消瘰丸、小金丹、犀黄丸等加减治疗乳腺癌、肝癌、甲状腺癌、妇科肿瘤等疾患，取得较好的疗效。常用药物有海藻、昆布、牡蛎、蛤壳、杏仁、土贝母、瓜蒌、天花粉、黄药子、山慈菇等。

以毒攻毒法在肿瘤中的应用

朴老认为，肿瘤发生的条件是正气亏虚，癌毒是产生肿瘤的关键因素。对于癌毒的论述，古代医家多有记载，然而均未明确提出"癌毒"的概念，而统称之为"毒邪"。如《中藏经》认为："痈疽疮肿之所作也，皆五脏六腑蓄毒之不流而生矣，非独营卫壅塞而发者也。"随着基础和临床研究的深入，"癌毒"的概念越来越受到认可，并且认为"癌毒"是恶性肿瘤发生、发展过程中的主要矛盾或矛盾的主要方面。有的学者认为癌毒是导致肿瘤发生的一种特异性致病因子，属毒邪之一，是在内外多种因素作用下，人体脏腑功能失调基础上产生的一种对人体有明显伤害性的病邪，具有增生性、浸润性、复发性、流注性等特性。有的学者则结合中西医学对恶性肿瘤的认识，把癌毒定义为"已经形成和不断新生的癌细胞或以癌细胞为主体形成的积块"，并认为癌毒是恶性肿瘤产生病机的核心，癌毒及其产生的病理性代谢产物通过血液、淋巴液的循环扩散到全身，致使整体功能失调，继而耗伤正气，并与气、血、痰、热等纠结在一起，进一步产生一系列的病理变化。癌毒一旦形成就具有迅速生长、扩散和流注等特性，必须及时采取以毒攻毒的手段，最大限度地消灭癌毒。

历代医家及民间流传许多治疗癌症的方法及药物大多以攻毒为目的。毒陷邪深，非攻不克，常用一些有毒之品，性峻力猛，即所谓"以毒攻毒"之法。对于以毒攻毒，中医文献多有记载，如《内经》《肘后方》等均有所提及。癌症应用解毒药，较早见于宋代东轩居士的《卫济宝书·痈疽五发篇》："一曰癌，癌疾初发者却无头绪，只是肉热痛。过一七或二七，忽然紫赤微肿，渐不疼痛，逸迹软熟紫赤色，只是不破。宜下大车螯散取之。然后服排脓、败毒、托里、内补等散。破后用瘑香膏贴之。五积丸散，疏风和气。"其中提到应用败毒之剂以治癌疾。其后又曰："痈疽之疾，如山源之水，一夕暴涨，非决其要会，支之大渠，使杀其势，则横潦为灾。猛烈之疾，以猛烈之药，此所谓以毒攻毒也。"在古代，肿瘤多属"疡医"范畴，故治法记载以外科医书居多。如《外科精要》中的血竭膏由露蜂房、黄丹等有毒之品组成，方后注云"血竭膏，取其以毒攻毒也"；陈实功《外科正宗》中的蟾酥丸使用了轻粉、雄黄、蟾酥等剧毒中药，而且以口服为主，方后注云"真有回生之功，乃恶症中至宝丹也"；顾世澄《疡医大全》中的神化丹，治疗一切无名肿毒，初起服之立消，"以毒攻毒，削坚导滞如神"。

目前对有毒中药的机制进行研究，发现其机制主要是通过对癌细胞的直接抑制杀伤、诱导凋亡、诱导分化及抗血管生成等途径来达到抗肿瘤的目的。临床常用的解毒抗癌药物有斑蝥、蟾酥、白砒石、白降丹、轻粉、红粉、樟丹、硇砂、硫黄、雄黄、绿矾、守宫、蟾蜍、金钱蛇、蜈蚣、全蝎、蜂房、黄药子、龙葵、急性子、半枝莲、白屈菜、山慈菇、天葵子、土贝母、狼毒等。朴老在使用这些药物的时候比较谨慎，中病即止，长期服用需警惕损伤肝肾功能。

情志对肿瘤的影响

中医讲"七情致病"，就是说"喜、怒、忧、思、悲、恐、惊"都是致病的因素。忧郁的性格导致癌症发生的概率是比较高的，因为忧郁会影响到一个人的饮食、睡眠，以至于整个机体的新陈代谢，导致免疫功能的下降。很多肿瘤患者发病前性格就有忧郁倾向，如乳腺癌患者；而治疗效果的好坏，也与情绪密切相关，如同样的病情，同样的治疗，有些人效果很好，有些人就很差，其中部分原因是与情绪相关的。

肿瘤的发生除了与情志内伤相关之外，当肿瘤既成，不良的情志因素也会进一步促进肿瘤的进展恶化。如明代李梴在《医学入门》中说："瘤初起如梅李，皮嫩而光，渐入石榴瓜瓠之状。原因七情劳欲，复被外邪，生痰聚瘀，随气留住，故有曰瘤，总皆气血凝滞结成。"指出了七情在肿瘤发展过程中的影响。

临床中可观察到，肿瘤发现后情志因素对于患者的影响主要来自以下几个方面。

1. 来自患者家属方面

在肿瘤的就诊及确诊过程中，由于中国国情的特殊性，患者家属一般都不愿让患者知情，不但不告知，甚至通过欺骗、修改检查报告等方式试图隐瞒患者的病情，因此相当一部分患者在诊治过程中对自己的病情并不了解，直到病情进展，才会因为症状的加重、家属心理状态的改变而察觉自己已属疾病晚期，心理状态直接跌落谷底。相反，部分家属及社会人员因其罹患肿瘤，对其过度关心，一方面让患者无事可做，另一方面也让其自我怀疑是否真的到了生命的终末期。同时，部分患者家属本身也会因为患者的疾病引起心理负担。

2. 来自患者自身方面

有的患者心理素质较低，遇事倾向于悲观，容易出现恐惧、焦虑、抑郁等不良情绪，对治疗缺乏信心，对生活失去兴趣。如果这种情绪长期持续，会导致一系列的神经、内分泌和免疫功能的紊乱，尤其是免疫功能的降低，导致肿瘤的生长速度增快，病情加重。

3. 来自治疗方面

对于肿瘤的三大常规治疗，手术、放疗及化疗，均会有一定的并发症和副作用。如大部分手术均留有手术瘢痕，部分骨及肉瘤手术需要截肢，部分肠道及泌尿生殖系统肿瘤需要进行造瘘，对女性肿瘤如乳腺癌需要切除乳房、生殖系统肿瘤需要切除子宫及双附件等，而放化疗引起的皮肤变黑、脱发等，对于自身形象的影响及肢体功能的丧失，均会对患者心理产生负面影响。如有研究表明，头颈部癌症患者在放疗前后焦虑、抑郁都存在线性正相关，而且焦虑和抑郁的程度均与生活质量负相关。另外，放疗及化疗中往往伴有恶心、呕吐、腹泻等副作用，部分暗示性较强的患者会在此过程中形成条件反射，形成预期性呕吐等症状，影响治疗的进行，甚至不得不中断治疗。

因此，朴老经常要求我们在治疗过程中还要关注患者的情绪变化，因势利导，尽量减轻患者的思想包袱。

肿瘤患者进食有道

俗话说，"民以食为天""人是铁，饭是钢"，这些都说明饮食对机体的健康状态具有非常重要的影响力。合理的饮食可以增强体质，祛病延年；糟糕的饮食可能损伤机体，滋生疾患。对于那些肿瘤患者，不仅要借助药物去治疗疾患，更需要从饮食方面进行悉心调养。进食只是饮食的开始，进食前后看似一个很简单的过程，其间却大有学问！

1. "食哉惟时"

《千金方》中又说"饮食有时"，就是说饮食要有正常的规律，实践证实，我国传统的一日三餐制是符合科学道理的。在一日三餐的安排上常常强调"早餐要好，午餐要饱，晚餐宜少"，这是因为前一日的晚餐经过十几小时后已经被完全消化，故早餐要好；午餐宜饱，因为白天的工作量较大，午餐起到承前启后的作用，应适当丰盛；晚饭宜少不宜迟，因为饮食的消化尚需一定的时间，若食后即睡，容易引起消化不良。肿瘤患者应当根据具体病情选择合适的进食时间，比如胃癌术后患者就宜少食多餐。

2. "脾好音色"

音乐对于消化和吸收都大有裨益。《寿世保元》中有这样的记载："脾好音声，闻声即动而磨食。"实践也证实，柔和轻快的音乐及舒适整洁的就餐环境都可以作为一种良性刺激通过中枢神经系统调节人体的消化吸收功能。有研究也证实，音乐疗法对于肿瘤也有一定的疗效。

3. "胃好恬愉"

愉悦舒畅的情绪，有利于胃的消化。俗话说："食后不可便怒，怒后不可便食"，这也都是提醒我们在饭前饭后都要尽力排除一切不良情绪的影响。另外，不良情绪也是诱发肿瘤的危险因素之一，因此我们应该尽量做到"笑口常开"。

4. "缓食养生"

缓食有利于提取饮食精华，有利于保护脾胃，避免呛、噎、咳等不良事件的发生。《养病庸言》中说："不论粥饭点心，皆宜嚼得极细咽下。"《医说》有曰："食不欲急，急则损脾，法当熟嚼令细。"都是提倡进食宜缓。

5. "食勿大言"

此言出自《千金翼方》。《论语·乡党》中说："食不语，寝不言。"这些都是说进食宜专心致志，以利于胃的受纳和消化。现代生活中常常看到亲朋好友在就餐时高谈阔论、热情有加，但从养生学角度来看此举实不可取。

6. "食后缓行"

古人强调"饱食勿硬卧""饱食不得急行"，这是因为食后硬卧急行会影响食物的正常消化。"饭后百步走，活到九十九"是一句家喻户晓的养生俗语。《摄生枕中方》有言："食止行数百步，大益人"。唐代大医学家孙思邈在《千金方》中也叙及："食毕步行踟蹰则长生。"这些话的意思都是说饭后散步宜缓慢，这有利于食物的消化和吸收。

由此可见，人有赖于饮食以养身，进食需讲究方可相应！

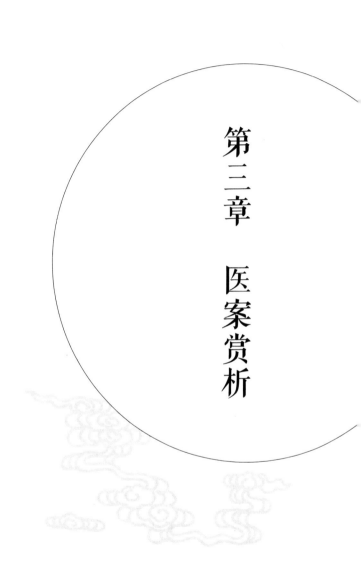

第三章　医案赏析

肺　癌

病案一　杨某，女，73 岁。

初诊：2000 年 11 月 7 日。

【主诉】阵发性呛咳 1 个月余。

【现病史】2000 年 9 月 12 日患者感冒后出现咳嗽，服药 1 周无效，于 2000 年 9 月 20 日在北京复兴医院行胸部 CR 检查，结果：左上肺叶肿物，大小 3cm×3.5cm。查胸部 CT，示：左肺上叶后段 40mm×39mm 肿物，左肺门及纵隔淋巴结肿大，最大者 17mm×13mm。痰涂片找到癌细胞，分型不详。患者年龄大，拒绝进一步检查，放弃手术、放化疗，遂就诊于我院。实验室检查：癌胚抗原（CEA）19.5ng/mL。

【既往史】患有高血压 20 年，2 型糖尿病 8 年，均服药控制。无吸烟史。

【现症】阵发性呛咳，夜间与晨起尤甚，口干痰黏，胸闷乏力，精神稍差，眠差多梦，二便调。舌质略暗，少津，苔薄黄，脉弦细。

【西医诊断】肺癌（$T_2N_2M_0$）。

【中医诊断】肺积（气阴两虚，痰毒胶结）。

【治法】益气养阴，化痰散结，解毒消积。

【处方】

半枝莲 15g	白英 12g	莪术 9g	僵蚕 12g
薏苡仁 12g	全瓜蒌 12g	夏枯草 12g	白术 15g
太子参 15g	土茯苓 12g	黄芪 30g	甘草 6g
炒麦芽 12g	炒谷芽 12g		

30 剂，每日 1 剂，水煎服。

【中成药】软坚消瘤片、西黄解毒胶囊。

二诊：2000 年 12 月 5 日。咳嗽明显减轻，惟痰中带血丝，偶感乏力，头部烘热感，余症同前。舌质暗红，少津，脉弦滑。

【辨证】阴虚火旺，毒损肺络。

【处方】

半枝莲 15g	白英 12g	莪术 9g	僵蚕 12g
薏苡仁 12g	全瓜蒌 12g	夏枯草 12g	白术 15g
太子参 15g	土茯苓 12g	黄芪 30g	甘草 6g
知母 10g	枳壳 5g	山药 12g	仙鹤草 15g
炒三仙各 30g			

15 剂，每日 1 剂，水煎服。

【中成药】同前。

三诊：2001 年 1 月 2 日。患者自述乏力改善，仍咯吐少量黏痰，未见血丝，偶感胸闷胸痛，咽干咽痛，纳可，二便调。

【治法】解毒抗癌为主，兼以养正。

【处方】

半枝莲 15g	白英 12g	僵蚕 12g	全蝎 3g
蜈蚣 3 条	黄芪 30g	白术 15g	玄参 15g
沙参 12g	炒三仙各 15g	甘草 6g	

30 剂，日 1 剂，水煎服。

【中成药】同前。

四诊：患者在上方基础上稍做加减，坚持服药。2001 年 5 月 8 日在中国医学科学院肿瘤医院复查，CEA：25.6ng/mL。出现胸闷咳嗽，嗜睡乏力，心慌气短，口干，二便调，舌质暗，苔薄白，脉弦细略涩。ECG 示：不完全右束支传导阻滞，心率 98 次 / 分。复查胸片病灶稳定。

【辨证】痰毒阻络，心气亏虚。

【治法】解毒化痰，益气养心。

【处方】

桔梗 9g	杏仁 9g	沙参 9g	麦冬 9g
白术 15g	芡实 10g	山药 10g	枳壳 12g
黄芪 30g	太子参 12g	陈皮 9g	莪术 9g
夏枯草 12g	炒三仙各 30g	肉桂 5g	甘草 6g
法半夏 9g			

15 剂，水煎服。

【中成药】同前。

【随访】住院期间服上方，配合康莱特、榄香烯静脉滴注，未行放化疗。2 个月后咳嗽消失，病情稳定，带药出院。后以益气养阴、化痰通络、解毒软坚为法，坚持服用中药 1 年余，病情稳定，后失访。

— 分析 —

该患者年事已高，放弃手术及放化疗而选择中医药治疗。患者诊断明确，辨病为肺癌（肺积），辨证属本虚标实、气阴两虚为本，毒瘀痰结为标，治当标本兼顾，予以益气养阴、化痰散结、解毒消积之剂。方中以参、芪、术、苡仁扶正，夏枯草、僵蚕、莪术、瓜蒌软坚通络，加半枝莲、白英、土茯苓清热解毒以消积，炒麦芽、炒谷芽健脾消食，以顾护后天之本，使土旺金生。随着患者病情的变化，灵活调整扶正与祛邪的侧重点，随证加减。如在二诊、三诊时患者体力恢复尚可，遂逐渐重用解毒通络之品以控制瘤体；四诊时患者虚证较为明显，在处方中则仍以健脾益肾扶正为主。此乃治病求本，因而获良效。

老年患者多伴有基础疾病，身体一般状况差，往往不能耐受手术、放化疗等创伤大的治疗。如果强用放化疗，可能会导致正气大虚，加速疾病的进展，此时是中医药发挥优势的时机。本例病案说明，单纯中医药治疗老年肺癌可以取得较好的临床疗效，并且费用低廉，经济性较好。

体会

朴老认为，肺癌以肺之正气虚及气阴虚为发病的内因，随着毒邪日盛，正邪交争，气阴愈伤，因此气阴虚多贯穿肺癌病程的始终。

对于肺癌的治疗应以祛邪为主还是以扶正为主，争论较多。朴老多年临床经验总结认为，有形积聚已成，独以祛邪多难以获效，譬如化疗药物，其性猛烈，类抗癌祛邪之中药，亦难以获效，所以肺癌的治疗不能单以祛邪为主。中医药治疗肿瘤的早期研究以猛恶之攻邪药物为主，单用之多难以获效。随着对肺癌病因病机认识的发展，以扶正培本为主要治则的方法逐渐获得大家的认可，并取得较好的临床效果，得到众多研究的支持。

朴老认为，肺癌治疗应把握扶正培本的主线，在扶正培本的基础上做好攻与补的平衡。即扶正为先，祛邪相辅，扶正是根本，祛邪是目的，"扶正之中寓有祛邪""祛邪之中意在扶正"。攻补之间要根据病情发展把握平衡，《景岳全书》谓："治积之要，在知攻补之宜，而攻补之宜，当于孰缓孰急中辨之，凡积聚未久而元气未损者，治不宜缓。盖缓之养成其势，反以难制，此其所急在积，速攻可也。"《医宗金鉴·治诸积大法》中载："形虚病盛先扶正，形证俱实去病急，大积大聚衰其半，须知养正积自除。"

（郑红刚）

病案二　李某，男，61 岁。

初诊：2010 年 4 月 26 日。

【主诉】阵发刺激性呛咳、痰中带血 1 个月余。

【现病史】2010 年 3 月 17 日患者无明显诱因出现阵发刺激性呛咳、胸闷、咯吐血丝、痰黏，在北京胸科医院拍胸片及 CT，提示"左肺上叶肺门处占位病变，肿块大小约 3.5cm×2.2cm"。ECT 检查示：全身多发骨转移。4 月 3 日在宣武医院行支气管镜检查，病理报告：中分化腺癌。临床诊断为左肺腺癌Ⅳ期。患者拒绝手术及放化疗，故来我院门诊就治。

【既往史】有少量吸烟史，体健。

【现症】咳嗽，咯少量血丝黏痰，乏力，胸闷，左侧胸痛，纳差失眠，咽干，手足心发热，大便干，2~3 日一次，小便调。舌质淡红，苔薄白少津，脉滑，尺脉重按无力。

【西医诊断】左肺腺癌骨转移，Ⅳ期。

【中医诊断】肺积（气阴两虚，痰瘀胶结，毒损肺络）。

【治法】益气养阴，化瘀祛痰，解毒宁络。

【处方】全瓜蒌 15g	杏仁 10g	桔梗 10g	海蛤壳 15g
沙参 10g	麦冬 10g	黄芪 30g	太子参 15g
白术 15g	山药 12g	肉苁蓉 15g	女贞子 15g
当归 15g	炒三仙各 30g	白豆蔻 5g	生地炭 15g
侧柏炭 15g	甘草 10g	狗脊 12g	骨碎补 15g

15 剂，日 1 剂，水煎服。

二诊：2010 年 5 月 11 日。患者诉服药后精神较前好转，咳嗽时一次咯吐较多黏痰，随后痰量明显减少，胸闷胸痛，咽干，手足心发热明显减轻，惟时有咳嗽，咯痰偶见血丝，仍乏力汗多，失眠纳少，舌质暗淡，舌苔略厚，脉沉滑。

【处方】黄芪 40g	太子参 15g	白术 15g	防风 12g
杏仁 10g	桔梗 10g	生地炭 15g	侧柏炭 15g
僵蚕 15g	白英 15g	蛇莓 15g	莪术 9g
白花蛇舌草 15g	土茯苓 15g	炒三仙各 30g	甘草 10g

30 剂，日 1 剂，水煎服。

【中成药】益肺清化膏，每次 15g，每日 3 次；西黄解毒胶囊 2 粒／次，每日 3 次，交替服用。

三诊：2010 年 6 月 3 日。患者诉服药后患者精神明显好转，纳食转佳，咳嗽基本消失，偶尔咳嗽时咯痰，未见血丝，仍时感胸痛憋闷，失眠乏力，大便干，腰膝酸软，舌质暗淡，苔薄白，脉沉细。

【处方】黄芪 30g	太子参 15g	生白术 15g	山药 12g
草河车 15g	蛇莓 15g	八月札 15g	枳壳 10g

菟丝子 15g	狗脊 15g	枸杞子 15g	怀牛膝 15g
白英 15g	土茯苓 15g	猪苓 15g	炒三仙各 30g
甘草 10g			

30 剂，日 1 剂，水煎服。

【中成药】同前。

四诊：2010 年 7 月 20 日。患者近期复查胸部 CT 示：左肺上叶肺门处占位病变，与上次检查相比略有增大，肿块大小约 3.7cm×2.1cm。患者自购靶向药物吉非替尼口服 5 天，颜面及四肢见散在红色丘疹，皮肤干痒，轻度腹泻，稍咳，痰黏，时感胸痛憋闷，腰膝酸软。舌质暗淡，苔薄白，脉沉细。

【处方】北沙参 12g	太子参 15g	生白术 15g	枸杞子 15g
怀牛膝 15g	白英 15g	苦参 12g	蝉蜕 9g
菟丝子 15g	砂仁 6g	炒三仙各 30g	甘草 6g

30 剂，日 1 剂，水煎服。

【中成药】同前。

五诊：2010 年 8 月 27 日。患者颜面及四肢皮疹服药后明显减轻，无瘙痒，腹泻好转，轻咳，无痰，时有气短，乏力，眠安，小便调。舌质红，苔薄，脉细。

【处方】北沙参 12g	太子参 15g	生白术 15g	枸杞子 15g
怀牛膝 15g	半枝莲 15g	苦参 12g	蝉蜕 9g
菟丝子 15g	砂仁 6g	炒三仙各 30g	甘草 6g
石斛 15g	生黄芪 15g	杏仁 10g	枇杷叶 12g

30 剂，日 1 剂，水煎服。

【中成药】同前。

【随访】患者一直口服靶向药物及中药，至今 2 年余，现生活如常人。

— 分析 —

本案患者失去手术机会，放弃放化疗。因病理分化较好，临床表现以本虚之症多见，应用益气养阴、健脾益肾之剂，同时不忘解毒抗癌。三诊时配伍菟丝子、枸杞子等补肾中药，意取"上病下治""金水相生"之意，水盛则火治，土旺则金生，肺得濡润，治节有权。单服中药患者病情略有进展趋势，遂合用靶向药物，中药拟益气养阴、燥湿、通络为法，起到了减毒增效的作用，患者病情减轻，获得了长期正常生存。靶向药物结合中药治疗是未来发展的一个方向。靶向药物不足之处是有诸如皮疹、腹泻、肺纤维化等副作用，且存在耐药性。朴老临证强调辨证施治，采用益气养阴、渗湿通络等方法，配合靶向药物在多个此类病例治疗中获得良效，其内在机制值得进一步临床实验研究。

体会

朴老认为，中医药治疗肺癌的特色并不在于直接攻伐肿瘤，扶正与解毒抗癌并不矛盾，"养正积自除"，殊途同归。现代药理学研究已证实这一观点，部分益气扶正药，如黄芪、人参等提取成分，可通过改变机体的免疫状态达到抗癌消瘤的目的。当然，在运用中药治疗肺癌时还需重视患者的特殊性，必须仔细分辨阴、阳、气、血孰盛孰衰，不可妄加补益。同时，他反复强调，扶正与祛邪是为了一个共同目的，应根据具体病情，或补中有泻，或攻中寓补，或攻补兼施，因人因时而异。只有将扶正与祛邪有机地结合，才能做到有的放矢。

朴老认为，正虚多在脏腑阴阳失衡的基础上发展而来，肺癌的正虚多与脾、肾相关。肺居上焦，脾位中焦，因"肺手太阴之脉，起于中焦"，故其经脉联属构成了肺、脾间生理、病理相互联系、相互作用的基础。肺、脾同为太阴，在气血阴阳的盛衰、消长变化过程中，具有同步变化的趋势，故在病理上常相互影响，或脾病及肺，或肺病及脾。脾属土而生肺金，故脾为肺之母，肺所主之气、所布之津来源于脾所升清上散之水谷精气与津液，即李东垣所言："饮食入胃，而精气先输脾归肺。"故脾气充足则肺健气旺、宗气充盛，脾气不足则肺气虚少、宗气不足，即"土不生金"，所以李东垣提出了"脾胃一虚，肺气先绝"之论，故临床上肺脾气虚每多并见，常用"培土生金"之法治之。脾居中焦，主转输津液、运化水湿，具有吸收、输布水液之功；而肺主宣发肃降、通调水道，乃水之上源，故人之津液转输敷布必依肺脾健运方臻正常；肾阴肾阳为人身阴阳之本，"肺主吸气，肾主纳气"，金水相生，肺肾宜同治。

（郑红刚）

病案三 李某，女性，65 岁。

初诊： 2013 年 4 月 10 日。

【主诉】咳嗽，气短 2 月余。

【现病史】患者 2013 年 3 月因咳嗽、气短 3 周就诊于宣武医院，胸片示左胸腔少量积液，左肺门肿物 3cm×4.5cm，左锁骨上淋巴结肿大约 1.5cm×1cm，胸水中找到腺癌细胞，诊为"左肺腺癌，胸膜、纵隔淋巴结转移，锁骨上淋巴结转移"，临床分期 Ⅲ$_b$（T$_4$N$_2$M$_0$）。本人因拒绝放化疗来中医处求治。

【现症】咳嗽，痰多色白，气短，乏力，纳呆，动则喘，寐差，二便调，舌质红苔白腻，脉细濡。

【西医诊断】左肺腺癌，胸膜、纵隔淋巴结转移，锁骨上淋巴结转移。

【中医诊断】肺积（痰湿壅肺）。

【治法】化痰利湿，泻肺平喘，通络解毒。

【处方】

瓜蒌 15g	清半夏 10g	麦冬 12g	紫菀 10g
猪苓 15g	茯苓 15g	葶苈子 10g	大枣 7 枚
龙葵 15g	郁金 10g	蚤休 10g	野菊花 12g
陈皮 6g	生薏苡仁 20g		

15 剂，水煎分服。

二诊：2013 年 4 月 25 日。患者服药后咳嗽明显减轻，气短、乏力均有好转，余症同前，舌质红、苔薄白，脉沉细。

【处方】前方去瓜蒌、清半夏、紫菀，加生黄芪 30g、北沙参 12g、天冬 12g 以益气养阴。20 剂，每日 1 剂，水煎服。

三诊：2013 年 5 月 23 日。患者服药后症状逐渐减轻，再用上方 15 剂后复查胸片，胸水基本消失，左锁骨上淋巴结消失，左肺门肿物缩小，约 2cm×2.5cm。现偶有咳嗽，少量白痰，动甚气短，纳寐可，二便调，舌质红苔薄白，脉沉细。以益气养阴，化痰散结，抗癌解毒为法。

【处方】

天麦冬各 12g	玄参 12g	沙参 12g	芦根 10g
浙贝母 10g	猪茯苓各 15g	郁金 10g	陈皮 6g
蚤休 10g	白英 15g	生薏苡仁 20g	龙葵 15g
汉防己 10g	生黄芪 30g	野菊花 12g	
白花蛇舌草 20g			

30 剂，日 1 剂，水煎服。

— 分析 —

该患者患有晚期肺癌，因拒绝手术及放化疗而求中医药治疗，亦为带瘤生存患者。朴老认为，肺癌病机错综复杂，常易出现虚实相兼证候，虽以咳嗽、咳痰、胸痛、咯血等肺系症状为临床见症，然其发生却根源于五脏虚损。肺居上焦，脾位中焦，因"肺手太阴之脉，起于中焦"，故其经脉联属构成了肺脾间生理、病理相互联系、相互作用的基础。肺脾同为太阴，因而有相互感应、聚合、吸引的同气相求之力，它们在气血阴阳的盛衰、消长变化过程中，具有同步变化的趋势，故在病理上常相互影响，或脾病及肺，或肺病及脾。朴老认为，肺癌的发生总由正气不足，外邪入中，阴阳失和，痰凝毒聚而成。其病机关键为痰瘀互结，毒损肺络。

本案患者症见：咳嗽，痰多色白，气短，乏力，纳呆，动则喘，寐差，二便调，舌质红苔白腻，脉细濡。四诊合参，辨证属痰湿壅肺。中医治以化痰利湿，泻肺平喘，兼以通络解毒。由于患者伴有胸腔积液，属本虚标实、以实为主，故朴老方用小陷胸汤合葶苈大枣泻肺汤加减；二诊服药后咳嗽明显减轻，气短、乏力均有好转，余症同前，舌质红苔薄白，脉沉细。朴老在前方基础上去瓜蒌、清半夏、紫菀，加生黄芪、北沙参、天冬以益气养阴。患者于2013年5月23日三诊，述服药后症状逐渐减轻，再用上方15剂后复查胸片，胸水基本消失，左锁骨上淋巴结消失，左肺门肿物缩小，约2cm×2.5cm。症见偶有咳嗽，少量白痰，动甚气短，纳寐可，二便调，舌质红苔薄白，脉沉细。朴老认为，此时胸水已得控制，病性转为本虚标实、以虚为主，中医辨证属气阴两虚证，治以益气养阴，化痰散结，兼以抗癌解毒，方用沙参麦冬汤加减治疗。

体会

1. 指导思想明确

在整个诊治过程中，朴老坚持"扶正与祛邪相结合"的基本指导思想，邪实（胸腔积液）之时，以攻逐水饮为主，扶正为辅；待邪实已去，治疗原则调整为扶正为主、祛邪为辅。

2. 谨遵病机关键

朴老在三次诊治过程中，处方中常伍以白英、龙葵、白花蛇舌草等药物以解毒抗癌，体现出他紧扣"毒损肺络"之病机关键。

3. 活用经方

在本案例中，朴老先后用到小陷胸汤、葶苈大枣泻肺汤、沙参麦冬汤等经方，也体现出朴老对中医经典的重视。

（郑红刚）

病案四 谷某，女，69岁。

初诊： 2012年11月7日。

【主诉】阵发性呛咳1月余

【现病史】患者因感冒后出现阵发性呛咳，于2012年9月20日在北京复兴医院行X线胸片检查，左上肺叶发现一肿物约3cm×3.5cm，双侧锁骨上未发现肿大淋巴结。痰涂片找到癌细胞，分型不详。CEA 19.5ng/mL。纳可，二便正常，余无明显不适。

【既往史】有高血压病史。

【现症】阵发性呛咳，夜间与晨起尤甚，胸闷，乏力，精神稍差，二便均可，眠差，多梦，口干，痰黏，舌质略暗少津，苔薄黄，脉弦细。

【西医诊断】肺癌（$T_2N_0M_0$）。

【中医诊断】肺积（气阴两虚，痰毒胶结）。

【治法】益气养阴，化痰散结，解毒消积。

【处方】

半枝莲15g	白英12g	莪术9g	僵蚕12g
薏苡仁12g	全瓜蒌12g	夏枯草12g	白术15g
太子参15g	土茯苓12g	黄芪30g	甘草6g
炒麦芽12g	炒谷芽12g		

30剂，每日1剂，水煎服。

【中成药】软坚消瘤片4片/次，每日2次；西黄解毒胶囊2粒/次，每日3次。

二诊： 2012年12月5日。患者咳嗽明显减轻，惟痰中带血丝，偶感乏力，头部烘热感，余症同前，舌质暗红少津，脉弦滑。

【辨证】阴虚火旺，毒损肺络。

【处方】

半枝莲15g	白英12g	莪术9g	僵蚕12g
薏苡仁12g	全瓜蒌12g	夏枯草12g	白术15g
太子参15g	土茯苓12g	黄芪30g	甘草6g
知母10g	枳壳5g	山药12g	仙鹤草15g
炒三仙各30g			

15剂，每日1剂，水煎服。

【中成药】同前。

三诊： 2013年1月9日。患者自述乏力改善，仍咯吐少量黏痰，未见血丝，偶感胸闷，胸痛，咽干，咽痛，纳可，二便调。拟解毒抗癌为主，兼以养正。

【处方】半枝莲 15g　　白英 12g　　僵蚕 12g　　全蝎 3g

　　　　蜈蚣 3 条　　黄芪 30g　　白术 15g　　玄参 15g

　　　　沙参 12g　　炒三仙各 15g　甘草 6g

30 剂，日 1 剂，水煎服。

【中成药】同前。

四诊：患者在上方基础上稍事加减，坚持服药。2013 年 5 月 8 日在中国医学科学院肿瘤医院复查 CEA 25.6ng/mL。出现咳嗽，嗜睡，乏力，胸闷，心慌，气短，口干，二便调，舌质暗，苔薄白，脉弦细略涩。ECG 示：不完全右束支传导阻滞。心率 98 次 / 分，复查胸片，病灶稳定，收住我院。

【辨证】痰毒阻络，心气亏虚。

【治法】解毒化痰，益气养心。

【处方】桔梗 9g　　　杏仁 9g　　　沙参 9g　　　麦冬 9g

　　　　白术 15g　　芡实 10g　　山药 10g　　枳壳 12g

　　　　黄芪 30g　　太子参 12g　陈皮 9g　　　莪术 9g

　　　　夏枯草 12g　炒三仙各 30g　肉桂 5g　　　甘草 6g

　　　　法半夏 9g

15 剂，水煎服。

【中成药】同前。

【随访】住院期间继服上方，配合康莱特、榄香烯静脉滴注。未行放化疗。住院 2 个月，咳嗽消失，病情稳定，带药出院。后以益气养阴、化痰通络、解毒软坚为法，坚持服用中药治疗。

— 分析 —

　　该患者患有早期肺癌，病理诊断不明确，未行手术及放化疗而求中医药治疗。朴老认为，肺癌的发生总由正气不足，外邪入中，阴阳失和，痰凝毒聚而成。其病机关键为痰瘀互结，毒损肺系。朴老强调，肺癌病机错综复杂，常易出现虚实相兼证候，虽以咳嗽、咳痰、胸痛、咯血等肺系症状为临床见证，然其发生却根源于五脏虚损。

　　本案患者症见：阵发性呛咳，夜间与晨起尤甚，胸闷，乏力，精神稍差，二便均可，眠差，多梦，口干，痰黏，舌质略暗少津，苔薄黄，脉弦细。四诊合参，辨证属气阴两虚。中医治以益气养阴，化痰散结，解毒消积。病性属本虚标实、以虚为主，故朴老方用沙参麦冬汤加减治疗；服药后咳嗽明显减轻，惟痰中带血丝，偶感乏力，头部烘热感，余症同前，舌质暗红少津，脉弦滑。仍遵前法。期间出现咳嗽，嗜睡，乏力，胸闷，心慌，气短，口干，二便调，舌质暗，苔薄白，脉弦细略涩。ECG 示：不完全右束支传导阻滞。住院期间继服前方，配合康莱特、榄香烯静脉滴注。未行放化疗。住院 2 个月，咳嗽消失，病情稳定，带药出院。后以益气养阴、化痰通络、解毒软坚为法，坚持服用中药治疗。

体会

肺居上焦，脾位中焦，因"肺手太阴之脉，起于中焦"，故其经脉联属构成了肺脾间生理、病理相互联系、相互作用的基础。肺脾同为太阴，因而有相互感应、聚合、吸引的同气相求之力，它们在气血阴阳的盛衰、消长变化过程中，具有同步变化的趋势，故在病理上常相互影响，或脾病及肺，或肺病及脾。从朴老的处方中可看到补益肺气、健脾祛湿的药物居多，亦取金水相生之法。

（郑红刚）

病案五　赵某，男性，58 岁。

初诊：2012 年 2 月 9 日。

【主诉】左肺癌术后 8 月余。

【现病史】2011 年 6 月在北大肿瘤医院行左肺下叶切除术，病理：周围型中分化腺癌，大小 1.2cm×1.0cm，LN 0/13。未行放化疗，一直服中药。自 10 月起发现 CEA 偏高，8.00ng/mL。ECT：骶骨骨盆代谢旺盛灶。

【既往史】无高血压及糖尿病。

【现症】无明显症状，无咳嗽、咳痰，纳可，眠差，大便正常。舌淡红，脉略弦细。

【中医诊断】肺积（肺脾气虚）。

【西医诊断】左下肺腺癌术后，骶骨代谢旺盛？

【治法】健脾益气，宣肺化痰。

【处方】
沙参 10g	桔梗 6g	黄芪 30g	太子参 15g
白术 15g	山药 12g	土茯苓 15g	半枝莲 20g
白花蛇舌草 15g	莪术 9g	炒三仙各 30g	百合 10g
酸枣仁 15g	鸡血藤 15g	栀子 6g	甘草 6g

14 剂，日 1 剂，水煎服。

【中成药】参一胶囊，每次 20mg，每日 2 次。

二诊：2012 年 5 月 10 日。复查 CEA：9.00mg/mL。目前不咳嗽，无痰，纳可，大便正常。舌净，脉细。

【处方】前方去土茯苓、白花蛇舌草、半枝莲，加虎杖 15g、金荞麦 15g、白英 12g。

【中成药】软坚消瘤片 4 片 / 次，每日 3 次。

三诊：2012 年 9 月 27 日。复查 B 超：左颈根、锁骨上淋巴结 0.6cm×0.4cm；CEA：8.58ng/mL。纳可，大便正常，不咳嗽，脉较前有力。

【处方】沙参 10g	桔梗 6g	黄芪 30g	太子参 15g
土茯苓 15g	半枝莲 20g	草河车 10g	枸杞 15g
白花蛇舌草 15g	白术 15g	山药 15g	女贞子 15g
淫羊藿 10g	炒三仙各 30g	甘草 6g	

14 剂，日 1 剂，水煎服。

【中成药】西黄解毒胶囊 2 粒 / 次，每日 3 次。

四诊：2013 年 2 月 20 日。2012 年 12 月复查 CEA：8.76ng/mL；B 超：左锁上淋巴结 0.6cm×0.3cm；胸片（－）。不咳嗽，声哑（咽炎），手足心热，纳可，大便可。舌淡红苔根黄，脉弱。

【处方】前方去半枝莲、草河车、白花蛇舌草、淫羊藿，加白英 15g、莪术 9g、薏苡仁 15g、菟丝子 15g。14 剂，每日 1 剂，水煎服。

【中成药】西黄解毒胶囊 2 粒 / 次，每日 3 次。

五诊：2013 年 6 月 27 日。复查 CEA 由 7ng/mL 降至 5.71ng/mL，CA199、CA125、NSE 等正常；颈、腹 B 超（－）；胸 CT（－），头 MRI（－），ECT（－）。无明显不适，纳可，二便调，舌淡红，苔薄，脉缓。

【处方】沙参 10g	桔梗 6g	生黄芪 30g	太子参 15g
陈皮 10g	茯苓 15g	荷梗 10g	白英 15g
土茯苓 15g	薏苡仁 15g	莪术 9g	白术 15g
益智仁 15g	炒三仙各 30g	栀子 6g	甘草 6g

14 剂，日 1 剂，水煎服。

【中成药】软坚消瘤片 4 片 / 次，每日 3 次。

— 分析 —

该患者肺癌术后，当前的中医药治疗当以防复发转移为主要目标。朴老认为，术后辅助治疗，可以减轻手术的损伤，有利于术后康复，并减少复发或转移，延长生存期，同时还可为患者接受放化疗创造条件；对于术后患者常出现的气短、乏力、汗出、恶风等元气亏损、卫表不固的症状，采用玉屏风散加味治疗，可明显改善症状，加速体力恢复，防止上呼吸道感染；对于术后出现的食欲减退、腹部胀满、神疲乏力、便秘等，应用益气健脾、和胃消导中药（如补中益气汤、香砂养胃丸、参苓白术散等）治疗后，上述症状明显改善，患者生活质量也得到相应的提高。

本案患者无明显症状，无咳嗽、咳痰，纳可，眠差，大便正常，舌淡红，脉略弦细。四诊合参，辨证属肺脾气虚。中医治以健脾益气、宣肺化痰、解毒抗癌。病性属本虚标实、以虚为主，故朴老方用补中益气汤加减治疗；服药后睡眠较前好转，仍遵前述治疗大法，先后对一些抗癌药物做了相应的调整。同时先后配合使用参一胶囊以扶正培本，交替服用西黄解毒胶囊和软坚消瘤片以解毒抗癌，防复发转移。服药后患者精神明显好转，纳食转佳，朴老守方继进，经16个月的中药调理后，病情稳定，肿瘤标记物CEA较疗前缓慢下降，患者的生活质量得以提高。

体会

肿瘤是一种复杂的整体性疾病，临床必须以中医基础理论为指导，并借鉴西医学的最新研究成果，理论与实践相结合，才能取得较好的疗效。药对是两味中药的有机组合，一味中药的多种功效，为配伍提供了先决条件。药对的主治与功效，虽与每味药的性能、功效息息相关，但它不完全是简单的相加，它介于药与方之间，起到了桥梁的作用。朴老认为，应用于治疗肿瘤的药对既要遵循肿瘤的基本治则，又要掌握其相对的灵活性，通过各种配伍变化来适应肿瘤复杂的病情。具体运用时，有的以药性、功能相似的药物合用，起到相辅相成、相得益彰的效果；有的则以药性、功能相反的药物相配，达到相反相成、扬长避短的作用。

（郑红刚）

病案六 陈某，男性，68岁。

初诊：2012 年 6 月 28 日。

【**主诉**】阵发性咳嗽 10 月余。

【**现病史**】2011 年 8 月感冒后咳嗽，对症治疗后无好转，10 月在当地医院做胸部 CT 示：左下肺癌肺内转移。11 月在上海中山医院做脑 MRI 示：脑多发转移瘤。骨 ECT 示：多发骨转移。给予吉西他滨 + 卡铂化疗 2 周期，并全脑照射 10 次，疗效 SD，后又在龙华医院、中日友好医院中医药治疗。

【**现症**】活动不利，语言不利，乏力，气短，偶咳嗽，汗不多，纳可，眠可，二便调。舌淡，脉沉取无力。

【**西医诊断**】左下肺癌脑转移，全脑放疗后，化疗后多发骨转移。

【**中医诊断**】肺积（脾肾两虚证）。

【**治法**】健脾补肾，宣肺解毒。

【**处方**】
黄芪 30g	白术 15g	山药 15g	益智仁 15g
菖蒲 15g	郁金 10g	全蝎 3g	僵蚕 15g
鸡血藤 30g	当归 10g	生地 15g	菟丝子 15g
炒三仙各 30g	白豆蔻 5g	陈皮 10g	甘草 6g
生姜 3 片	大枣 5 枚		

14 剂，日 1 剂，水煎服。

二诊：2012 年 8 月 8 日。患者乏力、气短较前好转，但仍活动不利，语言不利，纳可，眠可，二便调。舌淡，脉弱。

【**治法**】健脾补肾，益气活血，并伍虫类药物以通络解毒。

【**处方**】
黄芪 60g	白术 15g	山药 15g	益智仁 15g
菖蒲 15g	郁金 10g	全蝎 3g	僵蚕 15g
鸡血藤 30g	当归 10g	升麻 15g	蜈蚣 2 条
炒三仙各 30g	川牛膝 15g	莪术 10g	甘草 6g
生姜 3 片	大枣 5 枚		

14 剂，日 1 剂，水煎服。

【**随访**】服该方 3 个月后，患者下肢活动不利较前有所好转，但仍有言语不利，对上方略加调整，并加服西黄解毒胶囊以解毒抗癌，病情控制尚稳定。

— 分析 —

该患者为晚期肺癌，多发骨转移，脑转移放疗后、化疗后。当前的中医药治疗当以控制瘤体、带瘤生存，延长生存期为主要目标。

本案患者症见：活动不利，语言不利，乏力，气短，偶咳嗽，汗不多，纳可，眠可，二便调。舌淡，脉沉取无力。四诊合参，辨证属脾肾两虚证。中医治以健脾补肾，宣肺解毒，化痰通络。病性属本虚标实、以虚为主，故朴老方用大补元煎加减治疗；服药后乏力、气短较前好转，但仍活动不利，语言不利，纳可，眠可，二便调，舌淡，脉弱。朴老调整治法为健脾补肾、益气活血，并伍虫类药物以通络解毒，此法乃借鉴补阳还五汤。服该方3个月后，患者下肢活动不利较前有所好转，但仍有言语不利，对上方略加调整，并加服西黄解毒胶囊以解毒抗癌，病情控制尚稳定。

体会

朴老认为，放疗引起的毒副作用主要表现在组织损伤及对骨髓的抑制方面。合理应用中药对放疗后反应进行综合调理，可以减轻头颈部放疗引起的口干、咽燥等热毒伤阴、气阴两虚症状；可缓解急性放射性肺炎引发的咳嗽、肺通气障碍等症状。大剂量放射治疗均可引起皮肤色素沉着，依据中医望诊里五脏配五色，肾主黑色，因此采用补肾温阳、活血化瘀法治疗，药用济生肾气丸加减。研究表明，中药黄芪的主要成分黄芪总黄酮可清除体内自由基、防止放疗所致组织细胞损伤、保护 SOD 活性，减少肺癌术中放疗时肺组织充血、胸膜粘连和食管黏膜糜烂等损伤。

补阳还五汤出自清代王清任著的《医林改错》一书。由黄芪、赤芍、川芎、当归、地龙、桃仁、红花7味药组成。方中重用黄芪补气，与活血化瘀药配伍，功在益气活血，主治气虚血瘀之中风。朴老根据其益气活血通络功效，应用于脑转移致肢体活动不利等症，常获良效。同时，朴老认为本方运用时应注意黄芪之用量大而当归轻。

（郑红刚）

病案七 李某，男性，58 岁。

初诊：2013 年 6 月 26 日。

【**主诉**】发现左肺部占位 2 个月。

【**现病史**】患者左肋弓处疼痛不适 2 年，2013 年 4 月在当地医院 CT 示：左肺占位。按结核抗炎、抗感染治疗，症状加重，出现胸背痛、咳嗽、咳白色黏痰，2013 年 6 月在上海复旦肿瘤医院就诊，PET-CT 示：左肺门转移，左胸腔积液。目前对症支持治疗。

【现症】胸背、肝区疼痛，咳嗽，咳痰，胸闷气短，乏力，汗多，纳差，眠差，大便干，小便可，发病以来体重下降10kg。舌淡苔白，脉弦。

【辅助检查】2013年6月11日在复旦肿瘤医院行PET-CT示：左肺门转移，左锁骨上淋巴结，左胸膜及多处骨转移，左胸腔积液。2013年6月19日查CEA：123.53ng/ml，CYFR21：11.35ng/ml。

【西医诊断】左下肺癌，左肺门、锁骨上淋巴结转移，左胸腔积液。

【中医诊断】肺积（肝郁脾虚）。

【治法】疏肝理气，健脾祛湿。

【处方】柴胡 10g	白芍 12g	延胡索 10g	徐长卿 15g
白术 15g	山药 15g	枳壳 10g	益智仁 15g
陈皮 10g	法半夏 9g	黄芪 30g	太子参 15g
炒三仙各 30g	枸杞 15g	白豆蔻 5g	甘草 6g
生姜 3 片	大枣 5 枚		

14剂，每日1剂，水煎服。

【中成药】西黄解毒胶囊2粒/次，每日3次。

二诊：2013年8月8日。患者胸背、肝区疼痛缓解，但仍咳嗽、咳痰，胸闷气短，乏力，纳可，眠可，二便调。舌淡，脉弱。

【治法】健脾祛湿，泻肺逐饮。

【处方】陈皮 10g	法半夏 9g	黄芪 30g	太子参 15g
龙葵 10g	椒目 15g	防己 10g	葶苈子 15g
白术 15g	山药 15g	枳壳 10g	益智仁 15g
炒三仙各 30g	枸杞 15g	白豆蔻 5g	甘草 6g
生姜 3 片	大枣 10 枚		

14剂，日1剂，水煎服。

三诊：2013年8月29日。患者服该方后，左侧胸腔积液得以控制，胸闷气短、乏力缓解，但仍有咳嗽、咳痰。

【处方】朴老对上方略加调整，去攻逐水饮之品，伍以白花蛇舌草、土茯苓、生薏仁、浙贝母，并加服肺瘤平膏以解毒抗癌。

【随访】目前病情控制尚稳定。

— 分析 —

该患者为晚期肺癌、多发骨转移，当前的中医药治疗当以控制瘤体、带瘤生存，延长生存期为主要目标。

本案患者症见：胸背、肝区疼痛，咳嗽，咳痰，胸闷气短，乏力，汗多，纳差，眠差，大便干，小便可，发病以来体重下降 10kg，舌淡苔白，脉弦。四诊合参，辨证属肝郁脾虚证。中医治以疏肝理气，健脾祛湿。病性属本虚标实、以虚为主，故朴老方用四逆散加减治疗；服药后胸背、肝区疼痛缓解，但仍咳嗽，咳痰，胸闷气短，乏力，纳可，眠可，二便调，舌淡，脉弱。朴老调整治法为健脾祛湿、泻肺逐饮。前方加用葶苈大枣泻肺汤及己椒苈黄汤。服该方后，患者左侧胸腔积液得以控制，朴老对上方略加调整，去攻逐水饮之品，伍以白花蛇舌草、土茯苓、生薏仁、浙贝母，并加服肺瘤平膏以解毒抗癌，目前病情控制尚稳定。

从本案中可看出朴老临证随机活变，当患者标实（疼痛、胸水）表现突出时，急则治其标（理气止痛、攻逐水饮），并非一味针对原发病灶进行治疗，当标实得解，治疗则回归本源。

体会

药对、药组的合理使用，往往能起到事半功倍之效，朴老治疗胸水常用药物为：葶苈子、大枣、花椒目、龙葵等，即葶苈大枣泻肺汤加减。

椒目苦寒，归肺、肾、膀胱经，功可消饮逐水、顺气降逆。龙葵性味苦寒，具有清热解毒、活血消肿的作用。《本草纲目》载龙葵能"消热散血"。《救荒本草》载其："敷贴肿毒金疮，拔毒。"两药均善化痰饮，合用相辅相成，功专消饮通痹、逐饮宽胸，朴老常用于治疗肺癌伴胸腔积液者，取得满意效果。

针对胸腹水，朴老也常用己椒苈黄丸，该方治以水饮内停，郁而化热，积聚肠间为主要病机者。水走肠间，一则阻滞气机，使腑气不通；二则使水不化津，津不上传；三则病及肺，使肺不能通调水道，往下输送到膀胱，故患者腹满便秘。本方中防己、椒目、葶苈子均可以利水。其中，防己长于清湿热，椒目消除腹中水气，葶苈子能泄降肺气、消除痰水。另外，大黄能泻热通便。肿瘤患者，体质偏弱，朴老常将该方中的大黄改为缓泻药物或不用，也体现出他处处注意顾护患者正气的思想。

（郑红刚）

病案八 孙某，男性，42岁。

初诊：2013 年 5 月 23 日。

【主诉】痰中带血 3 个月。

【现病史】2013 年 2 月出现痰中带血 1 次，未重视，4 月 16 日再次痰中带血，无明显咳嗽症状，当地医院查 X 片示"左上肺阴影"，CT 示"左上肺占位"，4 月 20 日于中国人民解放军总医院行穿刺，病理示"低分化腺癌"。头颅 CT 示"脑转移"，给予全脑照射＋局部靶向照射治疗，同时给予多西他赛＋顺铂化疗 2 周期，化疗期间偶有恶心、纳差，血象正常。

【现症】轻咳，偶痰中带血，偶恶心，纳差，眠可，二便调。舌略暗，苔薄，脉缓。

【西医诊断】左上肺癌脑转移，全脑照射后，化疗中。

【中医诊断】肺积（痰湿蕴肺，上蒙清窍）。

【治法】健脾利湿，解毒通络。

【处方】

菖蒲 15g	郁金 10g	土茯苓 15g	川芎 10g
陈皮 10g	姜半夏 9g	茯苓 15g	沙参 10g
枸杞 15g	连翘 10g	石斛 10g	女贞子 15g
生白术 15g	黄芪 30g	山药 15g	炒三仙各 30g
甘草 6g			

【中成药】西黄解毒胶囊 2 粒/次，每日 3 次；生血丸，每次 5g，每日 3 次。

二诊：2013 年 6 月 27 日。放疗，γ 刀治疗结束，化疗 2 次。自 11 日开始服用吉非替尼，纳眠可，汗不多，痰不带血，大便略稀软。舌淡红净，脉缓。

【处方】

菖蒲 10g	郁金 10g	僵蚕 10g	全蝎 3g
川芎 10g	土茯苓 15g	金荞麦 15g	白英 15g
薏苡仁 15g	黄芪 30g	太子参 15g	白术 15g
炒三仙各 30g	荷梗 10g	菟丝子 15g	甘草 6g

【中成药】软坚消瘤片 4 片/次，每日 3 次。

— 分析 —

该患者为晚期肺癌、脑转移、放化疗后，当前的中医药治疗当以控制瘤体、带瘤生存，延长生存期为主要目标。

本案患者症见轻咳，偶痰中带血，偶恶心，纳差，眠可，二便调，舌略暗，苔薄，脉缓。四诊合参，辨证属痰湿蕴肺、上蒙清窍证。中医治以健脾利湿、解毒通络。病性属本虚标实、以实为主，故朴老方用二陈汤和半夏白术天麻汤加减治疗；服药后咳嗽、痰中带血较前缓解，但仍纳眠可，汗不多，痰不带血，大便略稀软。舌淡红净，脉缓。二诊时，患者已经完成放化疗，正在接受靶向治疗中，朴老认为此时患者证型已发生变化，属脾肾两虚证，调整治法为健脾益肾，通络散结。前方依法调整并加用虫类药物以通络散结。从本案中可看出朴老临证随机活变，当患者接受的西医治疗方式发生转变的时候，相应的中医辨证也发生了变化，放化疗期间肺癌患者辨证大多为气阴两虚型，靶向治疗期间的肺癌患者多辨证为脾肾两虚和气阴两虚。放化疗期间患者多因其毒副作用难以耐受，多为消化道反应，故同时加用生血丸以益气生血。

体会

靶向治疗是指以标准化的生物标记物来识别是否存在某种疾病特定的控制肿瘤生长的基因或基因谱，以此确定针对特异性靶点的治疗方法。某些肿瘤是由于单一致癌基因的异常激活而形成并依赖于该异常基因的激活，这种现象称为致癌基因依赖。识别可用药的致癌驱动因子创造了可使用高效治疗性干预的可能性，已经有识别致癌驱动因子包括 KRAS、EGFR、EML4-ALK 等。

根据靶向部位的不同，又可以将肿瘤靶向治疗分为两大类，即肿瘤细胞靶向治疗和肿瘤血管靶向治疗。肿瘤细胞靶向治疗是利用肿瘤细胞表面的特异性抗原或受体作为靶向，而肿瘤血管靶向治疗则是利用肿瘤区域新生毛细血管内皮细胞表面的特异性抗原或受体起作用。虽然那些针对肿瘤细胞的单克隆抗体的靶向特性在某种程度上提高了局部肿瘤组织内的浓度，但由于这些大分子物质要到达肿瘤细胞靶区，仍然需要通过血管内皮细胞屏障，这一过程是相对缓慢的，而血管靶向药物则有很大的优势，在给药后可以迅速高浓度地积聚在靶标部位。

中药及中药复方具有"天然组合化学库"之称，作用机制可能是"多靶作用"，即复方中多种成分以低于它们某一单体治疗剂量进入人体后，有选择地反复作用于某种疾病的多个直接靶点（治标）和间接靶点（治本），从而达到治疗疾病的目的。因此中医药与手术、放疗、化疗等局部杀灭方法最大的不同是强调整体调节，充分调动机体的防御及免疫监视机制，发挥多层次、多环节、多靶点的综合调节作用，从整体调节机体脏腑、经络、阴阳、气血功能，做到"正气内守"，通过自身调节，"泻其有余，补其不足"，达到"阴阳平复"。

　　中药的这种调节作用有可能抑制肿瘤及肿瘤术后亢进的促血管生成因子，恢复其与抑制因子之间的平衡，抑制肿瘤血管生成，从而有助于减少肿瘤组织局部血液供应，通过缺血、缺氧等饥饿方式限制肿瘤的增殖并阻断其入血扩散的途径，消除术后残留癌细胞生存及转移的环境，消灭残存的癌细胞，防止肿瘤的复发和转移。此外，中药的不良反应相对小，无骨髓毒性，在用药上可保持一定的连续性，在抑制肿瘤血管生成、防止和控制肿瘤转移方面有较大优势。

（郑红刚）

病案九　丁某，女性，66 岁。

初诊：2013 年 1 月 10 日。

【**主诉**】左肺癌术后 2 月余。

【**现病史**】2012 年 11 月 23 日在北大肿瘤医院行左上肺癌切除术，病理：中低分化腺癌，肿物大小 3.5cm×1.5cm，LN1/1，$T_3N_1M_0$。术后 TP 方案化疗，因对紫杉醇过敏停化疗药。

【**现症**】左胸部不适，咳嗽，痰不多，纳可，大便可，多汗，腰酸，术后 CEA 等正常。舌淡红，苔黄厚，脉弱。

【**既往史**】无高血压和糖尿病病史。

【**西医诊断**】左上肺癌切除术后。

【**中医诊断**】肺积（肺脾气虚）。

【**治法**】健脾益气，宣肺化痰。

【**处方**】

沙参 10g	桔梗 9g	黄芪 30g	太子参 15g
土茯苓 15g	白英 15g	白术 15g	防风 10g
山萸肉 15g	煅牡蛎 15g	女贞子 15g	菟丝子 15g
炒三仙各 30g	陈皮 10g	杏仁 9g	甘草 6g
生姜 3 片	大枣 5 枚		

14 剂，每日 1 剂，水煎服。

二诊：2013 年 6 月 27 日。化疗 4 次，2013 年 4 月 16 日结束。患者时有胸闷，不咳嗽，无痰，纳呆，大便正常，燥热。舌淡红，苔薄，脉较前有力。

【**处方**】

沙参 10g	桔梗 9g	黄芪 30g	太子参 15g
全瓜蒌 15g	薤白 10g	法半夏 9g	薏苡仁 15g
土茯苓 15g	金荞麦 15g	栀子 10g	荷梗 10g

炒三仙各 30g　　　女贞子 15g　　　白术 15g　　　甘草 6g
生姜 3 片　　　大枣 5 枚

14 剂，每日 1 剂，水煎服。

— 分析 —

该患者为肺癌术后、化疗中，当前的中医药治疗当以减轻毒副作用、增强临床疗效、延长生存期为主要目标。术后辅助治疗，可以减轻手术带来的损伤，有利于术后康复，并减少复发或转移，延长生存期，同时还可为患者接受放化疗创造条件；对于术后患者常出现的气短、乏力、汗出、恶风等元气亏损、卫表不固的症状，采用玉屏风散加味治疗，可明显改善症状，加速体力恢复，防止上呼吸道感染；对于术后出现的食欲减退、腹部胀满、神疲乏力、便秘等，应用益气健脾、和胃消导中药（如补中益气汤、香砂养胃丸、参苓白术散等）治疗后，上述症状明显改善，患者生活质量也得到提高。

本案患者症见：左胸部不适，咳嗽，痰不多，纳可，大便可，多汗，腰酸，术后 CEA 等正常，舌淡红，苔黄厚，脉弱。四诊合参，辨证属肺脾气虚证。中医治以健脾益气、宣肺化痰。病性属本虚标实、以虚为主，故朴老方用参苓白术散加减治疗；该患者术后有汗出、恶风等元气亏损、卫表不固的症状，朴老加用玉屏风散加味治疗；二诊时患者已完成化疗，时有胸闷，不咳嗽，无痰，纳呆，大便正常，燥热，舌淡红，苔薄，脉较前有力。朴老调整治法为健脾祛湿、扶正解毒。前方去玉屏风散，针对胸闷加用瓜蒌薤白半夏汤以宽胸理气。从本案中可看出朴老临证的点滴经验，针对患者术后出现卫表不固的症状时加用玉屏风散，而出现胸闷气短的症状时则伍以瓜蒌薤白半夏汤。

体会

肺癌的发病率和死亡率呈逐年上升趋势。一旦发现或确诊往往已属晚期。目前为止，肺癌的主要治疗手段是手术、放疗、化疗及生物治疗，在我国还有中医治疗。

由于有了中医治疗，肺癌患者受益不少。例如手术后的肺癌患者服中药加快了康复，接受化疗或放疗的肺癌患者服中药减轻了这些治疗的毒副作用，有的还提高了治疗效果。还有化疗、放疗间歇期或结束后，长期服用中药提高了他们的免疫功能，改善了他们的生活质量。有些不宜手术、放化疗的晚期患者，中药治疗在改善他们的症状、延长生命等方面都有一定的作用。实践证明中医药在防治肺癌中起了很重要的作用。

朴老认为，中药复方煎剂或者研制中成药，虽然比较安全，无明显的毒副作用，对肿瘤而言，有一定的抑制作用，可延缓肿瘤生长，但目前为止还没有像化疗药物那样缩小肿瘤的功效。正因为如此，当肿瘤存在，可以手术、放疗、化疗的时候，不能放弃这个机会，同时结合中医药相治疗，这种做法是比较合理的。

（郑红刚）

病案十　鲁某，女性，54 岁。

初诊： 2012 年 9 月 13 日。

【**主诉**】右肺癌术后半个月。

【**现病史**】2012 年 8 月 29 日在北京医院行右中叶癌手术，切中上叶。病理：腺癌中分化，部分黏液型，乳头型。LN 0/8。

【**现症**】乏力，汗多，纳可，大便不稀，轻咳，痰不多。舌略暗苔薄，脉细。

【**既往史**】无糖尿病和高血压病史。

【**西医诊断**】右肺中叶癌，中上叶切除术。

【**中医诊断**】肺积（肺脾气虚）。

【**治法**】健脾益气，宣肺化痰。

【**处方**】

黄芪 30g	白术 15g	防风 10g	煅牡蛎 15g
山萸肉 15g	射干 10g	桔梗 9g	玄参 10g
土茯苓 15g	半枝莲 20g	陈皮 10g	枸杞 15g
女贞子 15g	炒三仙各 30g	甘草 6g	

14 剂，每日 1 剂，水煎服。

【**中成药**】肺瘤平膏，每次 20g，每日 2 次。

二诊： 2012 年 9 月 27 日。肿瘤大小 3cm×1.5cm×1cm。咳减，出汗略减，纳少，大便成形，北京医院给以吉非替尼，每次 0.25g，每日 1 次。舌略暗，苔黄，脉弱。

【**处方**】前方去防风、射干、玄参、女贞子，加益智仁 15g、山药 15g、补骨脂 10g、五味子 10g。14 剂，每日 1 剂，水煎服。

【**中成药**】西黄解毒胶囊 2 粒 / 次，每日 3 次。

三诊： 2012 年 10 月 11 日。服吉非替尼中，无腹泻，手足凉，怕凉，汗不多，纳可，眠差，脉弱。舌淡红，苔薄黄。

【处方】黄芪 30g　　太子参 15g　　白术 15g　　防风 10g
　　　　菟丝子 15g　　淫羊藿 10g　　女贞子 15g　　枸杞 15g
　　　　土茯苓 15g　　薏苡仁 15g　　莪术 9g　　　炒三仙各 30g
　　　　补骨脂 10g　　五味子 10g　　陈皮 10g　　甘草 6g

14 剂，每日 1 剂，水煎服。

四诊：2012 年 10 月 25 日。患者大便不爽，手足凉，气短，眠可，汗不多。舌淡红，脉弱。

【处方】前方去防风、菟丝子、枸杞、莪术，加芡实 15g、石斛 10g、鸡血藤 15g、炙附子 6g。14 剂，每日 1 剂，水煎服。

五诊：2012 年 11 月 8 日。患者大便较前好，手不凉，气短。舌淡红，脉较前有力。

【处方】黄芪 30g　　太子参 15g　　白术 15g　　菟丝子 15g
　　　　淫羊藿 10g　　女贞子 15g　　白英 15g　　甘草 6g
　　　　土茯苓 15g　　薏苡仁 15g　　桂枝 6g　　炙附子 6g
　　　　补骨脂 10g　　五味子 10g　　栀子 10g
　　　　白花蛇舌草 15g

14 剂，每日 1 剂，水煎服。

六诊：2012 年 12 月 6 日。患者服吉非替尼中，近 2 日腹泻，上腹胀，嗳气，纳呆，乏力。舌略暗净，脉弱。CA125：71 U/mL，AST、ALT 升高。

【处方】白术 15g　　山药 15g　　枳壳 10g　　益智仁 15g
　　　　土茯苓 15g　　金荞麦 15g　　穿山甲 15g　　薏苡仁 15g
　　　　陈皮 10g　　黄芪 30g　　菟丝子 15g　　补骨脂 10g
　　　　五味子 15g　　炒三仙各 30g　　肉豆蔻 5g　　甘草 6g

14 剂，每日 1 剂，水煎服。

拟重组人血管内皮抑制素治疗。

七诊：2012 年 12 月 20 日。患者服吉非替尼中，嗳气，无腹泻，大便每日 1 次，纳呆，乏力。舌同前，脉弱。

【处方】前方去金荞麦、穿山甲、菟丝子，加石斛 10g、半枝莲 20g、女贞子 15g。14 剂，每日 1 剂，水煎服。

八诊：2013 年 1 月 11 日。患者停服吉非替尼，不咳，少痰，大便不稀，上腹胀不明显，纳可，乏力，气短，眼胀，舌淡红，苔薄，脉弱。

【处方】沙参 10g　　　桔梗 9g　　　　黄芪 30g　　　太子参 15g

　　　　白术 15g　　　益智仁 15g　　　土茯苓 15g　　白英 15g

　　　　金荞麦 15g　　薏苡仁 15g　　　五味子 10g　　木瓜 15g

　　　　炒三仙各 30g　黄精 10g　　　　莪术 9g　　　甘草 6g

14 剂，每日 1 剂，水煎服。

九诊：2013 年 2 月 1 日。PET-CT：右肾上腺结节。CA125 下降。服吉非替尼治疗中，纳可，大便稀软好转，其他同前。舌淡红，略暗，脉弱。

【处方】黄芪 30g　　　太子参 15g　　　白术 15g　　　山药 15g

　　　　枳壳 10g　　　益智仁 15g　　　薏苡仁 15g　　陈皮 10g

　　　　炒三仙各 30g　补骨脂 10g　　　五味子 10g　　肉豆蔻 5g

　　　　山萸肉 15g　　土茯苓 15g　　　甘草 6g

14 剂，每日 1 剂，水煎服。

【中成药】健脾益肾颗粒，每次 10g，每日 2 次。

十诊：2013 年 2 月 7 日。患者肝功正常，CA125：55 U/mL，仍服吉非替尼。舌同前，脉弱。

【处方】前方去枳壳、陈皮、山萸肉，加苏梗 10g、郁金 10g、夏枯草 15g。14 剂，每日 1 剂，水煎服。

十一诊：2013 年 3 月 7 日。病情大致同前，仍服吉非替尼，纳差，眠差，气短。舌淡红，脉弱。

【处方】柴胡 30g　　　白芍 12g　　　枳壳 10g　　　夏枯草 15g

　　　　黄芪 30g　　　太子参 15g　　　白术 15g　　　金荞麦 15g

　　　　白英 15g　　　炒三仙各 30g　　陈皮 10g　　　肉豆蔻 5g

　　　　五味子 10g　　桔梗 5g　　　　甘草 6g

14 剂，每日 1 剂，水煎服。

【中成药】肺瘤平膏，每次 20g，每日 2 次。

十二诊：服吉非替尼中 CA125：43.3 U/mL。CT：胸水减少。含西洋参不能入眠，尚有皮肤疖肿。咳轻，晨起有痰，气短减，舌暗，脉弱。

【处方】去金荞麦、白英、桔梗，加草河车 10g、土茯苓 15g、杏仁 9g。14 剂，每日 1 剂，水煎服。

【中成药】软坚消瘤片 4 片 / 次，每日 3 次。

十三诊：2013 年 4 月 4 日。咽炎，左颈淋巴结肿大，鼻衄血，口咽干，纳可，大便干，尿少，无皮疹。舌略暗，脉弱。

【处方】

沙参 10g	麦冬 10g	桔梗 9g	黄芩 10g
虎杖 15g	土茯苓 15g	夏枯草 15g	莪术 9g
石斛 10g	女贞子 15g	生白术 15g	山药 15g
五味子 10g	炒三仙各 30g	陈皮 10g	甘草 6g

14 剂，每日 1 剂，水煎服。

十四诊：2013 年 4 月 11 日。服前方腹痛后排便，咽不痛。舌淡红，略暗，脉弱。

【处方】前方去黄芩、虎杖、夏枯草、石斛，加薏苡仁 15g、陈皮 10g、柴胡 10g、白芍 12g。14 剂，每日 1 剂，水煎服。

十五诊：B 超示：左肾上腺肿大，CA125：1.6 U/mL。无腹痛，服软坚消瘤片后上逆，纳可，大便可。舌淡红，略暗，脉弱。

【处方】

沙参 10g	麦冬 10g	桔梗 9g	黄芩 6g
莪术 9g	夏枯草 15g	石斛 10g	女贞子 15g
生白术 15g	山药 15g	五味子 10g	炒三仙各 30g
郁金 10g	白英 15g	柴胡 10g	白芍 12g
甘草 6g			

14 剂，每日 1 剂，水煎服。

十六诊：患者感乏力，纳可，腿软，大便正常。舌淡红，脉弱。

【处方】

黄芪 30g	太子参 15g	白术 15g	山药 15g
桔梗 9g	沙参 10g	陈皮 10g	柴胡 10g
升麻 6g	当归 10g	土茯苓 15g	莪术 9g
枸杞 15g	女贞子 15g	炒三仙各 30g	甘草 6g

14 剂，每日 1 剂，水煎服。

【中成药】软坚消瘤片 4 片 / 次，每日 3 次。

十七诊：2013 年 6 月 26 日。患者乏力感明显，腿软，汗多，大便稀软，怕冷，纳可，舌淡红，脉较前有力。

【处方】

薏苡仁 15g	杏仁 9g	白豆蔻 5g	桃仁 10g
土茯苓 15g	炒三仙各 30g	山萸肉 15g	栀子 6g
菟丝子 15g	山药 15g	甘草 6g	

14 剂，每日 1 剂，水煎服。

【中成药】同前。

— 分析 —

该患者为肺癌术后、靶向治疗中，当前的中医药治疗当以减轻毒副作用、防复发转移、延长生存期为主要目标。该患者接受靶向治疗期间出现了一些常见的副作用，如皮疹、腹泻等。

本案患者症见左胸部不适，咳嗽，痰不多，纳可，大便可，多汗，腰酸，术后 CEA 等正常，舌淡红，苔黄厚，脉弱。四诊合参，辨证属肺脾气虚证。中医治以健脾益气、宣肺化痰。病性属本虚标实、以虚为主，故朴老方用参苓白术散加减治疗；该患者术后有汗出、恶风等元气亏损、卫表不固的症状，朴老加用玉屏风散加味治疗；二诊时患者已开始接受靶向治疗（吉非替尼，每次 0.25g，每日 1 次），症见咳减，出汗略减，纳少，大便成形，舌略暗，苔黄，脉弱。此后的十六次复诊，朴老调整治法为健脾益肾、解毒抗癌。前方去玉屏风散，方选补中益气汤加减，针对靶向治疗中出现的腹泻，加用四神丸以益肾固肠。从本案中可看出朴老临证的点滴经验，针对患者接受靶向治疗期间的辨证，认为属脾肾两虚证，在用中药汤剂治疗的同时，常加用健脾益肾颗粒以扶正培本，而针对出现腹泻的症状时则伍以四神丸治疗。

体会

靶向治疗期间，经常会出现一些误区，比如作用大小和药物有效率是否相关？有人担心中药减轻了靶向药物的副作用，是否也意味着降低了其疗效？

朴老指出，靶向药物副作用的出现以及副作用的大小和药物的有效程度没有绝对的关系。有不少医生和患者认为服用吉非替尼以后，如果出现副作用就说明吉非替尼对于患者有效，反之无效，其实这个观点不完全正确。有一些服用吉非替尼的患者在服药以后没有出现任何的副作用，但是效果却出奇的好，而有些患者在服用吉非替尼以后皮疹非常厉害，满脸是大疙瘩，或者一天腹泻很多次，几乎脱水，但是却没有效果或者效果很一般，这些病例说明副作用和吉非替尼是否有效是没有绝对关系的。但是，绝大部分患者，是有副作用出现的同时，效果也很不错，但是不能根据副作用的大小来判断吉非替尼是否有效，判断吉非替尼是否有效的最好的办法有以下两种。

1. 通过影像来判断

通过复查，从影像上看看肿块是否缩小或者不增长来判断疗效。

2. 通过症状来判断

如果患者症状明显，可以根据患者的症状是否得改善来直观判断，比如疼痛减轻、呼吸困难消失、侵犯的组织症状消失！

由此可见，在靶向治疗期间合理使用中药，可以起到减毒增效的作用。

（郑红刚）

病案十一 卓某，男，63 岁。

初诊：2012 年 9 月 5 日。

【**主诉**】咳嗽反复发作 3 个月。

【**现病史**】3 个月前患者受凉后出现咳嗽、喘憋、咳吐白黏痰，到北大医院就诊，查胸部 CT 示右肺占位，穿刺病理示肺泡癌。随后行右肺上叶癌切除及纵隔淋巴结清扫术，术后病理示肺泡癌，淋巴结转移 0/9，$T_2N_0M_0$。术后未行化放疗。

【**既往史**】患有糖尿病 10 年。

【**现症**】胸闷、气短，干咳，纳可，进食后腹胀，大便头干后稀，睡眠可。舌淡红，苔白，脉弱。

【**西医诊断**】右肺上叶癌切除术后 I_b 期（$T_2N_0M_0$）。

【**中医诊断**】肺积（肺脾气虚）。

【**治法**】补益脾肺。

【**处方**】

沙参 10g	桔梗 9g	黄芪 30g	太子参 15g
土茯苓 15g	半枝莲 20g	莪术 9g	薏苡仁 20g
生白术 20g	防风 10g	女贞子 15g	肉苁蓉 15g
炒三仙各 10g	枸杞 15g	山药 15g	甘草 6g

14 剂，每日 1 剂，水煎服。

二诊：2012 年 9 月 27 日。患者药后尚好，咳嗽减轻，胸闷气短减轻，大便稀，眠可，舌淡红，苔白，脉细。

【**处方**】原方去莪术、防风、山药，加僵蚕 15g、益智仁 20g、肉桂 5g，调理巩固。14 剂，每日 1 剂，水煎服。

— 分析 —

本例为肺癌术后患者，肺脾气虚，以补肺健脾益肾为主，如黄芪、太子参、枸杞、女贞子、白术、山药等；患者咳嗽，以沙参、桔梗，入肺经，养阴止咳；扶正不忘祛邪，配合生薏苡仁、土茯苓、莪术，软坚化痰祛瘀，断癌瘤生成之源。二诊时加益智仁、肉桂，加强温肾健脾，扶助正气；僵蚕，咸辛平，化痰散结，祛邪而不伤正。

体会

肺癌病机，不离肺脾。肺居上焦，脾位中焦，因"肺手太阴之脉，起于中焦"，故其经脉联属构成了肺脾间生理、病理相互联系、相互作用的基础。肺脾同为太阴，在气血阴阳的盛衰、消长变化过程中，具有同步变化的趋势，故在病理上常相互影响，或脾病及肺，或肺病及脾。脾属土而生肺金，故脾为肺之母，肺所主之气、所布之津来源于脾所升清上散之水谷精气与津液，即李东垣所言："饮食入胃，而精气先输脾归肺。"故脾气充足则肺健气旺，宗气充盛，脾气不足则肺气虚少，宗气不足，即"土不生金"，所以李东垣提出了"脾胃一虚，肺气先绝"之论，故临床上肺脾气虚每多并见，常用"培土生金"之法治之。脾居中焦，主转输津液、运化水湿，具吸收、输布水液之功，而肺主宣发肃降、通调水道，乃水之上源，故人之津液转输敷布必依肺脾健运方臻正常。脏腑虚损，以肾为根。肺癌发病，脏虚为本，而肾虚为根。首先，肾所藏之精是人生殖、生长、发育的物质基础，同时肾中精气还是激发、推动各脏腑功能活动的原动力。其次，肾与五脏功能密切相关。

（林飞）

病案十二 沈某，男，63 岁。

初诊： 2012 年 9 月 12 日。

【主诉】 发现右肺阴影 1 个月。

【现病史】 患者于 2012 年 8 月查胸片示右肺阴影，经抗炎治疗无效，于武警北京总队第二医院查 PET-CT 示：① 右肺上叶占位伴高代谢，考虑恶性，周围型肺癌可能性大。② 双肺多发小结节，纵隔内多发肿大淋巴结浓聚，转移不除外。③ 双侧肺气肿，两肺间质性病变。

【既往史】 既往无内科疾病，吸烟 40 年，2 包 / 日。

【现症】胸闷，气短，偶有咳嗽，痰少，畏冷，纳可，眠佳，大便偶有不畅，时有尿不尽。舌暗红，苔薄，脉缓有力。

【西医诊断】右肺上叶癌，双肺转移Ⅳ期。

【中医诊断】肺积（肺气亏虚，痰瘀互阻）。

【治法】补肺化痰，解毒祛瘀。

【处方】

沙参 10g	桔梗 9g	麦冬 10g	杏仁 9g
射干 10g	前胡 10g	土茯苓 20g	白英 15g
陈皮 10g	姜半夏 9g	炒三仙各 10g	黄芪 30g
太子参 15g	白术 15g	女贞子 15g	山药 15g
甘草 6g			

14 剂，每日 1 剂，水煎服。

【中成药】益肺清化颗粒，每次 10g，每日 3 次。

二诊：2012 年 9 月 26 日。患者药后尚好，胸闷、气短减轻，纳眠可，二便正常。舌暗红，苔薄，脉缓。

【处方】前方去麦冬、前胡、白英、姜半夏，加半枝莲 20g、金荞麦 15g、生薏苡仁 20g、枸杞 15g。14 剂，每日 1 剂，水煎服。

— 分析 —

方中沙参、桔梗、麦冬、杏仁养阴润肺，治疗病之本；射干、陈皮、姜半夏、前胡利湿、降气化痰，疗病之标；土茯苓、白英解毒化痰，软坚散结，控制病情；黄芪、太子参、白术、山药、女贞子等培土生金，补气健脾益肾，扶助正气而祛邪。二诊，因患者以中药治疗为主，邪毒内结已久，病已深重，故加半枝莲、金荞麦、生薏苡仁，以加强化痰散结、解毒抗癌之功。合用益肺清化颗粒，加强补肺解毒抗癌治疗。

体会

脏腑阴阳失调、正气内虚是患病的主要内在原因，肺、脾、肾三脏气虚均可致肺气不足，加之长年吸烟，热灼津液，阴液内耗，致肺阴不足，气阴两虚，升降失调，外邪得以趁虚而入，客邪留滞不去，气机不畅，血行瘀滞，久而成为积块。邪毒侵肺，气机不畅，气滞血瘀，痰气互阻，故有胸闷、气短等症状。方中祛邪扶正成为主要的治疗原则。

（林飞）

病案十三 袁某，女，46 岁。

初诊：2012 年 10 月 10 日。

【主诉】右肺癌术后 3 个月。

【现病史】患者于 2012 年 7 月体检发现右肺占位，大小 3cm×3cm×2cm，右侧有少量胸腔积液，后于民航总医院行右肺癌切除术，术后病理示中分化腺癌，淋巴结转移 8/11，术后行 PTX+CBP 方案化疗，已化疗 3 个周期，目前还在化疗中，化疗期间不良反应尚可。

【现症】乏力，气短，腿软，痰不易咳出，纳可，大便正常。舌略暗，苔薄，脉弱。

【西医诊断】右肺上叶癌术后化疗后，右胸腔积液Ⅲ$_b$ 期。

【中医诊断】肺积（肺脾气虚）。

【治法】补肺健脾。

【处方】

葶苈子 15g	龙葵 15g	椒目 10g	甘草 6g
生黄芪 30g	太子参 15g	沙参 10g	桔梗 9g
陈皮 10g	姜半夏 9g	茯苓 15g	女贞子 15g
菟丝子 15g	炒三仙各 30g	白术 15g	防风 10g
大枣 5 枚			

14 剂，每日 1 剂，水煎服。

【中成药】生血丸，每次 5g，每日 3 次。

— 分析 —

此患者以葶苈大枣泻肺汤合龙葵、椒目泻肺利水，减轻胸腔积液；沙参、桔梗润肺止咳疗肺之本；陈皮、姜半夏、炒三仙降逆止呕，行气化滞，调理脾胃功能；黄芪、太子参、女贞子、菟丝子、白术益气健脾扶正，恢复机体功能，保障患者顺利完成化疗。生血丸为补气养血之品，化疗期间使用补肾健脾，填精补髓，保护血象。

体会

肺癌患者在术后或放疗后进行化疗可以减少复发，提高治愈率。多数抗肿瘤药物均有一定的毒性，常见的不良反应有消化道反应、血液学毒性等。化疗期间总的治疗原则是以扶正气为主。

（林飞）

病案十四 赵某，男，68岁。

初诊： 2011年12月28日。

【主诉】左肺癌术后半年余。

【现病史】患者于2011年4月11日在中国医学科学院肿瘤医院行左全肺切除术，术后病理示左肺鳞癌，$T_4N_1M_0$，术后给予4周期吉西他滨+顺铂化疗，1个疗程放疗，末次治疗时间为2011年9月。

【既往史】既往体健。

【现症】胸闷、气短，乏力，汗多，纳可，大便可，头晕，睡眠差。舌淡红，苔薄，脉弱。

【西医诊断】左肺鳞癌全切术后，放化疗后$Ⅲ_b$期（$T_4N_1M_0$）。

【中医诊断】肺积（痰浊阻肺）。

【治法】补肺化痰。

【处方】

全瓜蒌15g	薤白10g	法半夏9g	陈皮10g
土茯苓20g	生薏苡仁20g	白英15g	莪术9g
炒三仙各10g	黄芪30g	白术15g	女贞子15g
益智仁15g	酸枣仁20g	甘草6g	

14剂，每日1剂，水煎服。

— 分析 —

本例为肺鳞癌术后兼放化疗后患者，肺气亏虚，以补肺化痰为主。方中用全瓜蒌、薤白宽胸通阳；法半夏、陈皮、生薏苡仁、土茯苓化痰利湿；黄芪、白术、益智仁、女贞子补肺健脾益肾；酸枣仁养心安神；白英、莪术解毒化瘀祛邪。

体会

中医药治疗肺癌术后放化疗的患者，从健脾补肾、益气补肺的治则出发，从根本上调节患者的阴阳、气血、脏腑功能，扶助正气，适当配合活血化瘀、化痰散结、清热解毒之品攻毒祛邪，以减少痰瘀的形成，并注意调畅情志。运用中医药，可提高患者的免疫功能，抑制肿瘤细胞增殖，防止其转移，化放疗减毒增效，扶正不忘祛邪，从而使人瘤达到一个稳定的状态，助患者实现带瘤生存。

（林飞）

鼻 咽 癌

病案一 韦某，男，19岁。

初诊：2008年9月18日。

【主诉】反复耳道渗液1个月余。

【现病史】患者主因反复发作分泌性中耳炎，左颈部及左侧舌根麻木，间歇性不明原因晕倒等症，于2008年7月23日在当地医院行头颅MRI以及鼻咽腔镜检查，提示：左侧鼻咽占位性病变。鼻咽腔镜活检提示：鼻咽部低分化鳞癌。颈部超声示：双颈部淋巴结转移。诊断为鼻咽癌，$T_4N_2M_0$，IV_a 期。于8月4日在中国人民解放军总医院行放化疗，今日结束。

【现症】咽干，咽痛，口腔溃疡，口中黏液分泌较多，伴有血丝，进食困难，眠可，大便偏干，3~4日一行，舌质红光，苔少，脉细弱。

【西医诊断】鼻咽癌，$T_4N_2M_0$，IV_a 期。

【中医诊断】失荣（火毒伤阴，气阴耗损）。

【治法】清热活血解毒，养阴益气健脾。

【处方】养阴清肺汤合圣愈汤加减。

麦冬10g	生地10g	沙参10g	丹皮10g
白芍12g	石斛10g	金银花10g	黄芪15g
生白术15g	山药15g	防风10g	女贞子15g
肉苁蓉15g	炒三仙各30g	土茯苓15g	甘草6g

30剂，每日1剂，水煎服。

【中成药】西黄解毒胶囊2粒/次，每日3次。

二诊：2008年10月23日。患者咽干，略痛，口中分泌黏液减少，无血丝，吞咽仍困难，味觉减退，食不知味，头皮遇热发痒，眠可，二便正常。血象检查：白细胞：2.8×10^9/L。舌淡红有齿痕，苔薄，脉细较前有力。

【辨证】阴伤未复，气血不足。

【处方】太子参15g	生白术15g	黄芪15g	当归10g
生地10g	沙参10g	石斛10g	肉苁蓉15g
枸杞15g	女贞子15g	防风10g	赤芍12g
白花蛇舌草15g	土茯苓15g	炒三仙各30g	甘草6g

30剂，每日1剂，水煎服。

【中成药】生血丸，每次 5g，每日 3 次。

三诊：2009 年 4 月 1 日。患者于中国人民解放军总医院复查，血象：白细胞：3.4×10^9/L，红细胞：4.58×10^{12}/L，血红蛋白：138g/L，血小板：253×10^9/L。肝肾功能正常。肿瘤标志物正常。颈部、浅表淋巴结、腹部超声：双颈部淋巴结（＋），大者约为 1.6cm×0.3cm，双锁骨上淋巴结（－），双肾、肾上腺未见异常。喉镜：鼻咽癌放疗后改变。胸片：未见异常。症状较前大减，口中分泌黏液基本正常，味觉较前好转，仍有咽干，偶有咽痛，头痛，纳可，眠差，梦多，二便正常。舌淡红，苔薄，脉缓。

【辨证】余毒未清，阴伤气耗。

【处方】

土茯苓 15g	金荞麦 15g	虎杖 15g	草河车 10g
莪术 9g	白芷 10g	川芎 10g	辛夷 10g
沙参 10g	石斛 10g	生地 15g	黄芪 30g
炒三仙各 30g	白术 15g	赤芍 12g	甘草 6g

30 剂，每日 1 剂，水煎服。

【中成药】同前。

【随诊】之后患者一直在朴老处就诊，朴老根据症状施治，如遇纳谷不香，则加白豆蔻、茯苓、猪苓、益智仁等；若见眠差，梦多易醒，则用酸枣仁、夜交藤、龙眼肉、煅牡蛎等；若见鼻塞、黄涕，则用黄芩、连翘、龙葵、川芎等；若见便溏，则用生薏苡仁、山药、益智仁、陈皮等；若见手脚发冷，则用黄芪、防风等；若见耳塞，则用僵蚕、夏枯草、玄参、赤芍等。

患者于 2010 年 7 月 29 日复查，鼻咽腔镜：放疗后改变。颈部、浅表淋巴结、腹部超声阴性。肿瘤标志物：未见异常。胸片：未见异常。

之后一直服用中药，并且定期在中国人民解放军总医院复查。2012 年 6 月 30 日复查结果：鼻咽腔镜：鼻咽黏膜光滑。双侧颈部、锁骨上淋巴结未见异常。血象：白细胞：3.88×10^9/L。肝肾功能未见异常。患者至今一直坚持服用中药，病情恢复良好。

— 分析 —

本案患者年龄较小，罹患此病，病情预后较好。常规放化疗之后火毒伤阴、气阴耗损而见咽干、咽痛、口腔溃疡、口中黏液分泌较多且伴有血丝、舌质红光、苔少、脉细弱等症，故而首诊治疗以清热活血解毒、养阴益气健脾为主，采用养阴清肺汤合圣愈汤加减治疗。养阴清肺汤原方载于喉科专著《重楼玉钥》，

154

是用来治疗白喉的常用方，现今临床将此方广泛用于肺热阴虚之证的肺系、咽喉疾病，方中生地、玄参养阴润燥、清肺解毒，为主药；辅以麦冬、白芍助生地、玄参养阴清肺润燥，丹皮助生地、玄参凉血解毒而消痈肿；佐以贝母润肺止咳、清化热痰，薄荷宣肺利咽，使以甘草泻火解毒、调和诸药。此案治疗，朴老师遵古而不泥古，易玄参为沙参，增加滋阴益气之力，加入石斛，有助麦冬、白芍、生地养阴之功，更添金银花清肺热、解毒邪，同时宗圣愈汤之意，加用黄芪、白术、防风、山药、女贞子、炒三仙健脾益气补肾，培其先后天之本，同时又选用土茯苓和金银花，解毒抗癌以抗放化疗未尽之邪。二诊之时症状大减，邪虽十去七八，但是阴伤未复，气血渐渐亏耗，故而以健脾养血益气为主，同时兼顾抗癌，防止复发转移，选用太子参、生白术、黄芪、当归、生地、枸杞、女贞子等健脾益气养血之药，合用活血抗癌之药调治。三诊之时患者复查所有指标都已好转，疗效满意，继以益气活血养阴、解毒抗癌之药调之，并嘱其长期服药。之后复查鼻咽腔镜：鼻咽黏膜光滑。双侧颈部、锁骨上淋巴结未见异常。本案经过4年的治疗，患者已经基本达到临床治愈，而且未见复发，实属难能可贵。可见只要辨证用药准确，中医药在肿瘤治疗中还是大有作为的。

体会

　　放射性皮肤黏膜损伤是鼻咽癌放射治疗后最常见的并发症之一，表现为照射野瘙痒、红斑、色素沉着、干性脱皮、起泡糜烂等，严重的可继发溃疡和坏死。本病发生率为93.8%，且91.1%出现于照射40Gy以前，其中湿性脱皮的发生率为10%~15%。目前临床治疗放射性皮肤黏膜损伤药物较多，方法各异，其中比较突出的是中医药治疗。

　　中医学认为放射线属于火热毒邪，放射性皮肤损伤是由于热毒过盛，火毒郁于肌肤，热盛则肉腐，从而产生脱屑、溃疡；热邪伤阴，局部失于濡养而见热、痒、脱屑；热入营血，血热互结，外发于皮肤而出现红斑；血失濡润，气血凝滞，经络阻塞不通而致灼痛。朴老认为中医药在此方面具有独特的优势，中药能够清热凉血、解毒透疹，促进创面血液循环，活血通络，抑菌抗菌，控制创面感染，将坏死组织溶解液化，改善局部血液循环，促进肉芽生成而使创面逐渐恢复。朴老临床遇到此证，多在治疗的基础上酌加一些清热凉血活血、解毒透疹消疮之药，如黄芩、黄连、黄柏、紫草、板蓝根、芦荟、虎杖、生地、红花等药，在临床上取得了良好的效果。

（郑红刚）

病案二 孔某，男，67岁。

初诊： 2010年12月28日。

【主诉】鼻咽癌放疗后3个月。

【现病史】患者2007年4月因鼻塞伴血涕、听力减退，就诊于中国医学科学院肿瘤医院。病理诊断"低分化癌"，B超示"肿瘤局限于鼻咽腔内，大小1.5cm×2.0cm"。确诊为鼻咽癌（$T_3N_0M_0$），放射治疗2个周期。2010年12月18日于上海胸科医院行右上中叶切除术，术后示不典型增生，继续放疗2个疗程。因出现明显的放疗反应，故来我院门诊处求治。

【现症】口咽干燥，鼻塞咽痛，流黄浊涕，间有血丝，头晕，耳鸣，时有轻咳，咯少量黏痰，精神萎靡，面色萎黄，声低气怯，纳差，健忘，舌质暗红，少苔，脉弦细数。

【西医诊断】鼻咽癌（$T_3N_0M_0$）。

【中医诊断】鼻渊（气血两虚，阴虚毒滞）。

【治则】益气养阴，养血通络，化瘀解毒。

【处方】
黄芪30g	太子参15g	女贞子15g	生地10g
麦冬10g	鸡血藤15g	穿山甲15g	赤芍12g
白术15g	夏枯草15g	金荞麦15g	柏子仁15g
山药12g	炒枣仁15g	炒三仙各30g	甘草10g

15剂，每日1剂，水煎服。

【中成药】西黄解毒胶囊2粒/次，每日3次；贞芪扶正胶囊2粒/次，每日3次。

二诊： 2011年2月25日。患者气短、口干、头晕耳鸣、咽痛明显改善，涕量减少，食纳增加，精神转旺，但仍流黄涕，间有血丝，腹胀，乏力，夜尿多，大便不爽，余症同前，舌质暗红，舌底有瘀丝，脉弦细数。

【处方】
生白术15g	山药12g	枳壳10g	厚朴6g
陈皮10g	连翘10g	炒三仙各30g	木香10g
砂仁3g	半枝莲20g	土茯苓15g	莪术9g
射干10g	前胡10g	桔梗10g	益智仁10g
甘草10g			

15剂，每日1剂，水煎服。

【中成药】同前。

三诊： 2011年10月6日。

【症状】服药后流涕明显减少，偶见血丝，仍口咽干燥，烦躁，乏力，腰痛，夜尿多，复查血象：白细胞 $3.4 \times 10^9/L$，血红蛋白 11g/L。舌质暗红少津，中有裂纹，舌底有瘀点，舌苔薄黄，脉弦细。

【处方】
黄芪 30g	太子参 15g	生地 15g	天冬 10g
银花 12g	黄芩 10g	莪术 9g	赤芍 12g
桃仁 10g	穿山甲 15g	桔梗 10g	木瓜 15g
五味子 10g	龙眼肉 10g	炒三仙各 30g	补骨脂 10g
肉豆蔻 5g	白术 15g	白花蛇舌草 15g	甘草 6g

30 剂，日 1 剂，水煎服。

【中成药】同前。

【疗效】放疗期间结合服用上药 30 剂后，复查 CT 未见复发或转移迹象。复查胸片示"右下肺类结节"。2011 年 11 月 6 日行 γ 刀治疗 1 个月，未见明显不适。2012 年 1 月 10 日，MRI 示"肺结节影明显缩小"。2012 年 4 月 11 日经中国医学科学院肿瘤医院专家会诊认为"放射性治疗后可能性大"。

四诊：2013 年 2 月 13 日。CT 复查结果、症状如前，北京协和医院穿刺病理会诊"发现少量癌细胞"，放疗 2 个疗程。体重下降，食欲不振，乏力，眠可，二便正常，脉缓。

【处方】
银花 12g	蒲公英 10g	野菊花 9g	苦地丁 12g
黄芪 30g	太子参 15g	生地 15g	天葵 10g
桃仁 10g	穿山甲 15g	桔梗 10g	木瓜 15g
五味子 10g	龙眼肉 10g	炒三仙各 30g	补骨脂 10g
肉豆蔻 5g	白术 15g	白花蛇舌草 15g	甘草 6g

30 剂，日 1 剂，水煎服。

【中成药】同前。

— 分析 —

鼻咽癌属中医"鼻渊""失荣""控脑砂"等范畴。本例患者素体阴虚，酒食不节，痰热素盛。缘鼻为肺窍，或木火刑金，灼津为痰，痰瘀阻肺；或因肺虚外感，外毒犯肺，肺失宣肃，痰瘀毒邪入损肺络、结滞鼻窍，遂成本病。中医治疗始终以益气养阴为主，解毒祛邪为辅。扶正重用参芪、女贞子、贞芪扶正胶囊等益气养阴，顾护正气；祛邪以夏枯草、金荞麦、木瓜、西黄解毒胶囊等化痰通络，抗癌解毒为辅。患者坚持配合中医治疗至今 2 年余，其症若失，病情稳定，未见复发或转移。表明中医药可明显减轻放疗后毒副作用，明显改善患者生存质量，对放疗具有较好的增效、减毒作用。

体会

鼻咽癌的治疗以放疗为主，在本案例中，中医药治疗以减轻放疗后毒副作用为主要目的。朴老对放化疗毒副作用的中医病因病机有独到的认识，他认为，"放疗似火、化疗如毒"，因此对于放疗后的患者常辨证为气血两虚、阴虚毒滞，治以益气养阴，养血通络，化瘀解毒。常用的处方有五味消毒饮等。

（郑红刚）

喉 癌

病案一 徐某，男，79 岁。

初诊： 2012 年 11 月 21 日。

【**主诉**】乏力 3 周。

【**现病史**】患者于 2010 年 6 月因无明显诱因出现咳嗽、咯血，就诊于北京同仁医院，被诊断为喉癌，遂于该院行咽喉肿物切除术，术后病理提示：鳞癌。因患者年事已高，身体状况较差，术后未行放化疗。此次于 3 周前出现明显乏力，查血象：白细胞：8.17×10^9/L，红细胞：2.24×10^{12}/L，血红蛋白：79g/L，血小板：114×10^9/L。血液检查：可见可疑原始细胞。胸部 CT：右肺下叶背段可见小结节，大小约为 1.4cm×1.3cm。

【**既往史**】有糖尿病史 18 年，心动过速、房颤 10 年。

【**现症**】乏力，眩晕，咽干，无咳嗽，无咯痰，偶有鼻衄，腰膝酸痛，纳差，眠可，二便尚可。舌质淡红，苔黄，脉细弱结代。

【**西医诊断**】喉癌术后，贫血，右肺占位。

【**中医诊断**】喉菌，虚劳（脾肾双亏，气血不足）。

【**治法**】健脾益肾，补气养血，解毒抗癌。

【**处方**】八珍汤加减。

黄芪 30g	太子参 15g	炒白术 15g	茯苓 15g
当归 12g	生地黄 15g	炒白芍 12g	川芎 15g

| 肉桂 5g | 草河车 15g | 仙鹤草 15g | 陈皮 10g |
| 龙葵 15g | 炒三仙各 30g | 甘草 6g | |

30 剂，每日 1 剂，水煎服。

【中成药】贞芪扶正胶囊 2 粒 / 次，每日 3 次。

分析

本案患者年近八十，本已肝脾肾气渐衰，加之手术切除喉癌病灶，伤气动血，故而表现出一派正气亏损的症状。肾为先天之本，脾胃为后天之本，脾肾互滋互助则人体气血精微充足，正能胜邪，百病不生。然而随着年龄增长，"五八，肾气衰，发堕齿槁""六八，阳气衰竭于上""七八，肝气衰，筋不能动，天癸竭，精少，肾脏衰，形体皆极"，人体肝脾肾功能逐渐减退，一方面正不胜邪，邪气结聚为病；另一方面气血运行涩滞，易于壅遏为病，所以一旦邪气与痰瘀狼狈相合，凝于咽喉则为喉癌。本案患者脾气亏虚，"孤脏"无以化生精气灌溉四旁，四肢百骸缺乏精微物质充养，故出现乏力、眩晕；肾气不足，精不生，髓不化，骨失养，腰府空虚，故出现腰酸膝痛；加之高龄，术后气血难以恢复，故而呈现如此虚劳重症。肺部小结节是正气大亏，邪气乘虚复燃流窜所致。治疗当益肾养阴以滋先天，健脾益气以养后天，同时兼顾解毒抗癌，防止进一步发展。方选八珍汤加减，方中黄芪、太子参、炒白术、茯苓、陈皮、甘草健脾益气养血，生地、当归、炒白芍、草河车、川芎补肾养阴活血，肉桂引火归原，仙鹤草止鼻衄，炒三仙、甘草顾护脾胃，增强吸收消化的功能，龙葵解毒抗癌。诸药合用，整体调治，以冀患者正气渐复，方可进行下一步的治疗。

体会

朴老对于喉癌的发病机制具有深刻的认识。喉乃肺系所属，为气息出入之要道，又为出音发声之器官。《素问·太阴阳明论》曰："喉主天气，咽主地气。"喉与咽相连而有别，喉在前，下通气道，连于肺脏，属肺之系，辅助肺主气、司呼吸；咽在后，下连食道，直贯胃腑，为胃之系，辅助胃受纳、腐熟水谷。《灵枢·忧恚无言》曰："咽喉者，水谷之道路也；喉咙者，气之所以上下者也。"可见喉咙主要与肺的功能相关。另外，喉咙又是人体多条经脉循行络属之地，其在生理病理上又与脾胃、肝、肾等脏腑有着密切关系。

朴老强调喉癌病因病机虽然比较复杂，但是要抓住阴虚的根本，同时兼顾风热、痰火、气郁、瘀毒等各种病理因素，把握肺、脾、胃、肝、肾在喉癌发生发展过程中的不同作用。此外，还需根据疾病所处的不同治疗阶段的具体病情加以分析，如放疗后以火毒耗伤气阴为主，手术治疗后以肺脾气虚为主，而化疗后则以气血耗伤为主等，总之应"观其脉症，随证治之"。

另外，朴老还十分重视调护脾胃。脾胃为后天之本，气血生化之源，运化精微物质濡养咽喉。喉癌患者在其治疗过程中往往存在气血亏乏的病理状态，调护脾胃一方面可以恢复人体正气，使正能胜邪，防止癌瘤进一步转移传变；另一方面则有助于手术、放化疗等治疗的顺利进行，提高临床疗效。顾护脾胃时朴老常以经典的四君子汤合焦三仙、炙甘草为治，如果偏于气虚则用党参、黄芪；如果偏于阴虚则以滋润生津之太子参、沙参易党参；如果痰湿较甚，则加半夏、陈皮祛痰散结、理气醒脾；如果肝气郁结犯胃，则加柴胡、枳壳、郁金以疏肝行气和胃，取逍遥散之意。

（郑红刚）

舌　癌

病案　邵某，男，52 岁。

初诊： 2012 年 12 月 5 日。

【**主诉**】舌体麻木 3 个月余。

【**现病史**】患者于 2012 年 8 月 9 日因"右舌根反复溃疡伴疼痛半年"就诊于北京大学口腔医院，活检病理检查提示：右侧舌根上皮鳞状细胞癌。遂于 8 月 13 日在该院行右侧舌根肿物扩大切除术加右侧颈部淋巴结清扫。术后病理：淋巴结 1/24。之后行术后放疗 33 次。

【**既往史**】高血压病史 8 年，平时口服苯磺酸氨氯地平片，血压控制在 130/80mmHg；患高尿酸血症 5 年。

【**现症**】舌体麻木，溃疡，偶有破溃出血，伸舌困难，口干，饮水呛咳，右侧颜面浮肿，心悸失眠，纳差，眠可，大便 3 日一行。舌质淡红，苔薄，脉沉细。

【**西医诊断**】舌癌术后。

【**中医诊断**】舌疳（气血亏耗，阴津不足，癌毒内蕴）。

【**治法**】补益气血，养阴生津，解毒抗癌。

【处方】八珍汤合沙参麦冬汤加减。

生白术 15g	山药 15g	枳壳 15g	茯苓 15g
沙参 10g	石斛 10g	赤芍 12g	玄参 10g
土茯苓 20g	草河车 15g	莪术 9g	白英 15g
生黄芪 30g	太子参 15g	女贞子 15g	肉苁蓉 20g
覆盆子 15g	炙甘草 6g	三七粉（分，冲服）3g	

30 剂，每日 1 剂，水煎服。

【中成药】贞芪扶正胶囊 2 粒 / 次，每日 3 次。

— 分析 —

本案患者经过手术、放疗之后耗气伤血，气不煦之，血不濡之，气血不能上荣濡养舌体，故见舌体麻木，伸舌困难，舌质淡红；气虚推动无力，津液停聚颜面，故见颜面浮肿。放射火毒虽能消灭癌毒邪气，但其本身又能耗阴损津，造成热毒浸淫，加之舌癌本属心脾火毒炽盛，两热相合，更使人体阴液被伤，故出现口干、便干等症；火毒壅聚于舌，舌络受灼，故见溃疡、出血。所以治疗当以补养气血、滋阴生津为主，兼以清火解毒抗癌。方中生黄芪、生白术、山药、太子参、茯苓、草河车、女贞子等健脾益气，补血养血，恢复人体免疫功能，增强正气抗邪之力；沙参、石斛、玄参、山药、覆盆子、肉苁蓉养阴生津，滋肾补精；赤芍、三七凉血活血化瘀；土茯苓、莪术、白英解毒抗癌；枳壳行气。诸药合用而使气血得补，阴津得滋，癌毒得解，临床症状得到改善，减少其复发转移的可能性。

体会

朴老认为对于舌癌的治疗必须重视多学科的综合疗法，根据病期、发生部位、转移情况、个体体质以及证型表现，分别选用手术、放疗、化疗、中医药或者免疫疗法，取长补短，有机结合。中医药尤其在促进手术后创面愈合，提高放射治疗敏感性，治疗放射性损伤，改善化疗后骨髓、消化道反应方面具有极大的优势。有研究表明，采用中医药全程干预治疗可以显著改善舌癌患者的生存质量，延长患者的远期生存率，较单纯西医治疗效果更好。

朴老在针对舌癌用药时十分注重安神药物的应用，主要是由于舌与心、肝的关系十分密切。心主血脉，心藏脉，脉舍神，肝藏血，血舍魂。心火亢盛，肝魂不藏，则易出现神志不宁、心烦易怒等症，而舌癌心肝火盛，本就疼痛难忍，进一步扰乱神志，不利于疾病恢复，所以可以通过应用茯神、酸枣仁、合欢皮、远志等药物宁心安神，心神肝魂得安，疼痛亦轻，有助于疾病恢复。此外，此类安神之药还有疏肝解郁之功，《儒门事亲》中即有"忧思郁怒，气机不和，日久聚而成积"的论述，表明心情抑郁可以致积，尤其对于积聚病证的恢复不利，所以用此类安神药物疏其郁气，畅其情志，使气血周流无碍，以提高疗效。

（郑红刚）

胃　癌

病案一　程某，女，68岁。

初诊：2012年9月27日。

【主诉】胃部不适4月余。

【现病史】患者2012年5月因胃部不适在邯郸市中心医院查胃镜示：贲门息肉恶变。随后在该医院行胃癌全切术，术后病理示：低分化腺癌，侵及深部肌层，淋巴结转移3/4。术后化疗2周期，因反应较大未能坚持。

【既往史】有高血压、糖尿病多年。

【现症】乏力，纳呆，口苦，大便不干，眠可，舌红光，苔少，脉弱。

【西医诊断】胃癌全切除术后化疗后，低分化腺癌Ⅱ期。

【中医诊断】反胃（气血双亏，瘀毒内阻）。

【治法】益气养血，解毒化瘀。

【处方】

白术 15g	山药 15g	枳壳 10g	益智仁 15g
土茯苓 15g	半枝莲 20g	藤梨根 15g	白英 15g
陈皮 10g	姜半夏 9g	栀子 10g	炒三仙各 30g
黄芪 30g	太子参 15g	枸杞 15g	甘草 6g

14剂，日1剂，水煎服，分2次口服。

【中成药】健脾益肾颗粒，每次10g，每日2次。

— 分析 —

胃癌发病系饮食失节、忧思过度、脾胃损伤、气结痰凝所致。张景岳认为病因病机为"阳虚"与"气结"，脾胃虚寒，阳气不化，气结于内，气结则血行阻滞，形成血瘀所致。《医宗金鉴》认为本病为三阳热结，灼伤津液，三门干枯，则水谷出入之道不得流通。总之，产生本病之病机有气结、热结、瘀血、食积及脾胃虚寒等。方中白术、山药合用，一健脾阳，一滋脾阴，一补一行，共同健运脾胃，顾护后天之本；枳壳、陈皮行气消积，使补而不滞；益智仁健脾温肾；半夏降逆止呕；栀子清三焦之热；土茯苓、半枝莲、藤梨根、白英解毒散结，控制癌瘤；炒三仙消食和胃；久病耗血伤气，气血生化无源，久之脾肾阳气亦虚，以黄芪、太子参、枸杞滋阴补气养血，扶助正气，使祛邪而不伤正。健脾益肾颗粒在化疗期间应用，可益气养血、健脾补肾，减轻化疗不良反应。该患者拒绝继续化疗，一直口服中药调理治疗，现已1年余，病情稳定，生活质量较高。

体会

辨证论治是中医诊治的特色，在辨病的基础上进行辨证，是中医学最核心的内容。《素问·热论》中说："夫热病者，皆伤寒之类也。"首先应审证求因，确定是由寒邪引起的热病，然后辨别三阴三阳经何者受病，以辨证论治。后世的六经辨证、卫气营血辨证等，都是遵循《内经》精神，在先辨明疾病的基础上进行辨证。朴老认为从中医整体来看，贲门癌是一个全身性疾病，胃部肿瘤是一个局部表现，全身属虚，局部属实，属本虚标实证，病邪有湿邪、气滞、热毒等。贲门癌的发生发展有一个由轻到重，正气渐衰，邪气渐长的过程。在其不同的时期，病机也不同，早期，常虚实夹杂，正邪相争，正气未失，因此治宜攻补兼施；中晚期常以虚为主，湿热滞兼杂，若过用攻邪之品恐伤正气，治宜健脾益气为主，兼顾病患阴阳气血的盛衰，多用补益正气之品，祛邪外出。

（郑红刚）

病案二 王某，男，47岁。

初诊：2012年3月21日。

【**主诉**】胃癌术后1年余。

【**现病史**】患者2010年4月因胃部不适在当地医院查胃镜示：胃占位，病理为印戒细胞癌。于2010年4月30日行胃癌根治术，术后病理示黏液腺癌，侵透浆膜层，淋巴结转移5/8，术后行多西他赛＋顺铂＋替加氟化疗6个周期。2011年8月复查肿瘤标记物升高。2012年3月9日于北大医院行CT复查示腹腔、腹膜后淋巴结转移，大量腹水，CA199：184.5U/mL，CA724：904.7U/mL，CA125：35.18 U/mL。于 3 月 16 日行紫杉醇＋卡培他滨化疗 1 周期。

【既往史】患有胃溃疡 5 年。

【现症】进食梗噎，腹胀，四肢冷，大便调，小便黄，呕吐黏涎，嗳气，口干，眠可。舌淡红，苔白，脉弱。

【西医诊断】胃癌部分切除术后化疗后，腹腔、腹膜后淋巴结转移，腹腔积液，黏液腺癌Ⅳ期。

【中医诊断】反胃（脾虚失运，痰湿凝聚）。

【治法】健脾利湿，化痰软坚。

【处方】
白术 15g	山药 15g	枳壳 10g	益智仁 20g
木香 10g	砂仁 3g	陈皮 10g	炒三仙各 10g
土茯苓 20g	半枝莲 20g	莪术 9g	生薏苡仁 20g
猪苓 15g	茯苓 15g	大腹皮 15g	生黄芪 30g
太子参 15g	肉桂 5g	甘草 10g	

14 剂，日 1 剂，水煎服。

【中成药】消癌平片 10 片／次，每日 3 次；软坚消瘤片 4 片／次，每日 3 次。

二诊：2012 年 6 月 7 日。复查 CT 示吻合口饱满，余同前。胃镜示反流性食管炎，余正常；CA199：94.04 U/mL，CA724：275.8 U/mL。胃不适，纳可，大便可，怕冷，胃胀，舌淡红，苔薄，脉弱。

【处方】前方去砂仁、莪术、茯苓、大腹皮，加白豆蔻 5g、藤梨根 20g、紫苏梗 10g、枸杞 15g、女贞子 15g。

【中成药】同前。

三诊：2012 年 8 月 22 日。复查 CA724：47.40 U/mL。化疗停止，嗳气，反酸，怕冷，大便偶干，舌淡红，苔薄，脉弱。

【处方】
白术 15g	山药 15g	枳壳 10g	益智仁 20g
木香 10g	白豆蔻 5g	陈皮 10g	姜半夏 9g
栀子 10g	土茯苓 20g	半枝莲 20g	生薏苡仁 20g
仙鹤草 15g	生黄芪 30g	太子参 15g	炒三仙各 10g
紫苏梗 10g	甘草 6g		

14 剂，日 1 剂，水煎服。

四诊：2012 年 11 月 21 日。3 个月未化疗，复查 CT 示术后吻合口壁增厚，邻近腹膜增厚，双腹股沟淋巴结可见。CEA、CA199 正常，CA724：30 U/mL。

不反酸，纳可，大便不干，舌淡红，苔薄，脉弱。

【处方】前方去木香、白豆蔻、半枝莲、仙鹤草，加苦参 15g、藤梨根 20g、沙参 10g、枸杞 15g、肉桂 5g。

五诊： 2013 年 1 月 31 日。复查 CA724：90 U/mL，CEA、CA199 均正常；胃镜复查示慢性胃炎；有口腔溃疡，纳可，大便稀软，眠差。舌淡红，苔薄，脉弱。

【处方】

白术 15g	山药 15g	枳壳 10g	益智仁 20g
半枝莲 20g	白英 15g	土茯苓 20g	僵蚕 15g
陈皮 10g	黄芪 30g	太子参 15g	炒三仙各 10g
女贞子 15g	当归 10g	枸杞 15g	山萸肉 15g
苏梗 10g	甘草 6g		

14 剂，日 1 剂，水煎服。

— 分析 —

外科手术仍是目前胃癌的主要治疗方法，只要患者全身情况许可，又无明确远处转移者，均应手术探查，争取切除。手术后化疗时应加中药治疗，不仅可有效缓解化疗不良反应，而且可提高生存质量。一诊中以白术、山药、枳壳、益智仁为基本方，方中白术、山药合用，一健脾阳，一滋脾阴，一补一行，共同健运脾胃，顾护后天之本；枳壳行气消积，使补而不滞；益智仁健脾温肾；木香、砂仁、陈皮、炒三仙行气健脾、消食化滞，顾护后天之本；大多癌瘤是由湿聚痰凝、热毒血瘀而形成，故用土茯苓、薏苡仁、半枝莲、莪术活血化瘀、软坚化痰；猪苓、茯苓、大腹皮行气利水渗湿，治病之标；太子参、黄芪顾护正气，疗病之本。化疗过程中药毒对人体的正气损伤较大，故化疗中以扶助正气为主，一诊中以健脾行气、扶正培本为主，祛邪为辅；二、三、四、五诊时在一诊的基础上稍作调整，加减不同的清热解毒祛邪药物，防止同种毒性药物的蓄积作用。化疗后仍以扶正为主，配合一定的祛邪药物，使机体逐步恢复，获得长久的生存期及良好的生活质量。

体会

胃癌临床上主要以中西医结合治疗为主，这样可以取长补短，进一步提高胃癌的远期疗效。对于胃癌 Ⅰ 期的患者，根治术后可短期内给予中药治疗，以调理脾胃、健脾益气，恢复胃肠功能，增加食欲，促进手术后体力恢复。

在胃癌Ⅱ、Ⅲ期患者的放化疗期间，选用扶正为主的中药可起到减毒、增效的作用。在患者放化疗结束后的稳定观察期，应以扶正与祛邪相结合的方法，防止其复发与转移。对于Ⅳ期的胃癌患者，以中药治疗为主或配合化疗，辨病与辨证相结合，可扶正祛邪，目的是使患者带瘤生存，延长生存期，提高生活质量。

（郑红刚）

病案三 李某，男，66岁。

初诊： 2012年3月13日。

【主诉】胃部不适5月余。

【现病史】患者5个月前因胃部不适在当地医院以"胃病"治疗，效果不佳，疼痛进行性加重，且疼痛在进食后加重，伴有恶心、呃逆、反酸、食欲减退、气短、乏力。查体：心率82次/分，血压110/70mmHg，慢性病容，轻度贫血貌，面色萎黄，浅表淋巴结无肿大，腹部平软，剑下压痛（+），无反跳痛，肝脾未触及，无移动性浊音，双下肢无水肿。2012年2月查胃镜示：胃小弯可见2cm深溃疡，伴有少量渗血，边缘质地较硬，表面附着秽浊苔，考虑胃癌；活检病理示腺癌。随后在中国医学科学院肿瘤医院行胃癌部分切除术，术后病理示：胃小弯中分化腺癌，淋巴结转移2/10。因患者有陈旧性心肌梗死病史，术后未行放化疗。

【既往史】有高血压、胃溃疡病史多年。

【现症】乏力，纳果，眠差，反酸烧心，二便正常，舌淡红，苔白，脉弱。

【西医诊断】胃癌胃大部切除术后，中分化腺癌。

【中医诊断】反胃（气血双亏）。

【治法】健脾和胃，益气养血，消食化积，佐以抗癌。

【处方】

白术15g	山药15g	枳壳10g	益智仁20g
土茯苓20g	半枝莲20g	陈皮10g	生薏苡仁20g
法半夏9g	炒三仙各30g	黄芪30g	太子参15g
当归10g	茯苓15g	酸枣仁20g	甘草6g

14剂，日1剂，水煎服，分2次口服。

【中成药】软坚消瘤片4片/次，每日3次。

<h2 style="text-align:center">— 分析 —</h2>

脾胃虚损为胃癌发病最重要的环节，各种原因引起的脾胃虚损可进一步导致脾失健运、胃失和降，进而中焦壅滞，食积不化，气滞血瘀，蕴结生毒，最终发展成胃癌。胃癌的处方中常以小建中汤为基础，常配合健运脾胃、升清降浊、消食化积、祛瘀生新、清热解毒等法治疗。方中太子参、茯苓、白术、甘草健脾补气，扶助正气；山药、枳壳、炒三仙健运脾胃、消食化积，扶助后天之本；陈皮、法半夏和胃降逆，调节脾胃升降之气机；酸枣仁养心安神；黄芪、当归、益智仁益气补血、健脾补肾，可调节免疫功能，尽快恢复机体的抗病能力；土茯苓、生薏苡仁、半枝莲合用，共奏利湿化瘀、解毒抗癌之功效，为祛邪之品。因患者胃癌术后身体较弱，正气受损，所以全以扶助正气、健脾补肾、益气养血为重，配合少量清热解毒、利湿化瘀之品，体现了中医"虚则补之"的治疗大法。

体会

薏苡仁－益智仁药对，朴老经常在胃癌的治疗中使用。

益智仁气味芳香，能温煦中土以斡旋脾气，可苦燥脾湿且醒胃增纳，具有温运脾土、醒胃开胃之多重功用，如《本草纲目》云："古人进食药中多用益智，土中益火也。"世医多以为益智仁仅有温涩之功，故喜用治遗滑之证。殊不知益智仁具有走而不守、行散疏通之性，《罗氏会约医镜》云："益智仁，其性行多补少，须兼补剂用之，若独用则散气。益智，行阳退阴之药也。"薏苡仁入肺、脾经，可降肺气，《药性论》载其"主肺痿肺气，吐脓血，咳嗽涕唾上气，煎服之破五溪毒肿"。两药合用，一温一凉，健脾益肾，一方面能够扶助先天之本，另一方面培补后天之脾土。

（郑红刚）

病案四　姜某，男，72 岁。

初诊：2012 年 7 月 12 日。

【**主诉**】消瘦、胃部胀满半年余。

【**现病史**】患者半年前开始进行性消瘦，贫血，胃脘胀满，纳食后加重，反酸、烧心，大便溏泄，每日 1~2 次。当地医院就诊，查大便潜血（＋），胃镜检查示胃窦小弯侧溃疡型肿瘤，表面覆污秽苔，触之易出血，病理活检为胃腺癌。收入院行手术治疗。术中发现肿瘤与周围组织粘连，无法剥离，腹腔有小颗粒样转移灶，遂行胃空肠吻合术。术后因患者身体较弱，未行放化疗治疗。

【既往史】有高血压、胃溃疡病史多年。

【现症】心悸气短，纳差，便溏，四肢无力，夜眠差，面色苍白无华，舌质淡胖，苔白，脉细弱。

【西医诊断】胃癌剖腹探查术后，胃空肠吻合术后，腺癌。

【中医诊断】反胃（气血双亏）。

【治法】健脾和胃，益气养血，佐以抗癌。

【处方】
白术 15g	山药 15g	枳壳 10g	益智仁 20g
土茯苓 20g	半枝莲 20g	补骨脂 10g	生薏苡仁 20g
山萸肉 10g	炒三仙各 30g	黄芪 30g	太子参 15g
茯苓 15g	甘草 6g		

14 剂，日 1 剂，水煎服，分 2 次口服。

【中成药】软坚消瘤片 4 片 / 次，每日 3 次。

— 分析 —

患者属胃癌晚期，体质较弱，不能耐受放化疗。方中太子参、黄芪、茯苓、白术、山药等大部分药物以益气养血扶正为主；配合少量土茯苓、生薏苡仁、半枝莲等利湿解毒抗癌药物。在胃癌发生发展的各个时期要注意虚实之分，即分清是以正虚为主还是以邪实为主。正虚为主则以补虚扶正为主，如祛邪过度就会损伤正气；邪实为主则以祛邪为主，但要有一定的度，所谓"衰其大半而止"，过犹不及。胃癌在中晚期病机错综复杂，症状变化多端，临床上要注意细微辨证，处理得当。该患者应用中药后症状获得改善，体力上有一定的恢复，中医药在改善晚期肿瘤症状、延长生存期方面可以发挥确切的积极作用。

体会

胃癌的发病多与饮食习惯有关，在临床过程中，许多患者会问到饮食调养的问题，平时可从以下 2 点进行调理。

（1）多食新鲜蔬菜、水果，多饮牛奶。这些食物含有丰富的维生素，可阻止化学致癌物在体内的合成。改进饮食习惯和生活方式，按时进食，不暴饮暴食，进食不宜过快、过烫，进食时应心情舒畅。不饮烈酒，不吸烟。粗糙的食物如玉米、高粱等有可能对消化道黏膜造成机械性损伤，且经常食用这些食品可使蛋白质和脂肪摄入不足，损伤的消化道黏膜不易及时被修复，因此应适量食用。

（2）少吃或不吃咸肉、香肠、火腿、肉类罐头等，这些食品含有较多的盐，有损于胃黏膜的完整性。煎炸熏烤的食品在加工的过程中可使致癌物质含量增加，故应少吃。食品以清炖和红烧为好。一般每天进食的食盐以低于10g为宜。

（郑红刚）

病案五　李某，男性，75岁。

初诊：2013年1月9日。

【主诉】胃癌术后4月余。

【现病史】2006年8月31日在宣武医院行胃贲门癌手术，病理：类癌，卡培他滨治疗3个月。CEA等标志物正常。

【既往史】有高血压病史。

【现症】乏力，吐涎水，纳呆，胃胀，舌淡红，苔薄白，脉弦滑。

【西医诊断】贲门癌术后，卡培他滨治疗中。

【中医诊断】反胃（脾虚湿盛）。

【治法】健脾益气，祛湿解毒。

【处方】白术 15g	山药 15g	枳壳 10g	益智仁 15g
半枝莲 20g	薏苡仁 15	莪术 9g	陈皮 10g
苏梗 10g	黄芪 30g	女贞子 15g	炒三仙各 30g
干姜 3g	菟丝子 15g	郁金 10g	甘草 6g

14剂，日1剂，水煎服，分2次口服。

【中成药】健脾益肾颗粒，每次10g，每日2次。

二诊：2013年2月7日。纳呆，嗳气，不泛酸，无腹胀，乏力感减轻，大便可，口发黏。舌淡红，苔薄，脉缓有力。

【处方】前方去半枝莲、莪术、干姜、郁金，加木香10g、砂仁3g、金荞麦15g、荷梗10g。

三诊：2013年3月7日。纳呆，便干，嗳气减，不泛酸，口黏痰多，汗不多，舌淡红，苔黄，脉弦滑。

【处方】木香 10g	砂仁 3g	陈皮 10g	法半夏 9g

茯苓 15g	白术 15g	枳壳 10g	益智仁 15g
苏梗 9g	黄芪 30g	太子参 15g	薏苡仁 15g
莪术 9g	半枝莲 20g	炒三仙各 30g	甘草 6g

14 剂，日 1 剂，水煎服，分 2 次口服。

四诊：2013 年 3 月 21 日。CEA 5.47ng/mL，NSE 36.09 ng/mL，白细胞 3.84×10^9/L，胃壁增厚？纳呆，大便干，舌淡红，苔黄，脉弦滑。

【处方】

木香 10g	砂仁 3g	生白术 15g	山药 15g
枳壳 10g	益智仁 15g	黄芪 30g	女贞子 15g
肉苁蓉 15g	陈皮 10g	荷梗 10g	半枝莲 20g
白英 15g	炒三仙各 30g	白豆蔻 5g	甘草 6g
生姜 3 片	大枣 5 枚		

14 剂，日 1 剂，水煎服，分 2 次口服。

【中成药】软坚消瘤片 4 片 / 次，每日 2 次。

五诊：2013 年 5 月 24 日。4 月 24 日复查，CEA 等正常，血象正常，胃镜示"浅表性胃炎"，偶晨起恶心，偶发噎，流清涕，胃不适，纳呆，大便可，舌淡红净，脉沉取无力。

【处方】

生白术 15g	山药 15g	枳壳 10g	太子参 15g
陈皮 10g	姜半夏 9g	苏梗 10g	荷梗 10g
黄芪 30g	女贞子 15g	菟丝子 15g	肉苁蓉 15g
炒三仙各 30g	白豆蔻 5g	栀子 15g	甘草 6g
生姜 3 片	大枣 5 枚		

14 剂，日 1 剂，水煎服，分 2 次口服。

【中成药】同前。

六诊：2013 年 6 月 28 日。6 月 4 日于北京大学肿瘤医院复查：腹部 B 超肝多发囊肿。胃镜：反流性食管炎，吻合口无复发征象。目前：黏涎多，胃不适，进食噎，不烧心，偶泛酸，大便干，隔日 1 次。舌淡红，苔根黄，脉弦滑。

【处方】

生白术 15g	枳壳 10g	山药 15g	苏梗 10g
陈皮 10g	姜半夏 9g	栀子 10g	莪术 9g
黄芪 30g	柴胡 10g	白芍 12g	升麻 6g
太子参 15g	女贞子 15g	肉苁蓉 15g	甘草 6g

14 剂，日 1 剂，水煎服，分 2 次口服。

【中成药】消癌平片 10 片 / 次，每日 3 次。

— 分析 —

该患者为胃癌术后、化疗中，当前的中医药治疗当以减轻毒副作用、防复发转移、延长生存期为主要目标。该患者接受化疗期间出现了一些常见的副作用，如皮疹、腹泻等。

本案患者症见：乏力，吐涎水，纳呆，胃胀，舌淡红，苔薄白，脉弦滑。四诊合参，辨证属脾虚湿盛证。中医治以健脾益气、祛湿解毒。病性属本虚标实、以虚为主，故朴老方用参苓白术散加减治疗；该患者术后辅助化疗期间，朴老加用健脾和胃药物；二诊时患者纳呆，嗳气，不泛酸，无腹胀，乏力感减轻，大便可，口发黏，舌淡红，苔薄，脉缓有力。朴老在前方去半枝莲、莪术、干姜、郁金，加木香10g、砂仁3g、金荞麦15g、荷梗10g。三诊起先后改用六君子汤加减、补中益气汤加减治疗，患者病情稳定，化疗期间的副作用得到缓解。从本案中可看出朴老治疗胃癌的点滴经验，针对患者接受化疗期间的辨证，认为属脾虚湿盛、肝胃不和证，在用中药汤剂治疗的同时，常加用健脾益肾颗粒以扶正培本，针对出现反酸、烧心的症状则伍以半夏泻心汤治疗。

体会

胃癌与中医学的"反胃""噎证"等症状相类似，《金匮要略》谓："朝食暮吐，暮食朝吐，宿谷不化，名曰胃反。"《医宗全鉴》对胃癌的发病原因、临床现象更有详细描述："三阳热结，谓胃、小肠、大肠三腑热结不散，灼伤津液也。胃之上口为贲门，小肠之小肠之上口为幽门……贲门干枯，则放出腐化之道路狭隘，故食入反出为翻胃也。"由于癌细胞的侵蚀，引起胃部病变，使胃功能紊乱，出现了恶心、呕吐、宿食腐臭、疼痛出血等一系列症状。胃癌术后患者饮食减少，一般提倡少食多餐，另外也要适当忌口。

朴老认为，胃癌患者在饮食上应适当忌口，忌烟酒、辛辣刺激及油腻之品。但对于患者提出的茶叶、绿豆降低中药药效之说，朴老表示此说法不符合科学，指出应寓医于食，凡膳皆药。大量的现代研究证明，茶叶药效的主要成分茶多酚具有增强机体抵抗力、抗氧化、防癌、抗肿瘤、抗辐射、抑菌、抗病毒、降血糖、降血脂、预防心脑血管疾病、抗衰老等多种作用。明代医学家李时珍在《本草纲目》中称绿豆"真济世之良谷也"，用绿豆煮食，可消肿下气、清热解毒、消暑解渴、调和五脏、安精神、补元气、滋润皮肤；绿豆粉解诸毒、治疮肿、疗烫伤；绿豆皮解热毒、退目翳；绿豆芽可解酒、解毒。但是，绿豆虽好，由于它属寒性，所以脾胃虚弱的人不宜多食；而且，绿豆不宜煮得过烂，以免使有机酸和维生素遭到破坏，降低其清热解毒的功效。

总之，朴老认为患者在饮食上不必过多忌口，尤其不要道听途说，给自己造成不必要的精神负担。

（郑红刚）

病案六 李某，女，71岁。

初诊： 2014年9月27日。

【**主诉**】发现胃部占位1月余。

【**现病史**】患者2013年8月因胃部不适在邯郸市中心医院查胃镜示：贲门恶性占位，随后在该医院行胃癌全切术，术后病理示：低分化腺癌，侵及深肌层，淋巴结转移3/11，术后奥沙利铂＋替吉奥方案化疗6个周期。

【**既往史**】体健。

【**现症**】纳差，乏力，泛酸，大便少，眠可，舌红光，苔少，脉弱。

【**西医诊断**】胃癌全切除术后化疗后，低分化腺癌Ⅱ期。

【**中医诊断**】反胃（气血双亏，瘀毒内阻）。

【**治法**】益气养血，解毒化瘀。

【**处方**】

白术15g	山药15g	枳壳10g	益智仁15g
土茯苓15g	半枝莲20g	藤梨根15g	白英15g
陈皮10g	姜半夏9g	栀子10g	炒三仙各30g
黄芪30g	太子参15g	枸杞15g	甘草6g

14剂，日1剂，水煎服，分2次口服。

【**中成药**】健脾益肾颗粒，每次10g，每日3次。

— 分析 —

方中白术、山药，两药合用，一健脾阳，一滋脾阴，一补一行，共同健运脾胃，顾护后天之本；枳壳行气消积，使补而不滞；益智仁健脾温肾；姜半夏降逆止呕；栀子清三焦之热；土茯苓、半枝莲、藤梨根、白英解毒散结，控制癌瘤；久病耗血伤气，气血生化无源，久之脾肾阳气亦虚，以黄芪、太子参、枸杞滋阴补气养血，扶助正气，使祛邪而不伤正。化疗期间应用健脾益肾颗粒，益气养血，健脾补肾，减轻化疗不良反应。该患者化疗后，病情稳定，生活质量较高。

体会

对于胃癌的病机，清代名医尤在泾在《金匮翼》中曰："噎膈之病，有虚有实。实者或痰或血，附着胃脘，与气相搏，翳膜外裹，或复吐出，膈宽，旋复如初。虚者津枯不泽，气少不充，胃脘干瘪，食涩不下。虚则润养，实则疏瀹，不可不辨也。"提出了虚实的辨证。朴老根据自己多年的临床经验认为，脾肾虚损是胃癌发病的基础。各种原因引起的脾肾虚损，进一步导致脏腑失调，肝胃不和，气滞血瘀，痰湿结聚，最终导致癌瘤的发生。

（林飞）

病案七　杨某，男，56岁。

初诊： 2014年9月13日。

【主诉】上腹痛3月余。

【现病史】患者3个月前因胃部不适在当地医院以"胃病"治疗，效果不佳，疼痛进行性加重，伴有恶心、呃逆、反酸、食欲减退、气短、乏力。查体：心率80次/分，血压120/70mmHg，慢性病容，轻度贫血貌，面色萎黄，浅表淋巴结无肿大，腹部平软，剑下压痛（+），无反跳痛，肝脾未触及，无移动性浊音，双下肢无水肿。2014年7月，查胃镜示：胃小弯可见2cm深溃疡，伴有少量渗血，边缘质地较硬，表面附着秽浊苔，考虑胃癌；活检病理示腺癌。随后在北京肿瘤医院行胃癌部分切除术，术后病理示：胃小弯中分化腺癌，淋巴结转移5/10。术后因患者身体原因，未行放化疗治疗。

【既往史】胃溃疡病史多年。

【现症】乏力，纳呆，眠差，反酸、烧心，二便正常，舌淡红，苔白，脉弱。

【西医诊断】胃癌胃大部切除术后，中分化腺癌。

【中医诊断】反胃（气血双亏）。

【治法】健脾和胃，益气养血，消食化积，佐以抗癌。

【处方】

白术15g	山药15g	枳壳10g	益智仁20g
土茯苓20g	半枝莲20g	陈皮10g	生薏苡仁20g
法半夏9g	炒三仙各30g	黄芪30g	太子参15g

当归 10g　　　　茯苓 15g　　　　酸枣仁 20g　　　甘草 6g

14 剂，日 1 剂，水煎服，分 2 次口服。

【中成药】软坚消瘤片 4 片 / 次，每日 3 次。

— 分析 —

方中太子参、茯苓、白术、甘草健脾补气，辅助正气；山药、枳壳、炒三仙健运脾胃，消食化积，扶助后天之本；陈皮、法半夏和胃降逆，调节脾胃升降之气机；黄芪、当归、益智仁益气补血，健脾补肾，调节免疫功能，尽快恢复机体的抗病能力；土茯苓、生薏苡仁、半枝莲合用共奏利湿化瘀、解毒抗癌之功效，为祛邪之品。因患者胃癌术后，身体较弱，正气受损，纵观整个方子，以扶助正气、健脾补肾、益气养血为重，配合少量清热解毒、利湿化瘀之品，体现了中医"虚则补之"的治疗大法。

体会

中医认为脾为后天之本，肾为先天之本，脾肾虚损则正气虚弱，以致卫外之气无从以生，引致癌瘤产生。明代张景岳说："脾肾不足及虚弱失调之人，多有积聚之病。"又说："凡治噎膈大法，当以脾肾为主，治脾者宜从温养，治肾者宜从滋润。"说明脾肾的功能失调能引起肿瘤。

（林飞）

病案八　李某，男，68 岁。

初诊：2014 年 7 月 12 日。

【主诉】进行性消瘦 5 月余。

【现病史】患者 5 个月前开始进行性消瘦，贫血，未予重视。后出现胃脘胀满，纳食后加重，反酸、烧心，大便溏泄，每日 1~2 次。当地医院就诊，查大便潜血（+），胃镜检查示胃窦小弯侧溃疡型肿物，表面覆污秽苔，触之易出血，病理活检为胃腺癌。于当地医院行手术治疗，术中发现肿瘤与周围组织粘连，无法剥离，腹腔小颗粒样转移灶，遂行胃腔空肠吻合术。术后因患者身体较弱，未行放化疗治疗。

【既往史】有高血压和胃溃疡病史多年。

【现症】乏力明显，纳差，便溏，四肢无力，夜眠差，面色苍白无华，舌质淡胖，苔白，脉细弱。

【西医诊断】胃癌剖腹探查术后，胃空肠吻合术后，腺癌。

【中医诊断】反胃（气血双亏）。

【治法】健脾和胃，益气养血，佐以抗癌。

【处方】

白术 15g	山药 15g	枳壳 10g	益智仁 20g
土茯苓 20g	半枝莲 20g	补骨脂 10g	生薏苡仁 20g
山萸肉 10g	炒三仙各 30g	黄芪 30g	太子参 15g
茯苓 15g	甘草 6g		

14 剂，日 1 剂，水煎服，分 2 次口服。

【中成药】软坚消瘤片 4 片 / 次，每日 3 次。

— 分析 —

患者属胃癌局部晚期，方中太子参、黄芪、茯苓、白术、山药等药物以益气养血扶正为主；配合少量土茯苓、生薏苡仁、半枝莲等利湿解毒抗癌药物。在胃癌发生发展的各个时期，要注意虚实之分，即分清是以正虚为主，还是以邪实为主。正虚为主，则以补虚扶正为主，如祛邪过度，就会损伤正气；邪实为主，则以祛邪为主，但要有一定的度，所谓"衰其大半而止"，过犹不及。

体会

脾主湿，脾虚不能运化水谷则水聚于内，水湿不化，凝集成痰；肾主水，肾阳不足，水气上泛，亦能成痰。脾肾两虚在痰湿生成中有重要意义。痰湿结聚成块，日久而成癌瘤。宋代严用和在《济生方》中曰："调顺阴阳，化痰下气，阴阳平均，气顺痰下，膈噎之疾，无由作矣。"清代高锦庭在《疡科心得集》中指出："癌瘤者，非阴阳正气所结肿，乃五脏瘀血浊气痰滞而成。"中晚期胃癌，病机错综复杂，症状变化多端，临床上要细微辨证，处理得当。虽然患者以本虚为主，但患者肿瘤未切除，邪实仍存在，故在处方中仍要顾及祛邪药物方能达到平衡。

（林飞）

病案九　赵某，女，56 岁。

初诊：2014 年 9 月 27 日。

【主诉】发现胃部占位半年余。

【现病史】患者 2012 年 3 月因胃部不适在河北工程大学附属医院查胃镜示：

贲门恶性占位，性质待定。随后在该医院行胃癌全切术，术后病理示：低分化腺癌，侵及深肌层，淋巴结转移 3/6，术后化疗 4 个周期，因反应较大未能继续化疗。2014 年 6 月发现肝转移，欲行化疗治疗。

【既往史】患有高血压、糖尿病多年。

【现症】乏力，纳呆，精神弱，大便干，眠可，舌红光，苔少，脉弱。

【西医诊断】胃癌全切除术后化疗后，低分化腺癌Ⅳ期。

【中医诊断】反胃（气血双亏，瘀毒内阻）。

【治法】益气养血，解毒化瘀。

【处方】

白术 15g	山药 15g	枳壳 10g	益智仁 15g
土茯苓 15g	半枝莲 20g	藤梨根 15g	白英 15g
陈皮 10g	姜半夏 9g	当归 10g	炒三仙各 30g
黄芪 30g	太子参 15g	甘草 6g	

14 剂，日 1 剂，水煎服，分 2 次口服。

【中成药】健脾益肾颗粒，每次 10g，每日 3 次。

— 分析 —

方中白术、山药，两药合用，一健脾阳，一滋脾阴，一补一行，共同健运脾胃，顾护后天之本；枳壳、陈皮行气消积，使补而不滞；益智仁，健脾温肾；法半夏，降逆止呕；土茯苓、半枝莲、藤梨根、白英解毒散结，控制癌瘤；久病耗血伤气，气血生化无源，久之脾肾阳气亦虚，以黄芪、太子参滋阴补气养血，扶助正气，使祛邪而不伤正。

体会

各种原因引起气的运行失调，可出现气郁、气滞、气聚，日久成疾。气滞则血瘀，气塞不通，血壅不流，气滞日久必有血瘀，气滞血瘀日久积成肿块。患者脾胃虚弱是发病之本，而化疗药物多为苦寒之品，易损伤脾胃，导致气血生化乏源，水湿内停，聚湿生痰；针对胃癌晚期患者，运用中医药可有效降低化疗药物的不良反应，改善机体的免疫功能，增强疗效，改善患者的生活质量，使更多的胃癌晚期患者从中获益。

（林飞）

胃 间 质 瘤

病案一　魏某，男，71 岁。

初诊：2014 年 12 月 13 日。

【主诉】发现胃部占位近 2 年。

【现病史】患者 2012 年 12 月因胃部不适在中国中医科学院广安门医院（南区）查胃镜示：胃占位性病变，考虑恶性可能性大。随后于北京肿瘤医院行胃癌部分切除术，术后病理示：间质瘤，术后未行放化疗治疗。

【既往史】冠心病，胃溃疡病史多年。

【现症】乏力，纳呆，眠差，不烧心，口干，手麻，舌淡红，苔白，脉缓。

【西医诊断】胃间质瘤部分切除术后。

【中医诊断】反胃（脾肾亏虚，瘀毒内阻）。

【治法】健脾补肾，解毒化瘀。

【处方】

白术 15g	山药 15g	枳壳 10g	益智仁 20g
土茯苓 20g	半枝莲 20g	藤梨根 20g	生薏苡仁 20g
陈皮 10g	炒三仙各 30g	黄芪 30g	太子参 15g
当归 10g	鸡血藤 15g	酸枣仁 20g	煅牡蛎 20g
甘草 6g			

14 剂，日 1 剂，水煎服，分 2 次口服。

【中成药】软坚消瘤片 4 片 / 次，每日 3 次。

— 分析 —

此方中白术、山药，两药合用，一健脾阳，一滋脾阴，一补一行，共同健运脾胃，顾护后天之本；枳壳，陈皮健脾行气消积，使补而不滞；益智仁健脾温肾；土茯苓、半枝莲、藤梨根、生薏苡仁解毒散结，控制癌瘤；炒三仙消食和胃，使药物祛邪而不伤脾胃；黄芪、太子参、当归、鸡血藤益气养血，扶助正气；酸枣仁、煅牡蛎镇静养心安神，缓解眠差症状；方子总体以扶正祛邪为主，祛邪而不伤正，扶正而不忘祛邪，重点顾护后天之本，使机体阴阳调和，减少复发率，提高生活质量。

体会

对于胃肿物，古代也有描述，如汉代张仲景在《金匮要略》中描述："朝食暮吐，暮食朝吐，宿谷不化，名曰胃反。"元代朱丹溪对噎膈的描述："其槁在上，近咽之下，水饮可引，良久复出，名之曰膈。"中医认为肿瘤的发生，除正虚为其根本原因外，尚与气滞、血瘀、痰凝、热毒等因素有关。在注意扶正的同时，还应根据病情与辨证、辨病相结合，采用祛邪之法，如清热解毒、疏肝理气、活血化瘀、化痰祛湿、软坚散结，等等。

（林飞）

病案二 崔某，男，79 岁。

初诊： 2012 年 12 月 13 日。

【**主诉**】发现胃部占位近 7 年。

【**现病史**】患者 2005 年 12 月因胃部不适在 731 医院查胃镜示：胃占位性病变，考虑恶性可能性大。随后在该医院行胃癌部分切除术，术后病理示：间质瘤，术后未行放化疗治疗。

【**既往史**】患高血压、胃溃疡多年。

【**现症**】纳呆，眠差，不烧心，口干，手麻，舌淡红，苔白，脉缓。

【**西医诊断**】胃间质瘤部分切除术后。

【**中医诊断**】反胃（气血双亏，瘀毒内阻）。

【**治法**】益气养血，解毒化瘀。

【**处方**】

白术 15g	山药 15g	枳壳 10g	益智仁 20g
土茯苓 20g	半枝莲 20g	藤梨根 20g	生薏苡仁 20g
陈皮 10g	炒三仙各 30g	黄芪 30g	太子参 15g
当归 10g	鸡血藤 15g	酸枣仁 20g	菟丝子 10g
甘草 6g			

14 剂，日 1 剂，水煎服，分 2 次口服。

【**中成药**】软坚消瘤片 4 片 / 次，每日 3 次。

— 分析 —

方中白术、山药，两药合用，一健脾阳，一滋脾阴，一补一行，共同健运脾胃，顾护后天之本；枳壳、陈皮健脾行气消积，使补而不滞；益智仁健脾温肾；土茯苓、半枝莲、藤梨根、生薏苡仁解毒散结，控制癌瘤；炒三仙消食和胃，使药物祛邪而不伤脾胃；黄芪、太子参、当归、鸡血藤、菟丝子益气养血，扶助正气；酸枣仁养心安神。

体会

胃肠间质瘤是一种比较少见的肿瘤，肿瘤位于胃肠道，组织学形态有梭形细胞上皮样细胞或多形性细胞。胃间质瘤同其他的胃癌基本相似，发病因素系饮食失节、忧思过度、脾胃损伤、气结痰凝。间质瘤患者肿瘤负荷偏大，如为早期，可考虑以祛邪为主，扶正为辅；如为中晚期，则需扶正祛邪兼顾；如为终末期，则以扶正为主。

（林飞）

贲 门 癌

病案一 陈某，女性。

初诊： 2013 年 6 月 13 日。

【主诉】贲门癌术后 1 年。

【现病史】2012 年 5 月出现吞咽困难，于中国医学科学院肿瘤医院就诊，诊断为"贲门癌"，6 月 15 日手术治疗，病理示：中分化腺癌，LN5/17。先后给予紫杉醇 + 替吉奥、紫杉醇 + 重组人血管内皮抑制素化疗，目前化疗结束，最后化疗日期为 2013 年 6 月 13 日，化疗期间白细胞正常，血红蛋白最低 90g/L，脱发明显。2013 年 5 月 24 日复查示：肝转移，发病来体重下降 15kg，无高血压、糖尿病、心脏病史。

【现症】体重下降，消瘦，乏力，纳差，恶心，进食慢，无胸肋痛、腹痛，偶有呃逆，眠可，二便调。舌淡红，苔光，脉细弱。

【西医诊断】贲门癌术后，肝转移。

【中医诊断】息贲（肝胃不和）。

【治法】健脾和胃，疏肝理气。

【处方】
白术 15g	山药 15g	枳壳 10g	益智仁 15g
茵陈 15g	夏枯草 15g	土茯苓 15g	薏苡仁 15g
陈皮 10g	姜半夏 9g	黄芪 30g	太子参 15g

菟丝子 15g　　　　炒三仙各 30g　　　枸杞 15g　　　　甘草 6g

生姜 3 片　　　　大枣 5 枚

14 剂，日 1 剂，水煎服，分 2 次口服。

【中成药】生血丸，每次 5g，每日 3 次。

二诊：2013 年 6 月 27 日。患者纳呆，乏力，大便隔日 1 次，胃不适。舌淡红，脉弱。拟介入化疗。

【处方】前方去茵陈、夏枯草、姜半夏，加荷梗 10g、苏梗 10g、金荞麦 15g。

— 分析 —

贲门癌是发生在胃贲门部，也就是食管胃交界线下约 2cm 范围内的腺癌。它是胃癌的特殊类型，应与食管下段癌区分。但是它又与其他部位的胃癌不同，具有自己的解剖学组织学特性和临床表现、独特的诊断和治疗方法以及较差的外科治疗效果。该患者处于术后辅助化疗阶段，复查发现肝转移，故目前用姑息治疗，现配合中医药一方面为减毒增效，另一方面以改善临床症状、延长生存期为主要目标。

本案患者症见：体重下降，消瘦，乏力，纳差，恶心，进食慢，无胸肋痛、腹痛，偶有呃逆，眠可，二便调。舌淡红，苔光，脉细弱。四诊合参，辨证属肝胃不和证。中医治以健脾和胃，疏肝理气。病性属本虚标实、以虚为主，故朴老方用小柴胡汤加减治疗；该患者为化疗后、姑息治疗期间，朴老加用化痰散结、解毒通络药物；二诊时呃逆得减，纳呆，乏力，大便隔日 1 次，胃不适。舌淡红，脉弱。目前拟行肝脏介入治疗，属局部治疗。朴老在前方去茵陈、夏枯草、姜半夏，加荷梗、苏梗、金荞麦以疏肝和胃、化痰祛湿。从本案中可看出朴老治疗贲门癌的点滴经验，针对患者接受化疗期间的辨证，认为属肝胃不和证、脾胃虚弱证，在用中药汤剂治疗的同时，常加用生血丸以益气生血。

体会

贲门癌，用中医中药治疗配合手术治疗有着很好的疗效。由于贲门癌对放射治疗几乎无效，化学治疗效果也不理想，所以术后采用中药治疗在临床上应用广泛。中医中药治疗不但可以改善贲门癌手术后或化学治疗后身体虚弱的状况，而且能增强抵抗力，使化疗后毒副作用降低。另外，还可以防止肿瘤的复发和转移，起到治疗肿瘤的目的。

辨证论治是中医诊治的特色，在辨病的基础上进行辨证，是中医学最核心的内容。《素问·热论》中说："夫热病者，皆伤寒之类也。"首先应审证求因，确定是由寒邪引起的热病，然后辨别三阴三阳经何者受病，以辨证论治。后世的六经辨证、卫气营血辨证等，都是遵循《内经》精神，在先辨明疾病的基础上进行辨证。朴老认为从中医整体来看，贲门癌是一个全身性疾病，胃部肿瘤是一个局部表现，全身属虚，局部属实，属本虚标实证，病邪有湿邪、气滞、热毒等。贲门癌的发生发展有一个由轻到重，正气渐衰，邪气渐长的过程，在其不同时期，病机也不同。早期，常虚实夹杂，正邪相争，正气未失，因此治宜攻补兼施；中晚期，常以虚为主，湿热滞兼杂，若过用攻邪之品恐伤正气，治宜健脾益气为主，兼顾病患阴阳气血的盛衰，多用补益正气之品，祛邪外出。

（郑红刚）

肝　　癌

病案一　王某，男，61 岁。

初诊：2011 年 6 月 27 日。

【主诉】肝癌术后 1 个月。

【现病史】2011 年初出现右上腹部不适，在某医院做 B 超及肝 CT 检查均提示肝内占位。于同年 5 月 10 日行肝右叶部分切除术。病理报告：肝细胞癌。术后 3 个月复查 B 超示：肝右叶占位。患者不愿再次手术切除，曾予肝内肿块无水酒精注射 4 次。自同年 6 月起服用中药调治。

【现症】胃纳欠佳，乏力，肝区有不适感，苔薄白，脉弦细。

【西医诊断】肝癌术后。

【中医诊断】肝积（脾虚气滞）。

【治法】健脾理气，消导开胃。

【处方】

党参 15g	黄芪 15g	白术 10g	茯苓 15g
八月札 30g	神曲 15g	焦山楂 15g	炒谷芽 15g
川朴 10g	鳖甲 10g	海浮石 30g	枳实 10g
白花蛇舌草 30g	仙鹤草 15g	茜草 15g	

14 剂，日 1 剂，水煎服，分 2 次口服。服上药 1 个月后，患者自觉症状明

显改善，继续中药治疗。

二诊：2013年4月。B超检查示：肝内小结节，未见明显增大。曾予肝内肿块无水酒精注射2次，1个月后B超复查示：肝内肿块不明显，肝硬化。继予中药健脾理气，佐以软坚之品治之。

三诊：2014年3月。患者自觉一般情况良好，偶尔感冒咳嗽。复查甲胎蛋白阴性，肝功能正常，B超检查示：肝内未见明显占位病变。病者继续服用中药治疗。

【随访】患者数年来坚持中药治疗，肝癌术后有肿瘤复发征象，但经瘤内注射无水酒精及长期的中药调治，病情基本稳定，肿瘤消退，症状改善，疗效满意。

— 分析 —

患者为肝癌术后，元气衰败，体质较虚弱，中焦脾土之气受损，健运功能失司，故以健脾理气为主。处方始终以黄芪、党参、白术、茯苓、八月札为主，配以神曲、山楂、炒谷麦芽消导开胃。"脾主运化"，人体生命活动主要靠营养物质的供给，脾能消化、输送精华达全身。白花蛇舌草、鳖甲、海浮石具有软坚散结、抑制肿瘤的功效。按此扶助正气、祛除邪气，以消除余毒之邪，控制肿瘤的复发，巩固治疗效果。

体会

肝癌的治疗目前仍以多学科综合治疗为主，应根据病情，有计划、合理地应用现有的多学科各种有效治疗手段，例如手术、放射、介入治疗等，但它们的特点在于局部控制，而中医更侧重于从整体角度着手治疗，辨证论治就是重视整体的一种治疗方式。西医治疗方法和中医的辨证论治有机结合应用，在现阶段可使疗效提高，同时最大限度地改善患者的生活质量。虽然中医治疗肿瘤取得了相当多的进展，但在追求改善症状、提高生存时间上仍然有许多工作要做。

（郑红刚）

病案二 戴某，女，54岁。

初诊： 2011年7月14日。

【主诉】腹痛1年余。

【现病史】1 年半前发现右上腹有肿块，2 个月前迅速增大，伴右上腹疼痛，食欲减退，乏力，明显消瘦，在 3 个月内体重减轻 5kg。B 超及 CT 提示肝脏内占位性病变。6 月 16 日拟手术切除，术中发现肝脏肿块巨大，已侵及肝脏左右叶大部及肝门，失去手术机会，遂行肝动脉插管化学药物灌注，用丝裂霉素及阿霉素。几日后，因腹痛及白细胞下降而中止化疗，于 7 月 8 日出院，术中取活检病理报告为肝细胞癌。

【现症】右胁腹巨大肿块，疼痛不移，面色晦暗，形体消瘦，饮食大减，精神疲惫，气短乏力，表情抑郁，爪甲色淡，舌质紫暗有瘀点，苔薄白，舌下脉络青紫，脉沉弦。

【西医诊断】肝癌术后。

【中医诊断】腹痛（脾胃不和）。

【治法】健脾理气，消导开胃。

【处方】半枝莲 20g　　生黄芪 20g　　当归 10g　　郁金 15g

白花蛇舌草 30g　枸杞子 15g　　丹参 10g　　炒山楂 10g

白芍 15g　　白术 15g　　炒神曲 10g　　青陈皮各 12g

14 剂，日 1 剂，水煎服，分 2 次口服。

【随访】治疗 2 个月，诸症明显减轻。术后 9 个月 CT 检查提示肝脏肿块较前缩小。术后 17 个月时服中药 300 余剂，患者面色红润，恶病质完全消失，体重增加到 52kg，自觉右上腹肿块缩小，疼痛消失，并已上班，生活完全自理，AFP 阴性。仍在治疗中。

— 分析 —

本例为原发性肝癌（巨块型）晚期，已丧失手术机会，化疗又承受不了，病情严重。但正气极虚，治疗上十分困难。朴老以健脾益气、滋肝养血扶正，以解毒化瘀来治疗顽疾，并根据出现的症状辨证加减治疗，使得症状得以消失，体力得到恢复。虽然疾病仍在，但延长了患者的生存期，提高了患者的生活质量，这显然主要是中医药治疗的结果。

体会

肝癌相对于其他恶性肿瘤疾病是常见病、多发病和难治性疾病，是需要积极研究和解决的疑难病。无论是中医还是西医，其治疗肝癌的目的都是减少肝癌的发病率和病死率，提高治愈率和（或）生存率。中西医需要共同解决的重点问题是有共性的，如肝癌的早期发现、早期治疗、巩固疗效、预防复发和后续治疗等问题，晚期不能手术的肝癌患者还涉及延长生存期、提高生存质量等问题。中医肿瘤学认为肝癌是一种以局部病变为主的全身性疾病。对于早期得以诊断并行手术切除的患者，给予适当的中医药治疗则有利于患者的康复。朴老认为肝癌患者临床表现为脾虚多见，兼有气滞、湿阻、湿热等证，治疗原则以健脾益气为主，兼理气消导、清湿热，可使症状改善，近期疗效也较好，个别患者可带瘤长期生存。由于肝癌以脾胃病的症状居多，病虽在肝，而责在脾胃，正合四君子汤主治，加入理气化瘀之剂可助脾胃健运及解毒抗癌。

（郑红刚）

病案三 王某，男，57 岁。

初诊： 2012 年 11 月 15 日。

【主诉】发现肝部占位 7 年余。

【现病史】患者 2005 年 8 月出现右侧肩痛，到亳州市人民医院查腹部 CT 示：肝占位，遂在当地和上海东方肝胆医院共行 3 次肝癌介入治疗；介入前后甲胎蛋白 >1000μg/mL。2008 年 11 月在上海 411 医院行 γ 刀放疗，放疗后甲胎蛋白 10μg/mL。2009 年 9 月 29 日在 411 医院查腹部 MRI 示：肝癌治疗后改变，病灶周围小结节，肝包膜下少量积液，AFP 3.22ng/mL。

【既往史】乙型肝炎、肝硬化病史 20 多年。

【现症】无明显不适，纳可，眠一般，稍难入睡，二便可，消瘦，舌淡红，苔黄略厚，脉弦细。

【西医诊断】肝原发性肝癌介入治疗后，γ 刀放疗后，乙型肝炎，肝硬化。

【中医诊断】肝积（湿热蕴结）。

【治法】清热利胆，泻火解毒。

【处方】
茵陈 15g	夏枯草 15g	土茯苓 15g	僵蚕 15g
八月札 15g	柴胡 10g	白芍 12g	生薏苡仁 15g
白术 15g	山药 15g	枳壳 10g	益智仁 15g
枸杞 15g	陈皮 10g	炒三仙各 30g	甘草 6g

14 剂，日 1 剂，水煎服。

— 分析 —

方中茵陈、夏枯草为清热利湿之品；土茯苓、僵蚕、八月札、生薏苡仁为利湿解毒化痰，活血解郁，祛邪之品；柴胡、白芍，入肝经，引领诸药直达病所；白术、山药、枳壳、益智仁健脾行气，扶助正气，体现了"见肝之病，知肝传脾，当先实脾"之意；枸杞养肝肾之阴，调肝之本；陈皮、炒三仙行气健脾，使诸药不伤胃。

体会

《黄帝内经》指出："邪在肝，行两胁下痛，怒气逆行伤肝，其病在于胁也。"病机主要为外受寒气、湿邪、湿热及虚邪等侵袭人体，加之饮食不节，脾胃损伤；或因情志抑郁，肝气郁滞，气滞血瘀，结而成积；脾阳为湿所困，湿郁化热，蒸郁而生黄疸。肝郁气滞日久，气有余便是火，故气郁日久化热化火，火热蕴于肝胆，而致口苦、烦躁、黄疸等症状。纵观整个方子，祛邪为主，扶正为辅，体现了当前疾病的基本矛盾为病邪当道，通过调理，使机体的正邪趋于平衡，使疾病得到缓解，这也体现了急则治其标之理。

（林飞）

病案四 李某，男，63岁。

初诊： 2010年5月27日。

【**主诉**】发现肝部占位近6年。

【**现病史**】患者2004年9月在中国医学科学院肿瘤医院诊为"小肝癌"，行手术切除，病理示肝细胞癌，术后未行特殊治疗。2009年5月复发，在北京肿瘤医院行射频消融术。2010年4月再次复发，再次行射频消融术。

【**既往史**】乙型肝炎、肝硬化病史10多年。

【**现症**】无特殊不适，食纳可，眠一般，二便可，舌略暗，苔薄，脉略弦。

【**西医诊断**】原发性肝癌术后，射频消融术后，乙型肝炎，肝硬化。

【**中医诊断**】肝积（湿毒蕴结）。

【**治法**】清热利湿，解毒抗癌。

【**处方**】茵陈15g　　　　夏枯草15g　　　土茯苓15g　　　八月札15g

白花蛇舌草15g　柴胡10g　　　　白芍12g　　　　枳壳10g

郁金10g　　　　陈皮10g　　　　苏梗10g　　　　白术15g

黄芪 30g	太子参 15g	沙参 10g	炒三仙各 10g
枸杞 15g	甘草 6g		

14 剂，日 1 剂，水煎服，分 2 次口服。

— 分析 —

方中茵陈、夏枯草为清热利湿之品；土茯苓、白花蛇舌草、八月札为利湿解毒化痰，活血解郁，祛邪之品；柴胡、白芍，入肝经，引领诸药直达病所；白术、枳壳健脾行气，扶助正气；沙参、枸杞养肝肾之阴，调肝之本；陈皮、苏梗、炒三仙行气健脾，使诸药不伤胃。纵观整个方子，祛邪为主，扶正为辅，使机体的正邪趋于平衡，达到长期生存的目的。

体会

中医药治疗肝癌常见的治法有健脾补肾法、清热解毒法、活血化瘀法、以毒攻毒法、益气养阴法、化痰散结法。随着西医学的发展，肝癌的治疗手段越来越多，如 TACE、手术切除、放化疗、分子靶向治疗等，但这些先进的治疗手段也有不尽人意之处，许多毒副作用常导致治疗的中断，从而影响治疗效果。将中医药与西医学手段相结合，发挥各自的优势，是比较可取的综合治疗手段。中医药在控制原发性肝癌复发转移、提高患者生活质量、延长带瘤生存期等方面发挥了重要的作用。

（林飞）

胆 囊 癌

病案 李某，男，56 岁。

初诊： 2012 年 7 月 20 日。

【主诉】胆囊癌术后半年余。

【现病史】患者 2012 年 1 月于中国医学科学院肿瘤医院行胆囊癌切除术，病理示低分化腺癌，LNM 3/3，侵及浆膜层。术后给予顺铂 + 5- 氟尿嘧啶化疗 4 个周期。

【既往史】胃溃疡、胆结石病史 5 年余。

【现症】腹胀不明显，手足麻木，纳可，大便每日 1 次，稀软，舌淡红，苔黄，脉细。

【西医诊断】胆囊癌术后化疗后。

【中医诊断】积聚病（气血双亏，痰瘀内阻）。

【治法】益气养血，利湿化痰，化瘀解毒。

【处方】

柴胡 10g	白芍 12g	枳壳 10g	茵陈 15g
夏枯草 15g	土茯苓 15g	莪术 9g	生薏苡仁 15g
荷梗 10g	黄芪 30g	白术 15g	山药 15g
鸡血藤 15g	五味子 10g	甘草 6g	炒三仙各 10g
生姜 3 片	大枣 5 枚		

14 剂，日 1 剂，水煎服。

【中成药】软坚消瘤片 4 片 / 次，每日 1 次。

— 分析 —

方中四逆散疏肝理脾；白术、山药、炒三仙共同健运脾胃，顾护后天之本；枳壳、荷梗健脾行气消积，使补而不滞；土茯苓、夏枯草、生薏苡仁、莪术利湿化痰，解毒散结，控制癌瘤；黄芪、太子参、鸡血藤益气养血，扶助正气；茵陈、五味子利湿解毒保肝；生姜、大枣和胃。

体会

胆为六腑之一，主要生理功能为贮藏、排泄胆汁和主决断。胆囊癌的病情发展中，如癌肿阻塞胆道，胆汁的分泌排泄受阻，就会影响脾胃的受纳腐熟和运化功能，出现厌食、腹胀、腹泻等；若肝失疏泄，胆汁外溢，则出现黄疸；若胆气下降不利，气机上逆则可出现口苦等症状。在临床治疗中本病虽在胆，但要"从肝论治"，疏肝利胆，胆腑以通为用，以降为顺，同时兼顾脾胃，共同扶助正气；酌情加入化痰软坚、化瘀解毒的祛邪之品，攻补兼施，方显其效。

（林飞）

胰 腺 癌

病案一 蔡某，男，42 岁。

初诊： 1993 年 2 月 25 日。

【主诉】黄疸 1 年余。

【现病史】患者 1992 年 1 月起出现巩膜、皮肤反复黄染，在某医院治疗无效。1992 年 11 月赴上海华山医院做 CT 检查，提示胰腺癌。1993 年 1 月手术治疗，因胰头肿块与肠系膜血管粘连，未能切除。肿块穿刺病理检查示：胰头癌胆总管转移。

【现症】巩膜、皮肤黄染，精神委顿，形体消瘦，中上腹隐痛不适，疼痛引及右肩、背部，入夜痛甚，胃纳不馨，大便次数增多。舌质黯，苔黄腻，脉弦细。

【查体】中上腹压痛明显，肝肋下 1cm，剑突下 3cm，质地中等，边缘光滑，叩痛阳性。扪及肿大胰头 5cm，表面有大小不等的结节。血检：癌胚抗原阳性，总胆红素 39.7μmol/L，直接胆红素 21.1μmol/L，谷丙转氨酶 311.22U/L。

【西医诊断】胰腺癌，梗阻性黄疸。

【中医诊断】黄疸（湿热毒邪内蕴）。

【治法】清热利湿，活血消肿。

【处方】

土茯苓 30g	茯苓 30g	蒲公英 30g	薏苡仁 30g
白花蛇舌草 30g	三棱 10g	莪术 10g	茵陈 30g
炒柴胡 6g	制大黄 6g	郁金 12g	焦栀子 12g
焦山楂 10g	焦神曲 10g	焦麦芽 10g	丹参 10g

14 剂，日 1 剂，水煎服，分 2 次口服。

【中成药】牛黄醒消丸 3g，分 2 次吞服。

二诊： 上方服用 14 剂，黄疸及中上腹疼痛明显减轻，大便次数减少，黄腻苔渐化，但觉口干、溲黄、乏力。

【治疗】续用前法，再加太子参 20g，另以西洋参煎汤代茶饮服。治疗 2 个月，疼痛未作，黄疸消退，胃纳尚可，大便正常，小便微黄，舌胖有齿印，舌质红，脉弦细。肝功能检查正常，B 超复查胰头肿块明显缩小。再治以养阴生津、清热利湿、活血消肿 5 个多月，CT 复查胰头肿块继续缩小。

【随访】此后治疗加减：黄疸明显时，焦栀子、茵陈剂量加大；发热加黄芩、知母；疼痛明显加五灵脂、蒲黄、延胡索；腹胀加鸡内金、大腹皮、木香；大便不成形加白扁豆、炒白术。11 个月后 CT、B 超复查胰头肿块完全消失。患者仍坚持服用中药至今，身体健康，正常工作。

— 分析 —

胰腺癌病因病机为湿热毒邪与瘀滞互结，正气亏虚。湿热毒邪内蕴，肝胆失于疏泄，蕴久入络，血瘀与毒邪蕴结而成肿块。应抓紧时机，"急则治标"，祛邪为主，直挫病势；待邪毒势减，正虚显露，应调整治则，扶正为主，从而达到扶正祛邪之目的。

体会

朴老认为，胰腺癌的发病与饮食、情志、环境中的致癌物质等有密切关系。如嗜咽、嗜咖啡、嗜酒，都被认为是诱发胰腺癌的因素。情志不遂，内伤七情，导致脏腑气血功能失调，也可诱发肿瘤。另外，长期在被致癌物质污染的环境下生活者，其肿瘤的发病率明显提高。西医学还认为慢性胰腺炎亦与胰腺癌的发病有关。总之，胰腺癌的发生与机体内外多种致病因素有关，由于正气不足、脏腑虚弱或情志不遂、饮食内伤，脏腑功能受损，外邪乘虚而入，致使气血运行不畅，气血凝滞，久留不散，渐成肿块。

其病理机制有：①正虚、先天禀赋不足或后天失养，脏腑功能虚弱，尤其是肝脾功能虚弱，气血运行不畅，瘀滞而为肿块；或湿毒之邪乘虚而侵，发为癌肿。②湿毒、感受外邪或饮食不节，损伤脾胃，湿浊内生，聚湿生痰，凝成肿块。③情志不遂，肝失疏泄，导致气机不畅，血行受阻，气血凝结，日久而为癌肿。

（郑红刚）

病案二 陈某，男，59岁。

初诊：2013年3月。

【主诉】左上腹痛1年余

【现病史】左上腹疼痛1年，加剧5个月，经B超检查、剖腹探查、病理活检诊断为胰腺癌；又经CT检查，亦诊断为胰腺癌。在某医院住院治疗，病情日趋恶化，遂请中医诊治。

【现症】面目及周身发黄，形体羸瘦，倦怠神疲，左上腹刺痛拒按，腹胀如鼓，呃逆，食少。舌质淡，舌边尖有瘀点，苔白腻，脉弦滑。

【西医诊断】胰腺癌。

【中医诊断】癥瘕（肝郁气滞，痰凝血瘀）。

【治法】理气消癥，活血化瘀，佐以利湿退黄。

【处方】
柴胡 12g	枳实 12g	赤芍 12g	青皮 12g
陈皮 12g	穿山甲 12g	厚朴 12g	木香 12g
三棱 15g	延胡索 15g	莪术 15g	苍术 10g
三七 10g	半枝莲 10g	茵陈 10g	甘草 6g

水煎服，日1剂，分2次口服。

【随访】予服上方50余剂，黄染消退，腹痛大减，全身情况明显好转。后改用柴芍六君子汤加三棱、莪术、穿山甲等，治疗半年，腹胀疼痛完全消失，精神食欲恢复正常。继以柴芍六君子汤加砂仁、香附、郁金、三棱、莪术等，治疗1年，诸症消失。B超复查：胰腺大小及质地完全正常。

— 分析 —

迄今为止，胰腺癌仍然是消化道肿瘤中预后最差的，术后复发及转移率较高。中医药治疗胰腺癌有一定疗效，也有一些病例取得了明显的疗效。临床观察发现，对一些不能切除或术后复发的胰腺癌患者，化疗药"盐酸吉西他滨"确能在一段时间内起到止痛、改善生存质量的作用，但缩瘤疗效不佳，尤其是化疗多个疗程后患者体质下降，化疗药物耐药性产生，患者癌灶往往很快增大，病情迅速恶化。对这些晚期胰腺癌患者，朴老主张化疗疗程不宜过多，在化疗药物应用后起到良好止痛效果时即止。在后续阶段应采用扶正为主的中药治疗；在患者抗癌能力得到改善后，采用扶正与攻癌相结合的中医药治疗，使患者临床症状继续改善，瘤体稳定，甚或缩小，以延长生命。

本案属中医癥瘕范畴。患者老年丧偶，肝郁气结，致气滞血瘀，湿聚痰凝，痰瘀互阻，其病益甚。故先以理气消癥、活血化瘀为主，佐以利湿退黄。病情减，又以柴芍六君子汤疏肝培土，佐以化痰消癥。

体会

胰腺癌的预后较差，即使肿瘤可以切除，其局部区域的复发率仍然很高（约80%）。手术及放疗只是局部治疗，难以彻底消灭癌细胞，且胰腺癌对化疗不敏感，所以中医药治疗常被看作是胰腺癌治疗的主要措施。

关于辨证论治，朴老认为胰腺癌虽然病情复杂，但临床治疗仍应坚持辨证论治的原则，分型论治，同时抓住正虚与血瘀的特点，活血化瘀同时不忘顾护正气。他还认为胰腺癌的治疗应在专病专方基础上强调随症加减。近年来，中医在治疗肿瘤疾病时吸纳了西医诊疗模式，在辨证论治的基础上选用一些具有一定抗癌作用的中草药进行辨病治疗，辨证与辨病相结合已成为现代中医治疗肿瘤的基本原则。关于扶正与祛邪，朴老认为胰腺癌多由于湿热内蕴，腑气郁滞，气滞血瘀，以邪实为主，应以祛除湿热与瘀毒之邪为先。由于胰腺癌的发病机制中，中焦脾胃功能失调是关键，故治疗应重视健脾。胰腺癌患者尽管有毒热、湿阻、痰凝、气滞、血瘀等表现，但其都是在脾虚的基础上衍生而来，因此治疗上必须以健脾益气为基本原则，在此基础上佐以清热解毒、祛湿化痰、软坚、行气活血的药物以祛邪。

（郑红刚）

结 直 肠 癌

病案一 耿某，男，50岁。

初诊： 2010年3月3日。

【主诉】间断性便血3年。

【现病史】患者2007年3月出现间断性便血，于北京肿瘤医院行直肠镜确诊为直肠癌。2007年9月27日行直肠癌根治术，病理：中分化腺癌。2007年11月至2008年3月行XELOX方案化疗8次。2009年9月行PET-CT示：腹腔淋巴结转移。2009年10月23日开始行FOLFIRI+贝伐单抗2个周期。

【现症】刀口不适，腰酸，大便多不成形，4~5次/日，余无不适。舌质淡胖，苔薄白，脉细弱。

【西医诊断】直肠癌术后，术前放疗，术后化疗，腹腔淋巴结转移。

【中医诊断】肠蕈（脾肾两虚，痰瘀互结）。

【治法】健脾温肾，化痰散瘀。

【处方】四神丸加减。

白术 15g	山药 15g	枳壳 10g	益智仁 15g
半枝莲 20g	莪术 9g	土茯苓 15g	生薏苡仁 20g
黄芪 30g	太子参 15g	五味子 10g	补骨脂 10g
肉豆蔻 5g	枸杞子 15g	甘草 6g	炒三仙各 10g
生姜 3片	大枣 5枚		

14剂，水煎服，日1剂，分2次口服。

【中成药】消癌平片，每次 3.2g，每日 3 次；软坚消瘤片 4 片 / 次，每日 2 次，两药隔日交替服用。

二诊： 2010 年 6 月 23 日。复查 CEA 等肿瘤标志物正常。CT 检查：右盆腔结节缩小，由 2.0cm×1.3cm 降至 1.7cm×1.2cm，血象正常，偶有身痒，脉弱，舌淡红。

【处方】
白术 15g	山药 15g	枳壳 10g	益智仁 15g
半枝莲 20g	土茯苓 15g	白英 15g	生薏苡仁 20g
陈皮 10g	茯苓 15g	黄芪 30g	太子参 15g
枸杞子 15g	沙参 10g	甘草 6g	炒三仙各 10g

14 剂，水煎服，日 1 剂，分 2 次口服。

【中成药】同前。

三诊： 2010 年 9 月 1 日。8 月 27 日，CT 示：左上肺球形结节 8mm，建议到第二炮兵总医院（现为"中国人民解放军火箭军总医院"）γ 刀治疗中心会诊。

四诊： 2010 年 11 月 10 日。9 月于第二炮兵总医院行肺病灶 γ 刀治疗，10 月 25 日查 CT：左肺上叶结节缩小，由 8mm 减小到 4mm。11 月 4 日复查：肿瘤指标正常。乙状结肠活检为黏膜慢性炎症，纳可，大便 5~6 次 / 日，无腹痛，偶腹胀，脉弱，舌淡红稍暗，苔薄白。

【处方】
白术 15g	山药 15g	枳壳 10g	益智仁 20g
藤梨根 15g	莪术 9g	土茯苓 20g	生薏苡仁 20g
太子参 15g	柴胡 10g	升麻 10g	当归 10g
黄柏 10g	鱼腥草 15g	甘草 6g	炒三仙各 10g

14 剂，水煎服，日 1 剂，分 2 次口服。

【中成药】同前。

五诊： 2012 年 12 月 20 日。近期在空军总医院行右肺肿物切除，肝转移灶行 γ 刀治疗，共化疗 5 次。症见乏力，咳嗽，痰中带血，纳呆气短，大便不干，脉弱，舌淡红苔薄。

【治疗】朴老认为目前邪毒尚盛、正气不支，故以健脾理气、解毒抗癌为主。

【处方】
白术 15g	山药 15g	枳壳 10g	益智仁 20g
半枝莲 20g	土茯苓 20g	白英 15g	龙葵 15g
茯苓 15g	肉桂 5g	仙鹤草 15g	炒三仙各 10g

| 黄芪 30g | 太子参 15g | 陈皮 10g | 苏梗 10g |
| 石斛 15g | 甘草 6g | | |

14 剂，水煎服，日 1 剂，分 2 次口服。

【中成药】同前，以期继续中医药抗肿瘤治疗。

— 分析 —

朴老认为结直肠癌病因病机复杂，系正气内虚，脏腑功能失调，脾胃运化失司，导致气滞、血瘀、痰结、湿聚、热毒等相互搏结，日久积滞而成有形之肿块。

本案患者系直肠癌术后，术前放疗，术后化疗后，久病及肾而致脾肾两虚。脾为后天之本，后天受损，运化失司，脾虚无力运化，则见大便次数增多；津液不行，化而为痰，血行不畅成瘀，可见舌质淡胖稍暗，苔薄白，脉细弱。故辨证属脾肾两虚，痰瘀互结。治以健脾温肾、化痰散瘀，以四神丸加减治之。初诊予白术、黄芪、山药、太子参等健脾益肾，益智仁、五味子、肉豆蔻、补骨脂等温肾止泻，半枝莲、莪术、土茯苓、生薏苡仁解毒祛湿、活血抗癌。三诊时出现肺转移，故建议到外院进行 γ 刀肿物切除治疗。四诊时患者腹泻仍频，故朴老改用李东垣升阳益气法，采用补中益气汤加减，以改善患者症状。末次复诊时出现新的肺转移和肝转移灶，继续采用 γ 刀行减瘤术。因大便偏稀，故另予茯苓、白术健脾利湿，肉桂温肾助阳。

通过该病例可以看出，结直肠癌本身难治，主要还是因为容易发生转移，原发部位虽仍有大便次数多等症状，但是患者整体状态尚可，而手术及化疗后并未很好地阻止疾病的进展，导致病情反复。此时经过中医药长期调理治疗，能够使患者生存期尽可能延长，生活质量尽可能提高。

体会

在治疗消化道肿瘤上，朴老一般首先开药四味，即白术、山药、枳壳、益智仁。其中白术、山药配合可以健脾益气养阴，补气而不伤阴，气足阴液才能更好地敷布全身；白术、益智仁相伍强调脾肾两补，而补肾的目的仍是为了增强脾这一后天之本、气血生化之源，脾胃运化正常才能保证其他脏腑功能的正常，如李东垣在《脾胃论·脾胃盛衰论》中所云："其治肝、心、肺、肾有余不足，或补或泻，惟益脾胃之药为切。"白术、枳壳相伍突出攻补兼施，是枳术丸的变化，以补为主，但补不壅滞，通过理气药物的辅助，以便更好地扶正，正气足则邪不可犯，疾病自愈。

朴老临床上治疗脾虚常用黄芪、党参、白术、茯苓等以健脾益气；脾虚胃滞，常加用焦三仙、枳壳、陈皮、苏梗等醒脾理气；阴虚则易党参为太子参，加麦冬、沙参、五味子等以益气养阴；肾阴虚加用枸杞子、女贞子、山萸肉、石斛等填补肾阴，肾阳虚加用菟丝子、淫羊藿、补骨脂、肉豆蔻等温补肾阳。

（郑红刚）

病案二 张某，女，41岁。

初诊：2011年12月7日。

【主诉】腹痛2月余。

【现病史】患者2011年9月因腹痛就诊于中日友好医院，随后行直肠镜示：距肛门10cm处有隆起肿物，病理为腺癌。2011年9月27日行肺PET-CT示：直肠近直乙交界处可见放射性摄取增高，PET示长约4.4cm，管腔狭窄，最厚处约1.7cm，双肺散在小结节，未见代谢增高，部分小结节性质待定。CEA、CA199、TPS等未见升高。2011年9月28日于中国医学科学院肿瘤医院行腹腔镜辅助直乙交界肿瘤切除术，术后病理：直肠局限溃疡型高分化腺癌，侵透肌层达直肠旁脂肪，切缘未见癌淋巴结（0/20），免疫组化：MLH$_1$（2+），MSH$_2$（1+），MSH$_6$（3+），术后行25次放疗，2011年12月2日结束放疗。

【现症】月经提前10余天，饭后胃脘部不适，纳差，眠可，小便可，大便次数多，5~6次/日，成形。舌略暗苔薄，脉数。

【西医诊断】直肠癌术后，放疗后，腺癌。

【中医诊断】肠蕈（脾虚气滞，湿毒互结）。

【治法】健脾理气，化湿解毒。

【处方】

白术15g	山药15g	枳壳10g	益智仁20g
半枝莲20g	土茯苓20g	莪术9g	生薏苡仁20g
黄芪30g	太子参15g	陈皮10g	炒三仙各10g
石斛15g	女贞子15g	枸杞15g	甘草6g
生姜3片	大枣5枚		

14剂，水煎服，日1剂，分2次口服。

【中成药】软坚消瘤片4片/次，每日2次。化疗期间服生血丸，每次5g，每日3次。

二诊：2012年2月16日。化疗中查白细胞2.8×10⁹/L。目前已停止化疗，汗多，乏力，头晕，纳少，大便次数多，脉数，舌暗苔薄。

【处方】前方去山药、半枝莲、石斛、女贞子，加当归 10g、鸡血藤 15g、肉桂 5g、苏梗 10g、山萸肉 15g。

【中成药】同前。

三诊： 2012 年 5 月 10 日。化疗中，AST 41U/L，白细胞下降，脚心热，纳呆，汗多，乏力，大便可，脉缓，舌略暗苔薄黄。

【处方】			
白术 15g	山药 15g	枳壳 10g	益智仁 20g
半枝莲 20g	土茯苓 20g	莪术 9g	生薏苡仁 20g
黄芪 30g	太子参 15g	陈皮 10g	炒三仙各 10g
蒲公英 15g	五味子 10g	枸杞 15g	芡实 15g
白豆蔻 5g	甘草 6g		

14 剂，水煎服，日 1 剂，分 2 次口服。

四诊： 2012 年 6 月 20 日。放射性肠炎，便血，大便 7~8 次 / 日，纳差，余同前。

【处方】前方去益智仁、半枝莲、莪术、五味子，加槐花炭 15g、生地炭 15g、仙鹤草 15g、草河车 15g。

【中成药】西黄解毒胶囊，每次 0.5g，每日 3 次。

五诊： 2012 年 12 月 20 日。复查 ALT 55U/L，AST 48U/L，CEA、CA199 正常，CT 显示无肿瘤复发迹象，B 超：胆囊见 0.7cm 结石，轻度脂肪肝。大便 5~7 次 / 日，脉弱，舌暗，齿痕多，苔黄。

【处方】前方去仙鹤草、芡实，加半枝莲 20g、白英 15g、柴胡 10g、升麻 6g、当归 10g、白芍 12g，以升阳止泻，解毒抗癌。

【随访】经过 1 年的中医药治疗，目前患者病情稳定，未见明显转移，继续中医药抗肿瘤治疗。

— 分析 —

该患者为中年女性，直肠癌术后放疗后，初诊时刚行完放疗，但是大便仍频，乃放疗引起的肠道刺激征，故辨证上属脾肾阴阳两虚、湿毒互结。故予白术、山药、益智仁、黄芪、太子参、石斛、女贞子、枸杞等以益气养阴、健脾益肾，生薏苡仁、土茯苓、半枝莲解毒利湿抗癌为主。二、三诊时正处于化疗中，出现脚心热、汗多、乏力、脉数等明显的阴伤火热症状，故予蒲公英、土茯苓、五味子、太子参等以清热解毒养阴为主。白细胞下降，故予以白术、黄芪、太子参、鸡血藤、当归等益气补血行血。肿瘤后期一方面由于气虚无力推动血液运行，另一方面肿瘤毒热伤阴导致血液容易瘀滞，故后期朴老加用鸡血藤、当归、丹参等补血活血药，寓"攻于补中，补于攻中"。四诊出现放射性肠炎便血症状，故予以槐花炭、生地炭、仙鹤草以凉血止血。在选药方面朴老采用有"一药多用"的药，如取槐花炭既能解毒祛湿，又能止血，仙鹤草既能补虚止痢，又能止血，使处方更加精炼。后期因为大便仍频，考虑为久病中气下陷致湿注于下，故改用补中益气汤以益气升阳止泻。通过一系列的治疗，可以看出朴老在患者病程的每一阶段均辨证论治，根据病情的变化酌情调理，比较完整地体现了朴老的辨证论治思想。

体会

朴老临床中非常注重扶正祛邪的思想，而气机本身是否调畅既可作为扶正的一部分，又可作为祛邪的一部分，是联系扶正与祛邪的纽带，故《素问·举痛论》有"百病生于气"之说。首先，气按虚实可分为气虚、气滞（气郁）。气虚表现为正气虚，其中以脾气、肾气、心气、肺气虚为多，当以补气为主，为扶正的一部分。气滞为三焦、经络、诸脏腑气机的阻滞，表现为实邪盛，其中以肝气上亢或肝气郁滞、肺胃之气上逆、腑气不通为多，当以调气为主，为祛邪的一部分。气虚和气滞可以互为条件而发生，气虚不足以行气则可表现为气滞，气滞导致气机不畅，则可以阻碍中焦的运化，久则脾胃不能正常消化吸收，则表现为气虚，又称"大实有羸状"。所以临床上知病之所因，然后据其因而治疗，则可以事半功倍。其次，调畅气机用于治疗功能性、可逆性病变优势明显，是肿瘤早期治疗、未病先防的重要手段。在肿瘤后期可逐渐发展为气滞血瘀、气滞痰凝湿停，需在调气的基础上加上活血化瘀、化痰祛湿等治法。

（郑红刚）

病案三 张某，男，36岁。

初诊：2004年1月8日。

【**主诉**】便血6月余。

【**现病史**】患者2003年6月14日出现间断性便血8个月，于天津市滨江医院行直肠癌根治术（保肛），病理：中分化管状腺癌，6cm×4.5cm，侵及浆膜，LN（0/3）。2003年6月至2004年1月行放疗35次，行XELOX方案化疗

3 次。

【现症】便黏而不爽，带血及黏液，偶腹痛，常感乏力，饮食尚可，舌质红苔黄腻，脉弱。

【西医诊断】直肠癌术后及放化疗后。

【中医诊断】肠蕈（湿热内蕴，瘀毒互结）。

【治法】清热化湿，解毒祛瘀。

【处方】

黄芪 40g	太子参 15g	白术 15g	补骨脂 10g
山药 12g	益智仁 15g	薏苡仁 20g	陈皮 10g
黄柏 10g	仙鹤草 15g	茯苓 15g	猪苓 15g
半枝莲 20g	煅牡蛎 15g	甘草 10g	炒三仙各 30g
三七粉 3g			

14 剂，日 1 剂，水煎服。

二诊：2004 年 3 月 18 日。化疗中，大便不爽，纳可，乏力，偶腹胀，肛门下坠，口腔溃疡，脉弱，舌质淡红苔薄。

【处方】

生白术 15g	枳壳 12g	陈皮 10g	苏梗 10g
厚朴 10g	郁金 10g	龙葵 15g	黄芪 40g
当归 10g	金银花 12g	连翘 10g	草河车 9g
莪术 9g	女贞子 15g	肉苁蓉 15g	炒三仙各 30g
三七粉 3g			

14 剂，日 1 剂，水煎服。

三诊：2004 年 5 月 27 日。本次化疗后食欲差，白细胞下降，大便不爽，脉弱，舌质淡红苔薄。

【处方】

生白术 15g	枳壳 12g	山药 12g	薏苡仁 15g
陈皮 10g	姜半夏 9g	黄芪 90g	太子参 15g
菟丝子 15g	女贞子 15g	淫羊藿 10g	枸杞子 15g
沙参 10g	甘草 6g	炒三仙各 30g	

14 剂，日 1 剂，水煎服。

【中成药】参芪片 4 片 / 次，每日 3 次。

四诊：2004 年 8 月 5 日。肠镜检查显示放射性肠炎。白细胞 4×10^9/L。大便软，7~8 次 / 日，脉弱，舌淡红略暗。

【处方】

白术 15g	枳壳 12g	山药 12g	薏苡仁 15g
败酱草 15g	黄柏 10g	苍术 15g	益智仁 15g

黄芪 40g	太子参 15g	补骨脂 10g	五味子 15g
肉豆蔻 5g	白豆蔻 5g	甘草 6g	炒三仙各 30g
三七粉 3g			

14 剂，日 1 剂，水煎服。

【中成药】同前。

【随访】随后一直在我院就诊，2011 年 3 月 10 日复诊时复查 CEA、AFP、CA199 等肿瘤标志物均正常；B 超显示直肠黏膜下囊实性占位，与前比较无明显变化。经过 7 年治疗，患者诉大便频次仍多，半夜遗尿，其他状况良好，未见明显转移灶，建议继续中医药巩固治疗。

— 分析 —

此案系直肠癌根治术及放化疗后，癌毒内侵致脾之运化失职，升降失司，水谷不化为津而成湿，湿郁日久，郁而化热，湿热内生，灼津为痰，湿热流注大肠，故见便黏而不爽，带血及黏液，舌质红，苔黄腻，故辨证为湿热内蕴、瘀毒互结。方中黄芪、太子参、白术、薏苡仁健脾益气，补骨脂、山药、益智仁补肾固本，黄柏、茯苓、猪苓、半枝莲清热解毒利湿，仙鹤草、三七粉止血，陈皮、炒三仙宣畅三焦，醒脾开胃。此处大便黏而不爽，故以清热解毒利湿为主，反映了直肠癌早期以湿热为主。二诊中因出现大便不爽、腹胀，故改用枳壳、陈皮、苏梗、厚朴、郁金以理气畅中，化疗出现口腔溃疡，故用龙葵、生黄芪、当归、金银花、连翘、草河车清热解毒、化瘀消肿。三诊中因化疗出现食欲差，白细胞下降，故重用黄芪90g，另予太子参、山药、薏苡仁、生白术健脾益气，菟丝子、女贞子、淫羊藿、枸杞子、沙参以益肾培本，以期提高机体免疫力，改善食欲。四诊中大便次数明显增多，反映了直肠癌后期久病及肾，出现肾虚泄泻，故予四神丸温肾止泻，四妙丸解毒祛湿抗癌。随后一直中药治疗，7 年后生存质量尚可，肿瘤标志物未见异常，可见中医药治疗确实能提高患者的无病生存期，控制肿瘤的发展。

体会

朴老在结直肠癌治疗中注重养阴是很有道理的。首先，恶性肿瘤大部分发展很快，有火毒的性质。火毒当以清火为主，但是清火过度难免伤脾胃，脾胃伤则正气衰，且中医认为脾胃与大肠关系紧密，如胃与大肠同属阳明经，统称"胃家"，脾弱则泄泻，胃强则大便难，胃弱则易呕吐，所以脾胃伤则加剧结直肠的病变，反而促进肿瘤的进展。故朴老汲取了陈士铎等名家的方法，依据"水足则火自灭"，通过养阴为主的方法，既能扶正，又能有效遏制肿瘤的快速进展，一举两得。其次，由于西医学的飞速发展，化疗乃至靶向治疗得到很大提升，但是不论是放化疗还是靶向治疗，在结直肠癌中均常出现上热兼有下寒的症状，如咽干口燥、舌红苔黄等上热症状，大便频次多、质稀、腹部怕凉等下寒症状，这与"火曰炎上、水曰润下"的特性是吻合的。同时，结直肠癌本身又易夹湿，湿邪阻滞三焦，使津液不能正常敷布全身，则上焦易出现邪热伤阴之象。此时既要温补下焦与清透上焦相结合，同时还要祛湿与养阴相结合。当然，养阴也要防止过于滋腻而碍脾胃，所以朴老喜欢用沙参、麦冬、玉竹、石斛等滋而不腻之品，并且伍以炒三仙、陈皮、砂仁、白扁豆、苏梗等理气醒脾之药。从中可以看出朴老对温病"用药轻灵"原则的深刻把握。

（郑红刚）

病案四 姜某，男，70 岁。

初诊：2011 年 9 月 1 日。

【主诉】结肠癌术后 6 个月。

【现病史】2011 年 2 月患者因头晕乏力就诊于北京朝阳医院，检查示血象低，完善相关检查后诊断为升结肠癌，遂转入中国医学科学院肿瘤医院并于 2011 年 3 月在该院行结肠癌根治术，术后病理：结肠盘状隆起型中分化腺癌，少部分伴黏液分泌，肠系膜淋巴结转移 2/11，术后 FOLFOX 方案化疗 8 个周期，于 8 月 31 日化疗结束。

【现症】乏力，胃脘痞闷，纳差，口干，大便干燥，眠可，小便调，舌淡红，苔黄，脉沉缓。

【既往史】高血压 10 余年，糖尿病 6 年余。

【西医诊断】升结肠中分化腺癌，术后化疗后。

【中医诊断】肠蕈（气阴两虚，湿热互结）。

【治法】益气养阴，清热祛湿。

【处方】生白术 15g	山药 15g	黄芪 30g	太子参 15g
沙参 10g	半边莲 20g	半枝莲 20g	生薏苡仁 20g
土茯苓 20g	白豆蔻 5g	莪术 9g	炒三仙各 10g
枳壳 10g	益智仁 20g	肉苁蓉 15g	枸杞 15g

女贞子 15g　　　甘草 6g

14 剂，日 1 剂，水煎服。

【中成药】参一胶囊及华蟾素片。

二诊：2011 年 11 月 9 日。大便较前好转，纳可，无明显不适，脉缓，舌淡红。血象正常，肝肾功能正常。CEA 6.13ng/mL，CA199、CA724 正常，肺、盆腔、腹腔 CT 未发现异常。

【治法】益气养阴，解毒抗癌。

【处方】在前方基础上去山药、半枝莲、半边莲、莪术，加藤梨根 15g、白英 15g、僵蚕 15g。

三诊：2012 年 1 月 19 日。1 月 15 日复查：CEA 6.14 ng/mL，CA199 为 22.01 U/mL，CT 检查示吻合口通畅，局部无肿物，腹膜后少许淋巴结转移。胸片正常，脉缓，舌淡红，苔薄。

【处方】生白术 15g	山药 15g	枳壳 10g	益智仁 20g
陈皮 10g	黄芪 30g	太子参 15g	炒三仙各 10g
半枝莲 20g	土茯苓 20g	苦参 15g	莪术 9g
沙参 10g	枸杞 15g	芡实 15g	女贞子 15g
肉苁蓉 15g	甘草 6g		

14 剂，日 1 剂，水煎服。

四诊：2012 年 12 月 20 日。就诊时复查结果：CEA 6.91 ng/mL，余未见明显异常。刻下症：偶有头晕，汗多，纳可，大便可，舌脉同前。

【治法】朴老认为患者目前整体状态比较稳定，肿瘤标志物大致正常，未见转移，故以益气固表、解毒抗癌为主。

【处方】生白术 15g	山药 15g	枳壳 10g	益智仁 20g
黄芪 30g	防风 10g	煅牡蛎 20g	白英 15g
金荞麦 20g	僵蚕 15g	陈皮 10g	炒三仙各 10g
太子参 15g	枸杞 15g	山萸肉 15g	甘草 6g

14 剂，日 1 剂，水煎服。

【中成药】消癌平片 10 片 / 次，每日 3 次；软坚消瘤片 4 片 / 次，每日 2 次，两药隔日交替服用。

— 分析 —

本案患者系升结肠癌术后化疗后，因手术后肠液流失、化疗火热伤阴，导致气阴两虚，故见大便干燥，阴伤则口干欲饮，饮多但因气虚无力以化，故致湿滞三焦，故见胃脘痞闷、苔黄等湿热表现。阴伤兼湿热阻滞，养阴则易助湿，祛湿则易伤阴，清热又加重湿邪阻滞，攻补难施，如吴鞠通曾言："徒清热则湿不退，徒祛湿则热愈炽。"所以自古就是治疗难题，直至薛雪《湿热病篇》的问世，才有了完备的理论指导。治疗原则是湿热兼治、宣畅三焦。湿偏重者以祛湿为主，如三仁汤；热偏重者以清热为主，如甘露消毒丹等。兼有阴伤时，可以清热祛湿养阴并向而不悖。朴老以半枝莲、半边莲、土茯苓、生薏苡仁清热祛湿抗癌，白豆蔻芳香化湿，白术健脾利湿，黄芪、太子参、沙参、山药益气养阴、炒三仙、枳壳畅通三焦、醒脾化湿，莪术行气活血，益智仁、肉苁蓉、枸杞、女贞子等固肾以巩固先天之本。虽然看似用药平常，但是诸法兼备，可见功夫之深。末次就诊时出现头晕、汗多，故予黄芪、防风益气固表，煅牡蛎敛汗益阴。经过1年半的治疗，虽有腹膜后少许淋巴结转移，但是患者整体状况较好，再次看出中医药在肿瘤后期巩固治疗中的优势。

体会

朴老处方用药非常平和，少用猛药，以防止戕害正气而加剧肿瘤的进展。当然，这种用药风格也是有原因的。一方面，大部分患者是在放化疗后才来就诊的，这时候患者免疫力正处于下降期，如果继续用猛药则会犯"虚虚之戒"，可能反而缩减生存期、促进肿瘤的转移。另一方面，大部分肿瘤患者年龄总体偏大，脾胃功能下降，身体阴阳气血均处于低水平的平衡期，无论攻补均易破坏原来的平衡，所以不宜为了追求肿瘤缩小而"穷追猛打"。这种思想在临床上确实对解决患者的痛苦、延长无病生存期等起到了一定的作用。

当然，这并不代表朴老不注重对肿瘤疾病本身的治疗，而是在保证患者整体体质的条件下再加用抗肿瘤药，使肿瘤在无声无息中逐渐稳定、减小乃至消失，体现了中医"补即是攻、攻即是补"的原则。

（郑红刚）

病案五 洪某，男，57岁。

初诊：2011年12月28日。

【**主诉**】结肠癌术后2年。

【**现病史**】患者2009年12月于当地医院行左结肠癌手术，术后辅助化疗6

次。2010年8月因发现肝转移于中国人民解放军总医院行肝部分切除术,术后化疗4次,随后服中药治疗。2011年12月22日复查:血象、肝肾功能正常,肿瘤标志物正常。

【现症】乏力,食欲欠佳,偶有胁肋部胀闷不适,眠可,大便每日2次,偏干,小便可,舌淡红,苔微腻,脉缓。

【既往史】无高血压、糖尿病病史。

【西医诊断】降结肠癌术后化疗后;肝转移切除术后化疗后。

【中医诊断】肠蕈(脾虚湿滞)。

【治法】健脾祛湿。

【处方】

白术15g	山药15g	枳壳10g	益智仁20g
茵陈15g	栀子10g	夏枯草15g	土茯苓20g
莪术9g	藤梨根20g	陈皮10g	炒三仙各10g
黄芪30g	太子参15g	山萸肉15g	甘草6g

14剂,日1剂,水煎服。

【中成药】西黄解毒胶囊及软坚消瘤片,交替服用。

二诊:2012年4月11日。左腹痛,复查肿瘤标志物正常,结肠镜示:术后改变,与前比较未见明显异常。刻下无明显不适,脉缓,舌淡红苔黄。

【处方】前方去栀子、夏枯草、藤梨根、山萸肉,加生薏苡仁20g、半枝莲20g、白芍12g、延胡索10g、徐长卿15g。

【中成药】同前。

三诊:2012年8月2日。复查:肿瘤标志物正常,肝肾功能正常。纳可,大便可,舌淡红苔薄。

【处方】

白术15g	山药15g	枳壳10g	益智仁20g
土茯苓20g	藤梨根20g	金荞麦20g	生薏苡仁20g
陈皮10g	黄芪30g	太子参15g	炒三仙各10g
苏梗10g	白豆蔻5g	枸杞子15g	甘草6g

14剂,日1剂,水煎服。

【中成药】西黄解毒胶囊及消癌平片,交替服用。

四诊:2012年12月5日。偶腹痛,饮食不当时明显,脉缓,舌淡红苔薄,有齿痕。肿瘤标志物正常,肝肾功能正常,胆红素稍高。

【随访】经过1年治疗,整体状态较好,病情基本稳定,未见新发转移,继续中医药巩固治疗。

— 分析 —

该患者系降结肠癌术后，辅助化疗后又出现肝转移，并行肝肿物切除及化疗。虽然初诊时肿瘤标志物、肝肾功能尚正常，但仍有复发的可能，并且化疗对结直肠癌本身不是太敏感，即使转移也主要是对原发病灶的治疗，转移灶主要是对症治疗，所以该阶段西医的治疗方法可以暂缓一下，这时用中药延长无病生存期是完全有可能的，中医药治疗肿瘤的优势也可以在此阶段得以体现。初诊时朴老除了关注到患者正气虚的方面，也注意到肝转移所存在的湿热互结这一病理要素，所以在扶正抗肿瘤方面专门挑选入肝经的茵陈、栀子、夏枯草等药祛除肝经湿热，通过调理内环境而消除肿瘤赖以生存的土壤。后期复诊时患者偶有腹痛，所以加用疏肝理气的药，如白芍、延胡索、徐长卿、厚朴、郁金等。纵观四次诊治，可以比较完整地反映出朴老的用药特点：扶正祛邪，以气为主；辨证论治，扶正抗癌；用药平和，平中见奇。整理后发现朴老最常用的是生甘草、太子参、黄芪、白术、山药、陈皮、炒三仙等益气健脾畅中的药物，然后是女贞子、枸杞子、山萸肉等补肾阴的药物，其次是根据热毒痰湿瘀血辨证的抗肿瘤等药物。在剂量方面朴老用药多在 10~30g 之间，其中肉桂、豆蔻等苦燥之品多用 5g 左右，从中也可以看出朴老对阴血津液方面的重视，反映出朴老另一用药特点：阴阳两虚，以阴为主。

体会

由于朴老认识到肿瘤的特殊性，即不是单纯一种治疗方法可以完全治愈的，所以特别强调中西医结合治疗，既要注意患者目前的身体状况，还要对各种肿瘤的性质，包括疾病的发展规律、病理分型、分期、药物的敏感性等进行评估，综合考虑正邪两方面的因素，然后予以施治。所以临床上常将辨病和辨证论治相结合，处方一般清晰明了，首先处以白术、山药、枳壳、益智仁四药，给结直肠癌的治疗定下一个基调，接着结合肿瘤的特性，按辨证论治原则处以几种抗肿瘤药，包括清热解毒药，如藤梨根、土茯苓、金荞麦、苦参、半枝莲、白英等；活血化瘀药，如莪术、三七粉、丹参、鸡血藤等；软坚散结药，如浙贝母、夏枯草、牡蛎等。如下焦多湿，结肠部位偏于寒，以大便次数增多、夜尿多为主，多加用肉豆蔻、补骨脂、附子、肉桂；直肠部位偏于热，以大便黏而不爽甚至以便血为主，多加用生薏苡仁、红藤、败酱草、槐花、地榆等。当然，要注意临床的复杂性，比如结肠癌化疗后伤阴明显，也可出现大便干燥；直肠癌后期久病及肾，多有肠道刺激征，故大便次数增多，所以仍需具体问题具体分析。然后予黄芪、太子参、陈皮、炒三仙等健脾理气药以扶正抗癌，同时通过改善胃肠道的功能以促进药物的吸收、增强疗效，最后对症用药。

（郑红刚）

病案六 王某，男，55岁。

初诊： 2012年6月21日。

【主诉】结肠癌术后8月余。

【现病史】2011年9月因大便一直不规律，伴腹胀，10天来大便不通，于当地医院行"乙状结肠根治术"，术后病理示"低分化腺癌，LN3/3"。先后在唐山工人医院、307医院化疗共6个周期（草酸铂+5Fu+CF）。2012年2月16日化疗结束。

【现症】腹胀，低热，腰背部疼痛，乏力，汗多，口干，口苦，纳一般，眠可，二便正常。舌质淡，苔薄白，脉弦。

【辅助检查】2012年5月23日于天津肿瘤医院做PET-CT，示"结肠癌"术后，肝转移，肾上腺转移，腹腔淋巴结转移，12胸椎骨质破坏，腰2、4、5多发骨转移，腰骶放疗10次。2007年6月25日血象：白细胞4.1×10^9/L，红细胞1.56×10^{12}/L，血小板计数13×10^9/L，血红蛋白42g/L；碱性磷酸酶321U/L，乳酸脱氢酶309U/L。

【西医诊断】结肠癌术后、化疗后多发转移，肝转移，肾上腺转移，多发骨转移，腰骶放疗10次后。

【中医诊断】肠蕈（脾肾两虚）。

【治法】健脾益肾，化痰解毒。

【处方】
白术15g	山药15g	枳壳10g	益智仁15g
半枝莲15g	薏苡仁15g	太子参15g	陈皮10g
姜半夏6g	炒三仙各30g	黄芪30g	当归10g
沙参10g	枸杞15g	菟丝子15g	甘草6g

14剂，日1剂，水煎服，分2次口服。

【中成药】生血丸，每次5g，每日3次。

二诊： 2012年7月12日。服前方后乏力，汗多得减，仍有腹胀，低热，腰背部疼痛，口干，口苦，纳一般，眠可，二便正常。舌质淡，苔薄白，脉弦。

【治法】朴老辨证认为此证符合小柴胡汤证，故前方去白术、山药、枳壳、益智仁，加柴胡、黄芩、半夏、厚朴以疏肝清热、理气消胀。

【处方】
柴胡 15g	黄芩 15g	半夏 10g	厚朴 15g
半枝莲 15g	薏苡仁 15g	太子参 15g	陈皮 10g
姜半夏 6g	炒三仙各 30g	黄芪 30g	当归 10g
沙参 10g	枸杞 15g	菟丝子 15g	甘草 6g

14 剂，日 1 剂，水煎服，分 2 次口服。

三诊：2012 年 8 月 8 日。服用前方后无低热、腹胀得见，口干、口苦略缓解，腰背部疼痛，纳一般，眠可，二便正常。舌质淡，苔薄白，脉弦。

【处方】
柴胡 15g	黄芩 15g	半夏 10g	厚朴 15g
土茯苓 15g	薏苡仁 15g	太子参 15g	陈皮 10g
姜半夏 6g	炒三仙各 30g	黄芪 30g	当归 10g
女贞子 10g	枸杞 15g	菟丝子 15g	甘草 6g

14 剂，日 1 剂，水煎服，分 2 次口服。

— 分析 —

结肠癌是指结肠黏膜上皮在环境或遗传等多种致癌因素作用下发生的恶性病变，是常见的恶性肿瘤之一，以 40~50 岁年龄组发病率最高，全球每年新发病例约 800 万人，占所有恶性肿瘤的 10%~15%。该患者目前处于结肠癌术后辅助化疗阶段，多发转移，故为姑息治疗，现配合中医药治疗，一方面为减毒增效，另一方面以改善临床症状、延长生存期为主要目标。

本案患者症见：腹胀，低热，腰背部疼痛，乏力，汗多，口干，口苦，纳一般，眠可，二便正常。舌质淡，苔薄白，脉弦。四诊合参，辨证属脾肾两虚证。中医治以健脾益肾、化痰解毒。病性属本虚标实、以虚为主，故朴老方用大补元煎加减治疗；该患者为化疗后、姑息治疗期间，朴老加用生血丸以补肾益髓、益气生血；二诊时服前方后乏力，汗多得减，仍有腹胀，低热，腰背部疼痛，口干，口苦，纳一般，眠可，二便正常。舌质淡，苔薄白，脉弦。朴老辨证认为此证符合小柴胡汤证，故前方去白术、山药、枳壳、益智仁，加柴胡、黄芩、半夏、厚朴以疏肝清热、理气消胀。服用该方后患者无低热、腹胀得见，口干、口苦略缓解，腰背部疼痛，纳一般，眠可，二便正常。舌质淡，苔薄白，脉弦。用该方略作加减后继续治疗。从本案中可看出朴老治疗结肠癌的点滴经验，针对患者接受化疗期间的辨证，认为属肝胃不和证、脾肾两虚证，在用中药汤剂治疗的同时，常常依证活用经方，取得良好疗效。

体会

小柴胡汤源自《伤寒论》。其功效主要是和解少阳，和胃降逆，扶正祛邪。小柴胡汤之主症，医书每将《伤寒论》中"寒热往来，胸胁苦满，默默不欲饮食，心烦喜呕"称为小柴胡汤之"四大主症"。将"口苦、咽干、目眩"二三症称为"提纲证"。然《伤寒论》原文又有"有柴胡证，但见一证便是，不必悉具"之文，对于"但见一证便是，不必悉具"，历代名家所注不一，见仁见智各具心得。朴老临证间，以小柴胡汤治疗肿瘤发热者不知凡几，其中不乏小柴胡汤正证。然四大症中，仅"发热"起伏有时一证为人人所必具，其余三症及四症悉具者殊不经见，但口苦咽干症则为绝大多数患者所具有。此病案即为使用经方治疗肿瘤的范例。

（郑红刚）

病案七 杨某，女，67岁。

初诊： 2012年9月27日。

【**主诉**】结肠癌术后3年半余。

【**现病史**】患者2008年12月31日在中国医学科学院肿瘤医院行右半结肠癌手术，病理为结肠盘状隆起型高－中分化腺癌伴黏液分泌，肿瘤侵透肌层达浆膜，淋巴结转移0/28，$T_3N_0M_0$。术后未行放化疗。

【**既往史**】体健。

【**现症**】胃胀，乏力，大便稀软，每日2次，余正常，舌淡红，苔薄白，脉缓。

【**西医诊断**】右半结肠癌术后，高－中分化腺癌Ⅱb期$T_3N_0M_0$。

【**中医诊断**】肠蕈（脾气亏虚）。

【**治法**】益气健脾，解毒抗癌。

【**处方**】

白术15g	山药15g	枳壳10g	益智仁15g
陈皮10g	法半夏9g	茯苓15g	半枝莲20g
土茯苓15g	薏苡仁15g	莪术9g	枸杞15g
黄芪30g	太子参15g	当归10g	甘草6g

14剂，日1剂，水煎服。

— 分析 —

方中白术、山药，两药合用，一健脾阳，一滋脾阴，一补一行，共同健运脾胃，顾护后天之本，直达病所；枳壳、陈皮健脾行气消积，使补而不滞；益智仁健脾温肾；方中二陈汤，利湿健脾；半枝莲、土茯苓、薏苡仁、莪术解毒利湿，化瘀抗癌，共为祛邪之品；枸杞、黄芪、太子参、当归补虚扶正，疗病之本源，使治疗祛邪而不伤正。方中祛邪之品与补虚扶正之品相当，通过调理，使机体趋于平衡，预防疾病复发及转移。

体会

朴老认为胃肠同处于消化道，中医辨证较为类似。大肠为六腑之一，司传导之职。其病因外有寒气客于肠外，或久坐湿地，或寒温失节，饮食不节，恣食肥腻，醇酒厚味，或误食不洁之品等，损伤脾胃，运化失司，湿热内生，热毒蕴结，流注大肠，蕴毒结于脏腑，火热注于肛门，结而为肿。内因中，忧思抑郁，脾胃失和而致湿热邪毒蕴结，乘虚下注，浸淫肠道，气滞血瘀，湿毒瘀滞凝结而成肿瘤。因而以解毒化瘀、清热利湿、理气化滞、补虚扶正等为治疗法则。

（林飞）

病案八 林某，女，58岁。

初诊： 2011年6月14日。

【**主诉**】结肠癌术后3年半余。

【**现病史**】患者2007年10月在北京友谊医院行右半结肠癌手术，病理示结肠中分化腺癌，肿瘤侵透肌层，淋巴结转移2/16，$T_3N_1M_0$。术后奥沙利铂＋卡培他滨化疗6周期。

【**既往史**】体健。

【**现症**】咳嗽，无痰，咽痒，双脚外侧晚上肿胀，下肢皮肤瘙痒，体力可，纳眠可，大便成形，2~每日3次，舌略暗，苔薄白，脉略弦。

【**西医诊断**】右半结肠癌术后，中分化腺癌Ⅲb期 $T_3N_1M_0$。

【**中医诊断**】肠蕈（脾气亏虚）。

【**治法**】益气健脾，解毒抗癌。

【**处方**】白术15g   山药12g   枳壳10g   沙参10g

桔梗 9g	赤芍 12g	玄参 10g	虎杖 15g
土茯苓 20g	鱼腥草 15g	莪术 9g	黄芪 30g
防风 10g	栀子 10g	甘草 6g	炒三仙各 10g

14 剂，日 1 剂，水煎服。

— 分析 —

方中白术、山药，两药合用，一健脾阳，一滋脾阴，一补一行，共同健运脾胃，顾护后天之本，直达病所；枳壳健脾行气消积，使补而不滞；沙参、桔梗、鱼腥草、赤芍养阴清肺化痰；土茯苓、莪术解毒利湿，化瘀抗癌，共为祛邪之品；栀子、虎杖清热解毒；黄芪、防风补虚扶正，使祛邪而不伤正。

体会

中医药在辅助治疗结肠癌的研究中表明，中医药有降低肿瘤标记物、减少结肠癌复发的作用。应用中医药辅助治疗大肠癌，可改善结肠癌患者的生活质量，延长患者的生存期，能够扶正解毒、调畅气机，显著改善大肠癌术后患者出现的一系列排便异常症状，有效促进患者术后胃肠功能恢复，降低复发率及提高结肠癌患者的生活质量。

（林飞）

食 管 癌

病案 赵某，男，72 岁。

初诊：2014 年 12 月 27 日。

【**主诉**】食管癌术后半年。

【**现病史**】患者 2014 年 6 月因"吞咽困难"就诊于当地医院，查胃镜示距门齿 24~29cm 见黏膜病变，病理示鳞癌。遂就诊于河南省肿瘤医院，7 月 31 日行手术治疗。术后病理示食管溃疡型低分化鳞癌，侵及外膜，淋巴结转移 2/10，术后行化疗 1 个周期，因副作用严重停止。行放疗 28 次，复查腹部 CT 示肝脏多发占位，考虑转移。11 月行射频消融治疗 1 次，化疗 1 个周期。

【**既往史**】体健。

【**现症**】吞咽困难，流食为主，干咳，大便不成形，每日 3~5 次，眠差，乏力，舌稍暗，苔薄，脉弱。

【西医诊断】食管癌切除术后，放化疗后，肝多发转移，鳞癌。

【中医诊断】噎膈（气虚痰瘀阻滞）。

【治法】补气健脾，化痰散瘀。

【处方】

急性子 5g	夏枯草 15g	土茯苓 20g	生薏苡仁 20g
莪术 9g	木香 10g	砂仁 3g	陈皮 10g
炒三仙各 10g	姜半夏 9g	苏梗 10g	乌药 15g
生黄芪 30g	太子参 15g	当归 10g	生地 12g
枸杞子 15g	女贞子 15g	肉桂 3g	甘草 6g

14剂，日1剂，水煎服。

— 分析 —

方中急性子、半夏、土茯苓、薏苡仁化痰散结；夏枯草消肿散结；莪术活血化瘀；木香、苏梗行气宽胸；黄芪、太子参益气养阴扶正；当归、生地、枸杞子、女贞子养阴补血。纵观整个方子，以祛邪为主，化痰散瘀、解毒抗癌、养阴益气，以期控制肿瘤，延长生存期。

体会

明·徐春甫在《古今医统大全》中云："凡食下有碍，觉屈曲而下，微作痛，此必有死血。"故血瘀于内则胸膈疼痛，食饮难下，肌肤甲错，舌暗有瘀。痰滞则气不降而上逆，食后即吐；饮食不入，津液枯涸而大便难，后天不充则形体消瘦。治疗食管癌要针对疾病的根本原因进行治疗，以扶正培本、消痰化瘀、清热解毒为治疗法则。

（林飞）

肾　癌

病案一 许某，女，74岁。

初诊：2010年4月17日。

【主诉】无痛性肉眼血尿3个月余。

【现病史】患者于3个月前出现无痛性肉眼血尿，无发热及尿频、尿急等症状，于复兴医院查腹部 CT 示右肾占位，大小 4cm×5cm，考虑肿瘤；胸片及 B 超检查未见远处转移。随后在中国医学科学院肿瘤医院行右肾癌切除术，术后病理示乳头状移行细胞癌，淋巴结转移 2/7。术后未行生物治疗等其他治疗。

【现症】疲倦乏力，头汗出，腰痛，潮热汗出，大便困难，2~3 日一行，眠可。舌质红，苔少，脉弦。

【西医诊断】右肾癌全切除术后，乳头状腺癌。

【中医诊断】肾积（阴虚毒蕴）。

【治法】滋阴补肾，解毒化瘀。

【处方】

熟地 15g	砂仁 3g	山药 15g	山萸肉 15g
土茯苓 20g	猪苓 15g	生白术 15g	肉桂 5g
龙葵 15g	白英 15g	炒三仙各 30g	生薏苡仁 20g
女贞子 15g	肉苁蓉 15g	滑石 15g	车前子 10g
甘草 6g			

14 剂，日 1 剂，水煎服。

【中成药】西黄解毒胶囊，每次 0.5g，每日 3 次；软坚消瘤片 4 片/次，每日 3 次。

— 分析 —

肾癌主要是由肾气精血不足，湿热、瘀毒蕴结所致，病位在腰腹，与肾、膀胱、脾、肝关系密切。肾癌并发症主要为出血，表现为间歇性无痛肉眼血尿。本例患者年龄较大，由于其他原因导致正气受损，肾气渐衰，易为邪毒所侵。肾为先天之本，肾气亏虚，脾阳不振，水湿内停，久而成毒。方中熟地黄、山药、山萸肉、女贞子为补益肾精血之品，治疗肾癌之本源；生白术、砂仁、炒三仙益气健脾、消食健胃，共同顾护后天之本；肉苁蓉温补肾阳；猪苓利湿通淋、通调水道；土茯苓、龙葵、白英、生薏苡仁为清热解毒、利湿化瘀之品，治疗病之标。因肾癌常为湿热、瘀毒蕴结所致，合用西黄解毒胶囊及软坚消瘤片，加强祛邪之力。本例患者采用辨病与辨证、扶正与祛邪相结合的治疗方法，患者服用一段时间后诸症均减，有效地提高了机体免疫力，提高了生活质量，延长了生存时间。

体会

治疗肾癌时，对于早中期局限性癌灶未扩散阶段，手术治疗是首选，而在根治性肾癌切除术、单纯性肾癌切除术后和晚期肾癌患者，同时采用免疫疗法可调动机体免疫力，延长生存期，缓解症状，对稳定病情也是一种重要手段。临床实践发现，肾癌在根治性手术后采用免疫疗法与中医药联合方案，对稳定病情、提高生活质量、延长生存期有较明显的疗效。

朴老在肾癌的不同发展阶段采用不同的辨证施治方案，但总的治疗原则仍不变，即注重补益脾肾亏虚，兼顾清除毒邪。

常用药对：滑石－车前子

滑石甘淡性寒，淡以渗湿，甘以和胃，滑能利窍，寒以清热，故有利尿通淋之功。车前子甘淡渗利，气寒清热，泌别清浊，导湿热从小便而出。二药伍用，清利湿热、通淋利窍、渗湿止泻、止带作用增强，可治疗下焦湿热诸症。

（郑红刚）

病案二　杨某，男，65 岁。

初诊： 2009 年 9 月 10 日。

【**主诉**】血尿 1 年半余，肾盂癌确诊半年。

【**现病史**】患者于 2008 年 4 月出现无痛性血尿，在当地医院行肾盂静脉造影、膀胱镜检查及 MRI 检查，诊断为前列腺增生症。2008 年 8 月在北大医院泌尿科行前列腺穿刺，病理检查未见癌细胞。2009 年 3 月在北大医院行 B 超及 CT 检查，诊断为右肾盂癌，随后在该院行右肾盂癌切除术，术后病理为右肾盂乳头状浸润性移行细胞癌，G3，肿瘤大小 4.1cm×2.3cm×1.1cm，侵犯肾盂周围脂肪，肾盂肌层血管内可见瘤栓。术后行膀胱灌注 5 次，全身化疗 2 个周期。

【**既往史**】既往患有糖尿病 5 年及前列腺增生症 2 年。

【**现症**】疲倦乏力，小便不畅，小腹胀，纳可，眠一般，大便正常，舌质淡红，苔白，脉缓。

【**西医诊断**】右肾盂癌全切除术后化疗后，乳头状移行细胞癌。

【**中医诊断**】肾积（肾亏余毒）。

【**治法**】益气滋肾，解毒通淋。

【处方】瞿麦 15g　　　　　萹蓄 15g　　　　　黄柏 10g　　　　　龙葵 15g

　　　　　黄芪 30g　　　　　太子参 15g　　　　白术 15g　　　　　茯苓 15g

　　　　　猪苓 15g　　　　　肉桂 5g　　　　　 炒三仙各 30g　　　土茯苓 20g

　　　　　莪术 9g　　　　　 金荞麦 15g　　　　枸杞子 15g　　　　甘草 6g

14 剂，日 1 剂，水煎服。

【中成药】西黄解毒胶囊，每次 0.5g，每日 3 次；软坚消瘤片 4 片 / 次，每日 3 次。

二诊：2009 年 11 月 19 日。化疗 2 个疗程后，因肾功能较差而停止。尿畅，纳可，大便正常，腹胀不明显，乏力较前减轻。舌淡红，苔薄，脉缓。

【处方】猪苓 15g　　　　　茯苓 15g　　　　　泽泻 10g　　　　　白术 15g

　　　　　肉桂 5g　　　　　 龙葵 15g　　　　　黄芪 30g　　　　　太子参 15g

　　　　　苦参 10g　　　　　黄柏 10g　　　　　山萸肉 15g　　　　山药 15g

　　　　　枸杞子 15g　　　　女贞子 15g　　　　怀牛膝 15g　　　　甘草 6g

14 剂，日 1 剂，水煎服。

【中成药】同前。

三诊：2010 年 2 月 24 日。复查肝肾功能正常；CEA、CA199 正常，脑 MRI 检查正常；腹部 CT 示肝多发囊肿，左肾无特殊；胸片正常；胃镜检查正常。偶有排尿困难，偶尿频，纳可，大便正常。舌淡红，苔白，脉缓。

【处方】熟地 15g　　　　　砂仁 3g　　　　　 山药 15g　　　　　山萸肉 15g

　　　　　丹皮 10g　　　　　茯苓 15g　　　　　猪苓 15g　　　　　肉桂 5g

　　　　　炒三仙各 30g　　　土茯苓 15g　　　　龙葵 15g　　　　　白英 15g

　　　　　苦参 15g　　　　　黄芪 30g　　　　　白术 15g　　　　　甘草 6g

14 剂，日 1 剂，水煎服。

【中成药】同前。

— 分析 —

中医认为肾癌病位在肾，以尿血、腰痛为主症，肾虚是发病的关键所在，而又与脾、肝关系密切。肾癌的主要病机为内有肾虚毒蕴，脾肾阳虚，气血双亏；外有湿热蕴困，邪凝毒聚日久成积。治疗上以扶正攻邪为主，兼顾其他脏腑，注意保护正气。对于早中期局限性癌灶未扩散阶段，手术切除是首选的治疗方法。该例患者在中医辨证治疗中始终围绕着补脾肾亏虚、兼顾清除邪毒的治疗思路。中药在肾癌的治疗中对于稳定病情、提高生活质量、延长生存期都有较明显的优势。该例患者在中药的治疗下症状改善较佳，复查正常，未见复发，目前仍在治疗中。

体会

常用药对：萹蓄－瞿麦

萹蓄味苦、性寒，入肺、膀胱经。苦降下行，既能清利膀胱湿热而利水通淋，用于治疗湿热下注之小便淋沥不畅、尿道热痛、赤痛等症；又能杀虫止痒，用于治疗皮肤湿疹、阴道滴虫、阴部发痒等。瞿麦味苦、性寒，入心、小肠、膀胱、肾经。其苦寒沉降，既能清心、小肠之火，利小便而导热下行，又能破血通经，用于治疗热淋、小便淋沥涩痛、尿血、尿少、尿闭、水肿、经闭、痈肿、目赤翳障、浸淫疮毒。两药配伍使用，互相促进，清热通淋止痛之力益彰。

（郑红刚）

病案三 王某，男，63岁。

初诊： 2007年12月6日。

【**主诉**】右肾癌切除术后7年余。

【**现病史**】患者于1999年夏季因尿血在中日友好医院做进一步检查，示右肾占位，遂在该院行右肾癌切除术，术后病理示透明细胞癌，无淋巴结转移，术后给予干扰素、白介素治疗3个疗程。2006年3月复查时发现双肺转移，行胸腔镜切除术。目前在煤炭总医院行白介素、干扰素治疗。

【**既往史**】有糖尿病12年及高血压10年、冠心病5年。

【**现症**】近来咳血，不发热，纳可，不消瘦，无明显乏力，大便正常，汗出，咳嗽，有痰，舌淡红，苔少，脉沉软无力。

【**西医诊断**】右肾癌切除术后免疫治疗后，双肺转移胸腔镜切除术后，透明细胞癌。

【**中医诊断**】肾积（肺肾阴虚）。

【**治法**】补肺滋肾，解毒通淋。

【**处方**】沙参 10g	桔梗 9g	土茯苓 15g	白英 15g
生地炭 15g	侧柏炭 15g	仙鹤草 15g	山萸肉 15g
杏仁 9g	浙贝母 10g	全瓜蒌 15g	海蛤壳 15g
炒三仙各 30g	黄芪 30g	白术 15g	防风 10g

甘草 6g　　　　　白茅根 20g　　　　　益母草 20g

14 剂，日 1 剂，水煎服。

【中成药】西黄解毒胶囊，每次 0.5g，每日 3 次；百令胶囊，每次 1g，每日 3 次。

二诊：2008 年 4 月 2 日。咳嗽减轻，痰不多，下午下肢浮肿，耳鸣，偶下肢不适，尿不净，夜尿 2~3 次，嗳气，脉较前有力，舌淡红，苔少，脉沉有力。

【处方】熟地 10g　　　砂仁 3g　　　　炒杜仲 10g　　　白术 15g
　　　　山药 15g　　　枳壳 10g　　　　土茯苓 15g　　　郁金 10g
　　　　黄芪 30g　　　太子参 15g　　　龙葵 15g　　　　白英 15g
　　　　炒三仙各 30g　女贞子 15g　　　金荞麦 15g　　　甘草 6g

14 剂，日 1 剂，水煎服。

【中成药】同前。

再诊：2013 年 10 月 24 日。此后一直按时复诊，期间于 2009 年 1 月复查发现左上肺门及右下肺门淋巴结转移，2011 年 7 月 B 超发现胰腺转移，间断出现咳血。现症：咳嗽，痰多，怕冷，纳少，大便干，1 次 / 日，舌稍暗，苔薄黄，脉弱。

【处方】沙参 10g　　　桔梗 9g　　　　前胡 12g　　　　五味子 10g
　　　　白芍 12g　　　干姜 3g　　　　百部 12g　　　　百合 10g
　　　　龙葵 15g　　　虎杖 15g　　　　草河车 15g　　　仙鹤草 15g
　　　　陈皮 10g　　　炒三仙各 30g　　黄芪 30g　　　　太子参 15g
　　　　生白术 15g　　女贞子 15g　　　肉苁蓉 20g　　　甘草 6g

14 剂，日 1 剂，水煎服。

【中成药】西黄解毒胶囊 2 粒 / 次，每日 3 次。

【随访】目前仍在治疗中。

— 分析 —

肾癌在罕见的情况下可自行缓解，切除原发灶后肺内转移瘤灶缩小或消失，促使人们认识到机体的免疫功能与肾癌的发生、发展有关，对于肾癌的免疫治疗进行了大量的研究。临床上常见的免疫治疗为白介素 –2、干扰素，单药的有效率为 10% ~20%。肾癌在手术后采用免疫疗法与中医药联合方案，对稳定病情、改善生活质量、延长生存期有较明显的疗效。该例患者在治疗过程中，中药始终参与其中，在疾病的不同发展阶段采用不同的辨证施治方案，但总的治疗原则仍不变，即注重补益脾肾亏虚，兼顾清除毒邪。目前该患者已存活 14 年，中药在稳定病情方面起到了不可忽视的作用。

体会

常用药对：白茅根－益母草

白茅根味甘性寒，入肺、胃经，善清肺胃之热而生津止渴，以治热性病之烦渴以及肺热咳嗽、胃热呕哕等症；又能凉血止血，以治血热妄行之吐血、尿血等症；本品还有利尿之功，故可导热下行，可治水肿、热淋、黄疸等症。益母草味辛苦，性微寒，入心、肝经，既能活血化瘀，用于治疗妇女血热有瘀之经行不畅、经痛经闭、产后瘀阻等症；又能利水消肿，用于治疗水肿、小便不利等症；还能消肿解毒，用于治疗乳痈、疖肿。二药参合，相得益彰，清热凉血、祛瘀止血、利水消肿力增，可治疗水肿、血尿等症。

（郑红刚）

病案四 毕某，男，78 岁。

初诊： 2010 年 11 月 24 日。

【主诉】体检发现右肾癌 1 年半余。

【现病史】患者于 2009 年 5 月在朝阳医院体检时发现右肾占位，后行腹部 CT、腹部 MRI 检查诊断为右肾癌，未予治疗。近日查肿物增大，右肾下极占位 4.3cm×3.3cm。

【既往史】患有糖尿病 37 年及高血压 15 年、甲状腺功能减退症 15 年，1995 年曾患腔隙性脑梗死，有前列腺增生症、肾功能不全 5 年。

【现症】精神差，反应迟钝，纳眠可，二便可，余无不适。舌淡红，苔薄，脉弱。

【西医诊断】右肾癌，病理不详。

【中医诊断】肾积（脾肾亏虚，毒热蕴结）。

【治法】补脾滋肾，解毒通淋。

【处方】

熟地 15g	山萸肉 15g	茯苓 15g	猪苓 15g
白术 15g	山药 15g	枳壳 10g	陈皮 10g
黄芪 30g	炒三仙各 30g	龙葵 15g	土茯苓 15g
白英 15g	郁金 10g	夏枯草 15g	生薏苡仁 20g
防己 10g	甘草 6g		

14 剂，日 1 剂，水煎服。

二诊：2011年3月30日。患者乏力，头晕，面色萎黄，食欲不振，纳少，眠可，大便正常，小便畅。舌淡红，苔黄，脉弱。

【处方】熟地15g　　　砂仁3g　　　山萸肉15g　　山药15g
　　　　茯苓15g　　　泽泻10g　　　猪苓15g　　　赤芍12g
　　　　川芎10g　　　土茯苓20g　　龙葵15g　　　黄芪30g
　　　　白花蛇舌草15g　生白术15g　　升麻6g　　　生薏苡仁20g
　　　　防己10g　　　甘草6g

14剂，日1剂，水煎服。

【中成药】西黄解毒胶囊2粒/次，每日3次。

三诊：2011年12月14日。右侧出现胸腔积液，在朝阳医院抽取胸水治疗，胸憋不明显，纳可，大便可。舌略暗，苔薄，脉弱。

【处方】葶苈子15g　　龙葵15g　　　椒目10g　　　炒三仙各30g
　　　　土茯苓20g　　半枝莲20g　　白英15g　　　茯苓15g
　　　　猪苓15g　　　泽泻10g　　　肉桂5g　　　白术15g
　　　　黄芪30g　　　女贞子15g　　甘草6g　　　大枣5枚

14剂，日1剂，水煎服。

【中成药】西黄解毒胶囊2粒/次，每日3次。

四诊：2013年10月24日。B超示右肾下极占位，直径约6cm，右侧少量胸腔积液。手抖，胸不疼，气不短，余无不适。舌稍暗，苔薄，脉弱。

【处方】葶苈子15g　　熟地12g　　　砂仁3g　　　大枣10枚
　　　　山萸肉15g　　丹皮5g　　　泽泻10g　　　茯苓15g
　　　　山药15g　　　土茯苓20g　　草河车15g　　生薏苡仁20g
　　　　龙葵15g　　　陈皮10g　　　炒三仙各30g　黄芪30g
　　　　太子参15g　　益智仁20g　　枸杞子15g　　甘草6g

14剂，日1剂，水煎服。

【随访】目前仍在治疗中。

— 分析 —

肾癌属中医"腰痛""溺血"范畴。《素问·气厥论》记载："胞移热于膀胱，则癃，溺血""少阴……涩则病积溲血""腰者，肾之府，转摇不能，肾将惫矣"。《金匮要略》曰："热在下焦者，则尿血，亦令淋秘不通。"在肾癌的病机中，肾虚是关键，正气亏虚，百变由生。肾主水，肾阳亏虚，水湿不化，湿毒内生，气血凝结，终成癌肿。随着年龄的增加，衰老的过程不可避免，因此高龄患者本虚的矛盾更加突出。该例患者年高体弱，合并其他疾病较多，不适合手术及放化疗、免疫治疗等西医治疗，采用中医药治疗是最佳选择。根据疾病发展的不同阶段辨证施治，不仅能有效缓解症状，还可以稳定瘤体，控制疾病过快发展。该例患者采用单纯中药治疗，以健脾补肾为基础，配合利湿解毒、化瘀抗癌，取得了满意的治疗效果。目前患者已存活 4 年余，仍在治疗中。

体会

常用药对：黄芪－防己

黄芪味甘，性微温，入脾、肺经。具有升发之性，既能升阳举陷，用于治疗中气不足、中气下陷之脱肛、子宫脱垂以及其他内脏下垂诸症；又能温分肉、实腠理、补肺气、泻阴火，用于治疗体弱表虚之自汗盗汗，或者经常感冒，以及消渴诸症。炙品入药可补中气、益元气、温三焦、壮脾阳、利水消肿、生血生肌、排脓内托，用于治疗气虚衰弱之体倦乏力、语音低微、短气食少、便溏腹泻等症；又治气虚脾弱、水不化气以致身面水肿、小便不利等症；还治气血不足、阳气衰微以致疮疡日久、内陷不起，或疮疡溃烂、脓稀、久久不愈之症。防己味苦辛，性寒，入肺、脾、膀胱经。苦降寒泄，善走下行，用于治疗下焦湿热之水肿、小便不利之症；又能祛风除湿、通经络、止疼痛，用于治疗湿热之邪所引起的肢体疼痛，以及风湿痹痛。两药伍用，一升一降，升降皆备，外宣内达，通行诸经，降泄不耗正气，相辅相成，益气行水、固表除湿、利水消肿之力益彰。

（郑红刚）

病案五 李某，男，70 岁。

初诊： 2012 年 11 月 22 日。

【**主诉**】右肾癌术后 1 年半余，左肾占位 1 个月。

【**现病史**】患者于 1 年半前在体检时发现右肾占位，后行腹部 CT、腹部 MRI 检查，临床诊断为右肾癌，遂在北大医院行右肾癌手术切除，术后病理诊断为透明细胞癌，术后以干扰素、白介素交替治疗 3 个月。1 个月前复查发现左肾占位，大小 2.3cm×3.4cm。因患者右肾已切除，现只有左肾，患者不愿再次手术治疗。

【**既往史**】患有糖尿病 20 年及高血压 10 年。

【现症】精神弱，乏力，形体消瘦，纳差，大便溏，夜尿多，面色无华，眠可。舌红，苔薄，脉细弱。

【西医诊断】右肾癌术后，生物治疗后，左肾癌，透明细胞癌。

【中医诊断】肾积（脾肾亏虚，毒热蕴结）。

【治法】补脾滋肾，益气养血，解毒通淋。

【处方】

熟地 15g	山萸肉 15g	茯苓 15g	猪苓 15g
白术 15g	山药 15g	枳壳 10g	黄芪 30g
炒三仙各 30g	龙葵 15g	土茯苓 15g	白英 15g
砂仁 3g	女贞子 15g	枸杞子 15g	生薏苡仁 20g
益智仁 20g	萆薢 15g	甘草 6g	

14 剂，日 1 剂，水煎服。

二诊：2013 年 2 月 21 日。患者精神好转，形体消瘦，体力较前恢复，食欲好转，大便基本成形。舌红，苔白，脉细弱。

【处方】上方减猪苓、龙葵、白英，加莪术 9g、金荞麦 15g、仙鹤草 15g。

— 分析 —

在肾癌的治疗中，对于早中期局限性癌灶未扩散阶段，手术治疗是首选；而在根治性肾癌切除术、单纯性肾癌切除术后和晚期肾癌患者，同时采用免疫疗法可调动机体免疫力，延长生存期，缓解症状，对稳定病情也是一种重要手段。分子生物学研究发现，大部分肾透明细胞癌细胞中存在 VHL 基因的缺失或失活，这些肿瘤发生、发展的生物学机制成为肾透明细胞癌靶向治疗的基础。因此如贝伐单抗、索拉非尼也是晚期肾癌的一种治疗选择。此例患者一侧肾已切除，如对侧肾再手术治疗，有可能之后面临透析治疗。方中以补肾健脾、益气扶正药物为主，配合少许软坚化痰、解毒抗癌药物以祛邪。因患者身体较弱，正虚邪实，目前以正虚为主要矛盾。肾癌晚期体质较差的患者采用中医药治疗，对于稳定病情、提高生活质量、延长生存期有较明显的疗效。

体会

常用药对：益智仁 - 萆薢

益智仁气味芳香，味辛，性温，入脾、肾经，能温煦中土以斡旋脾气，可苦燥脾湿且醒胃增纳，具有温运脾土、醒胃开胃之多重功用，如《本草纲目》云："古人进食药中多用益智，土中益火也。世医多以为益智仁仅有温涩之功，故喜用治遗滑之证。殊不知益智仁具有走而不守、行散疏通之性。"《会约医镜》云："益智仁，其性行多补少，须兼补剂用之，若独用则散气。益智，行阳退阴之药也。"萆薢味苦，性微寒，入肝、胃经，善走下焦而利水湿、泌清浊，用于治疗下焦湿浊瘀滞所引起的膏淋、遗精、妇女带下等症；又治皮肤湿疹、慢性皮炎、脓包疮，证属湿热者；另外还能祛风除湿而舒筋通络，用于治疗风湿痹痛、关节不利、腰膝疼痛。两药伍用，一涩一利，相互制约，互制其短而展其长，固下元、利小便、祛湿浊甚效，常用于治疗肾虚小便浑浊不清、尿意频频、淋沥不畅等症。

（郑红刚）

病案六 程某，男性，55 岁。

初诊：2013 年 2 月 6 日。

【主诉】左肾癌术后。

【现病史】2012 年 8 月体检发现，8 月 27 日北大一院根治术。病理示：左肾透明细胞癌，双侧肾上腺结节增生。行左肾上腺大部切除。术后：瘤苗＋干扰素治疗。

【现症】乏力、腰不痛，眠可，大便稀，每日 2 次。舌略红，苔薄，脉弦细。

【既往史】患有高血压 10 年，最高 200mmHg，目前 140/90mmHg。

【西医诊断】左肾癌根治术后，透明细胞癌，双肾上腺增生，左大部切除术。

【中医诊断】肾岩（湿热瘀毒）。

【治法】健脾祛湿，解毒祛瘀。

【处方】
白术 15g	防己 10g	白芷 10g	黄芪 30g
银花 10g	栀子 10g	莪术 9g	陈皮 10g
法半夏 9g	茯苓 15g	知母 10g	夏枯草 15g
山萸肉 10g	穿山甲 15g	炒三仙各 30g	甘草 6g

14 剂，日 1 剂，水煎服。

二诊：2013 年 2 月 27 日。大便软不成形，虚汗多，纳可，无明显腰痛。舌略暗苔薄，脉弦略滑。

【处方】
黄芪 30g	白术 15g	防风 10g	熟地 10g
砂仁 3g	山萸肉 10g	山药 10g	茯苓 15g

泽泻 10g	丹皮 6g	陈皮 10g	夏枯草 15g
土茯苓 15g	半枝莲 20g	炒三仙各 30g	甘草 6g

14 剂，日 1 剂，水煎服。

三诊： 2013 年 3 月 27 日。夜尿 3 次，大便较前好，尿不畅，纳可。舌淡红、净，脉缓。

【处方】前方去防风、熟地、泽泻，加薏苡仁 15g、莪术 9g、女贞子 15g、菟丝子 15g。

四诊： 2013 年 5 月 23 日。血压 160/108mmHg，夜尿多，纳可，腰不痛，大便不干。舌暗红，脉弦滑。

生熟地各 12g	砂仁 3g	山萸肉 10g	山药 12g
茯苓 15g	丹皮 10g	肉桂 5g	炒杜仲 10g
金荞麦 15g	白英 12g	覆盆子 12g	女贞子 15g
白花蛇舌草 15g	夏枯草 15g	黄芩 12g	菊花 10g
甘草 6g			

14 剂，日 1 剂，水煎服。注意调整血压。

五诊： 2013 年 6 月 27 日。血压稳定，夜尿 2~3 次，纳可，睡眠可，睑生疖子。舌淡红，脉缓。

【处方】前方去山萸肉、肉桂，加土茯苓 15g、莪术 9g。

六诊： 2013 年 8 月 28 日。夜尿 1~2 次。手心热，纳可，大便每日 2~3 次。舌略红，脉缓。

女贞子 15g	枸杞 15g	菟丝子 15g	狗脊 10g
白术 15g	山药 12g	山萸肉 10g	益智仁 15g
黄芪 30g	金荞麦 15g	土茯苓 15g	陈皮 10g
白花蛇舌草 15g	炒三仙各 30g	甘草 6g	

14 剂，日 1 剂，水煎服。

— 分析 —

该患者为肾癌术后，免疫治疗后，当前的中医药治疗当以防复发转移、综合调理为主要目标。

本案患者症见：乏力、腰不痛，眠可，大便稀，每日 2 次，舌略红，苔薄，脉弦细。四诊合参，辨证属湿热瘀毒证。中医治以健脾祛湿，解毒祛瘀。病性属本虚标实、以实为主，故朴老方用防己黄芪汤加减治疗；服药后乏力较前缓解，但仍大便软不成形，虚汗多，纳可，无明显腰痛。舌略暗苔薄，脉弦略滑。二诊时，朴老认为此时患者证型已发生变化，属肝肾阴虚证，调整治法为滋补肝肾、解毒祛瘀。方选六味地黄丸加减。此后在该方上多次调整，病情稳定。从本案中可看出朴老临证随机活变，当患者接受的西医治疗方式发生转变的时候，相应的中医辨证也发生了变化，肾癌患者免疫治疗期间辨证大多为湿热瘀毒型，维持治疗期间多辨证为肝肾阴虚和气血两虚型。

体会

　　肾癌的非特异性免疫方面最常用的是卡介苗，它虽无直接抗肿瘤作用，但可通过免疫活性细胞来扩大细胞及抗体免疫反应的效应，以增强宿主抗肿瘤能力。特异性免疫目前用于临床的有：①免疫核糖核酸（IRNA），可使晚期肾癌缩小，有效率为22%，不良反应少。②干扰素（IFN），通过对肿瘤的细胞毒作用，抑制细胞内蛋白质合成，从而抑制肿瘤细胞的分裂。干扰素可以增强自然杀伤细胞的活性，是目前治疗转移性肾癌最有效的药物。IFN的最佳方案目前尚无定论。③白介素-2（interleukin-2，IL-2），能促进和调节淋巴细胞的免疫功能，提高治疗晚期肾癌的效果。转移性肾癌的全身治疗效果非常有限，在美国，IL-2是唯一被批准应用于转移性肾癌的药物。

　　中医学对肾癌的认识可追溯到2000多年前的医学典籍《黄帝内经》，汉代张仲景的《金匮要略》、隋朝巢元方的《诸病源候论》以及唐代王焘的《外台秘要》都明确地提出了溺血和腰腹深部的肿块是肾癌重要的特征。其后，历代对血尿进一步区分为溺血与血淋，如清代林珮琴在《类证治裁》中更明确地提出了与其他痰病的鉴别诊断。中医学对肾癌的治疗积累了丰富的经验，疗效稳定，不良反应少，在减轻痛苦、延长生存期、提高生命质量方面有较大的优势。

（郑红刚）

膀　胱　癌

病案一　唐某，男，69岁。

初诊： 2012年6月26日。

【主诉】 膀胱癌电切术后1年余。

【现病史】患者 1 年前无意中发现无痛性肉眼血尿，在当地医院行膀胱 B 超、膀胱镜检查，临床考虑膀胱癌。后在北京肿瘤医院再次行膀胱镜检查，活检病理示移行上皮癌。在该院行膀胱激光治疗、化疗药物膀胱灌注治疗 8 个月。

【既往史】患有高血压 5 年，冠心病 2 年。

【现症】尿频，尿急，尿道烧灼不适，小腹坠胀，纳差，大便正常，睡眠可。舌淡红，苔薄黄，脉沉细。

【西医诊断】膀胱癌激光治疗后，膀胱灌注化疗后，移行上皮癌。

【中医诊断】癃闭（脾肾亏虚，瘀毒蕴结）。

【治法】健脾补肾，通淋散结，解毒抗癌。

【处方】

瞿麦 10g	萹蓄 10g	龙葵 15g	黄柏 10g
猪苓 15g	茯苓 15g	白术 15g	泽泻 10g
肉桂 5g	白英 15g	土茯苓 20g	陈皮 10g
黄芪 30g	太子参 15g	女贞子 15g	炒杜仲 10g
栀子 10g	升麻 6g	甘草 6g	

14 剂，日 1 剂，水煎服。

【中成药】西黄解毒胶囊 2 粒／次，口服，每日 3 次。

【随访】此后患者一直复诊，坚持中医药治疗，至今已有 1 年半余，未有复发。

— 分析 —

膀胱肿瘤单纯手术治疗复发概率较高，且肿瘤复发后的病理分级和临床分期将加重。该例患者术后立即进行膀胱腔内的化疗结合中医药治疗，服用中药 1 年多，病情一直稳定。患者临床辨证属脾肾亏虚，夹湿热瘀毒，在治疗上应充分注意到实证和虚证同时存在的相互关系，寓健脾补肾法于清热解毒、通淋散结之中。患者坚持服药，病情稳定。在辨证施治的基础上加用已经证实对膀胱癌确有疗效的抗癌中草药，可有效地防止膀胱癌术后的复发与转移。

体会

膀胱癌的病因至今尚未完全明确，一般认为与下列因素有关：①长期接触芳香族类物质的工作者，膀胱癌的发病率较高。②吸烟是增加膀胱癌发生率的原因，吸烟者发病率较非吸烟者高 2~3 倍。③体内色氨酸代谢异常。④膀胱黏膜局部长期遭受刺激。⑤大量服用某些药物，如非那西丁类等，可致膀胱癌。⑥埃及血吸虫病患者发生鳞癌的概率较高。

中医认为，膀胱癌是脾肾亏虚、湿热下结、瘀毒内炽，虚、湿、毒、瘀互结的恶性肿瘤，尿血是其主要的临床表现。膀胱之湿热重在下焦，治以清利膀胱湿热为主，同时配合健脾助运，断生湿之源。在清利膀胱之时，兼顾清泄小肠之火。

膀胱癌单纯手术后复发率较高，即使是经尿道膀胱肿瘤切除术治疗后仍要面临这个棘手的问题。膀胱内灌注化疗药物是临床较常采用的预防复发的方法。大量临床证实，在膀胱灌注的同时采用中医药治疗，确能改善患者症状，延长生存期，提高生活质量，且无明显毒副作用。吸烟和服用某些药物可使膀胱癌的发病率明显增高，要尽量避免。日常生活中要重视对尿血患者的密切随访。对膀胱癌患者要进行饮食调节和心理疏导。

（郑红刚）

病案六　王某，男，72岁。

初诊：2012年12月27日。

【主诉】发现膀胱占位近10年。

【现病史】患者2003年10月在中国医学科学院肿瘤医院行开放手术局部切除膀胱肿瘤，移行上皮癌。后于18个月、27个月时出现局部复发，行局部电切术。2009年11月，因双下肢水肿，复查发现前列腺及淋巴结转移，之后行化疗2次（紫杉醇、吉西他滨等）；并于2010年2月行局部放疗治疗。

【既往史】糖尿病病史20多年。

【现症】小便正常，双下肢水肿，腰髋部发酸，纳可，大便调，舌淡红，苔薄，脉缓。

【西医诊断】膀胱癌部分切除术后，放化疗后，前列腺及淋巴结转移，移行细胞癌。

【中医诊断】癃闭（湿热下注）。

【治法】清热利湿，解毒通淋。

【处方】 龙葵15g	黄柏10g	土茯苓20g	金荞麦15g
猪苓15g	茯苓15g	泽泻10g	肉桂5g
白术15g	栀子10g	黄芪30g	太子参15g
炒三仙各30g	枸杞15g	夏枯草15g	甘草6g

14剂，日1剂，水煎服。

— 分析 —

方中运用了大量清热利湿解毒之品，如龙葵、黄柏、土茯苓、栀子、夏枯草等，共为祛邪之品；配合少量扶正之品，如白术、黄芪、太子参、枸杞；猪苓、茯苓、泽泻利尿消肿，改善双下肢水肿症状，少量肉桂反佐，温肾增强利尿效果。纵观整个方子，以祛邪为主，解毒抗癌，清热利湿，以期控制肿瘤，减少复发。

体会

《金匮要略》中指出："热在下焦者则尿血。"《诸病源候论》中描述："血淋者，是热淋之甚者，即尿血，谓之血淋。"尿血为膀胱癌最常见的症状。临床中常见实证与虚证两类。实证为心火下行移热于小肠，或湿热下注膀胱引起；而无痛性血尿则被认为是因内虚致病，如肾气不足，不能摄血；或气血双亏，血无所统摄，亦可尿血。膀胱肿瘤的病因可归之于外受湿热邪毒，或风邪入于少阴，内则少阴肾虚为本。膀胱为州都之官，气化而利小便，肾为水脏，肾虚气化不利，水湿不化，瘀积成毒，湿毒化热下注膀胱，肾虚不能摄血，故亦血尿。

（林飞）

病案二 张某，男，68岁。

初诊： 2012年12月27日。

【主诉】发现膀胱占位2月余。

【现病史】患者2012年10月在中国医学科学院肿瘤医院行局部切除膀胱肿瘤，移行上皮癌。术后行吡柔比星膀胱灌注化疗中。

【既往史】高血压病史20多年。

【现症】尿频，尿急，乏力，纳可，大便调，舌淡红，苔薄，脉缓。

【西医诊断】膀胱癌电切术后，灌注化疗中，移行细胞癌。

【中医诊断】癃闭（湿热下注）。

【治法】清热利湿，解毒通淋。

【处方】

萹蓄 15g	瞿麦 15g	龙葵 15g	黄柏 10g
土茯苓 20g	金荞麦 15g	猪苓 15g	茯苓 15g
泽泻 10g	肉桂 5g	白术 15g	栀子 10g

| 黄芪 30g | 太子参 15g | 炒三仙各 30g | 枸杞 15g |
| 夏枯草 15g | 甘草 6g | | |

14 剂，日 1 剂，水煎服。

— 分析 —

方中龙葵、黄柏、土茯苓、栀子、夏枯草清热利湿解毒，共为祛邪之品；配合少量扶正之品，如白术、黄芪、太子参、枸杞；萹蓄、瞿麦、四苓汤利尿通淋，改善尿频、尿急症状，少量肉桂反佐，温肾以增强利尿效果。

体会

经尿道膀胱肿瘤电切术已成为治疗浅表性膀胱肿瘤的主要手段，与开放手术相比具有损伤小、手术痛苦小、术后恢复快等优点，但电切术后仍有相当一部分患者在 12 个月内出现复发。术后膀胱灌注化疗可降低复发率，有效提高手术疗效，改善患者预后，同时膀胱灌注也会引起膀胱炎等副作用，严重影响了患者的生活质量。通过中医药治疗，可大大减轻化疗反应，中医药通过健脾益肾、利湿解毒、软坚散结，达到益气扶正、利湿解毒、化瘀散结之功，有效地减少了术后复发的问题。

（林飞）

病案三 于某，男，73 岁。

初诊：2007 年 12 月 12 日。

【**主诉**】膀胱癌全切术后 2 年余。

【**现病史**】患者 2005 年 10 月因尿血查 B 超示膀胱内占位，考虑膀胱癌，在北大医院经膀胱镜活检病理提示移行上皮癌，随后行膀胱癌经尿道电切术。11 月份，经全面评估后，行膀胱癌膀胱全切术，术后病理示移行上皮癌。术后未行其他治疗。2006 年 7 月，查 CT 提示胃壁增厚，在北京协和医院行胃大部切除术，术后病理示肥大细胞增生。2007 年 1 月，复查腹股沟、胸腔淋巴结肿大，于空军总医院行 PET-CT 检查局部淋巴结代谢增高，考虑转移。随后在北大医院行吉西他滨、紫杉醇等化疗 14 个周期，结束时间为 2007 年 9 月。

【**既往史**】体健。

【**现症**】乏力，腿软，气不短，纳食可，大便不爽。舌淡红，苔黄，脉弱。

【**西医诊断**】膀胱癌全切除术后，化疗后，腹股沟、胸腔淋巴结转移，移行细胞癌。

【中医诊断】癃闭（脾肾亏虚，湿毒蕴结）。

【治法】健脾补肾，解毒通淋。

【处方】

瞿麦 10g	萹蓄 10g	土茯苓 15g	龙葵 15g
莪术 9g	白英 15g	白术 15g	猪苓 15g
生黄芪 30g	太子参 15g	菟丝子 15g	女贞子 15g
炒三仙各 30	栀子 10g	肉苁蓉 15g	甘草 6g

14 剂，日 1 剂，水煎服。

【中成药】生血丸，每次 5g，口服，每日 3 次。

二诊：2008 年 2 月 14 日。复查血象示白细胞 3.7×10^9/L，余基本正常。纳食增加，大便通畅，乏力感减轻，余一般症状可。舌淡红，苔白，脉弱。

【处方】

土茯苓 15g	龙葵 15g	莪术 9g	金荞麦 15g
茯苓 15g	猪苓 15g	肉桂 5g	白术 15g
黄芪 30g	太子参 15g	菟丝子 15g	女贞子 15g
炒三仙各 30g	肉苁蓉 15g	枸杞 15g	甘草 6g

14 剂，日 1 剂，水煎服。

【中成药】同前。

三诊：2008 年 4 月 16 日。复查白细胞 3.5×10^9/L，血红蛋白 11.6g/L，余正常。纳可，大便正常，乏力感同前，脚底发麻，舌淡红，苔白，脉细弱。

【处方】前方去龙葵、莪术、金荞麦、肉桂、菟丝子，加僵蚕 15g、白英 15g、炒杜仲 10g、鸡血藤 15g、生地 15g。

【中成药】同前。

— 分析 —

方中萹蓄、瞿麦为利湿通淋之品，使药物直达病所；土茯苓、龙葵、莪术、白英，均为清热利湿、化瘀解毒抗癌之品；黄芪、白术、太子参益气健脾；菟丝子、女贞子补肾填精；炒三仙消食健胃；肉苁蓉润肠通便；栀子为清利三焦之品。

体会

后天感受六淫之邪或饮食、劳倦、情志等可导致脾肾亏虚。脾虚，水湿不运，日久生热，湿热郁结，气机不畅，气滞血瘀；肾虚，气化不利，水湿不化，湿浊不排，瘀积成毒；湿热瘀毒下注或蕴结于膀胱，则成膀胱癌。因此，膀胱癌是以脾肾亏虚为本，湿热瘀毒为标的疾病。总体上以扶正祛邪为治疗原则。此后的复诊，为避免药物的毒性蓄积作用，更换清热解毒药物，祛邪的同时仍不忘扶助正气。经中药治疗后，患者病情得到控制，长期带瘤生存，生存期达 4 年有余。

（林飞）

病案四 田某，男，46 岁。

初诊：2013 年 4 月 11 日。

【**主诉**】膀胱癌全切术后半年余。

【**现病史**】2012 年初，患者出现血尿，无疼痛等其他不适，于当地医院以前列腺疾病治疗，效果不佳。6 月，出现小腹胀痛，排尿困难，于当地医院行膀胱镜检查示膀胱占位，活检病理示移行上皮癌。随后转入中国医学科学院肿瘤医院，于 8 月 14 日行膀胱癌切除术，术后病理移行细胞癌，术后化疗 4 个周期（具体用药不详），化疗后复查基本正常。

【**既往史**】体健。

【**现症**】乏力，饮食正常，大便艰涩，眠差，余无异常。舌暗红，苔薄，脉弱。

【**西医诊断**】膀胱癌全切除术后化疗后，移行细胞癌。

【**中医诊断**】癃闭（脾肾亏虚，湿毒蕴结）。

【**治法**】健脾补肾，解毒通淋。

【**处方**】

瞿麦 15g	萹蓄 15g	龙葵 15g	莪术 9g
白英 15g	仙鹤草 15g	猪苓 15g	茯苓 15g
白术 15g	泽泻 10g	肉桂 5g	陈皮 10g
黄芪 30g	太子参 15g	女贞子 15g	熟地黄 10g
砂仁 3g	甘草 6g	炒三仙各 30g	

14 剂，日 1 剂，水煎服。

【**中成药**】软坚消瘤片 4 片 / 次，每日 3 次；西黄解毒胶囊 2 粒 / 日，每日 3 次。

— 分析 —

本例患者虽为膀胱癌术后患者，但患病因素是不会变化的，治疗根本仍要循病之根本，临床上标本兼治，以进一步减少患者的复发概率。方中瞿麦、萹蓄、猪苓、茯苓、泽泻利湿通淋，通利水道，直达病所；龙葵、莪术、白英化瘀解毒抗癌，疗病之标；白术、陈皮、炒三仙、黄芪、太子参消食健脾，益气扶正；女贞子、熟地黄补肾益精；合用补肾健脾，疗病之本源；肉桂温肾纳气，佐助药物。纵观全方，标本兼治，扶正祛邪，预防疾病复发。

体会

膀胱癌是内因、外因相互作用的结果，多表现为本虚标实，肾为先天之本，脾胃为后天之本，肾、脾亏虚，血运无力，气血凝滞，阻塞水道；湿热毒邪内蕴，毒瘀胶结导致膀胱经络受损，表现为血尿等症状。《景岳全书》中云："凡治血证，须知其要。而血动之由，惟火与气耳。故察火者，但察其气虚气实，知此四者，而得其所以，则治血之法无余义矣。"脾虚则统摄失司，肾虚则固摄无权，然补气固摄是为大法。

（林飞）

病案五 许某，女，74 岁。

初诊： 2012 年 9 月 27 日。

【**主诉**】膀胱癌电切术后半年余。

【**现病史**】2012 年 3 月初，患者出现血尿，无尿频、尿急、尿痛等其他不适，查盆腔 B 超示膀胱占位，后就诊于中国医学科学院肿瘤医院，查膀胱镜示膀胱癌，活检病理移行细胞癌，3 月 25 日，局麻下行膀胱癌电切术，术中过程顺利，术后病理移行细胞癌。术后膀胱灌注羟喜树碱，已灌注 5 次。

【**既往史**】高血压 10 年，冠心病 5 年。

【**现症**】尿频、尿急，尿痛，头汗出，纳可，大便干。舌淡红，苔薄，脉弱。

【**西医诊断**】膀胱癌电切术后，膀胱灌注化疗后，移行细胞癌。

【**中医诊断**】癃闭（脾肾亏虚，湿热下注）。

【**治法**】健脾补肾，利湿通淋。

【**处方**】			
瞿麦 12g	萹蓄 15g	龙葵 15g	黄柏 10g
猪苓 15g	茯苓 15g	白术 15g	泽泻 10g
肉桂 5g	白英 15g	土茯苓 20g	陈皮 10g
黄芪 30g	太子参 15g	女贞子 15g	炒杜仲 10g
厚朴 10g	肉苁蓉 20g	栀子 10g	甘草 6g

14 剂，日 1 剂，水煎服。

【中成药】西黄解毒胶囊 2 粒 / 次，每日 3 次。

— 分析 —

方中萹蓄、瞿麦通利下焦湿热，兼凉血分之热。栀子清三焦之湿热，使湿热从小便出。白英、龙葵、土茯苓均为清热解毒之品，合用清热解毒、活血消肿、散结消癥；猪苓、茯苓、泽泻为利水通淋、通调水道之品；黄柏为清利下焦湿热之品，以清利小便；陈皮、黄芪、太子参、女贞子、炒杜仲，合用共同健脾补肾，治疗膀胱癌之脾肾亏虚之本；肉苁蓉为润肠通便之品。患者服用后，诸症好转，精神佳，纳食香，小便通畅，继续膀胱灌注化疗，病情较稳定。

体会

膀胱癌是因脾肾亏虚、湿热下结、瘀毒内炽，虚、湿、毒、瘀互结的恶疾。膀胱之湿热重在下焦，治以清利膀胱湿热为主，同时配合健脾助运，断生湿之源。在清利膀胱之时，兼顾小肠分清泌浊、传化物之浊水于膀胱的特性，清泄小肠之火。脾肾亏虚是本，贯穿膀胱癌的始终，并随疾病进展日益严重。湿热下结，后生癌毒，毒火伤脉，血腐阻道，均为标实之象，且邪实随病情的进展逐渐加重。

（林飞）

前 列 腺 癌

病案一 张某，男，84 岁。

初诊： 2013 年 3 月 21 日。

【主诉】发现前列腺癌 3 年，右侧肾盂占位 2 个月余。

【现病史】患者 2010 年体检发现前列腺结节，于中国人民解放军总医院行前列腺穿刺活检，病理示前列腺腺癌。考虑到患者年龄较大，以口服比卡鲁胺内分泌治疗。2012 年 11 月出现无诱因血尿，口服消炎药后血尿消失。2013 年 1 月查尿常规发现大量红细胞，行 CT 检查示右侧肾盂内占位，位于中下盏，为不规则软组织影，增强后见强化，考虑尿路上皮肿瘤可能。超声示右肾盂低回声，内见少许血流信号，北京协和医院建议保守治疗。

【既往史】高血压、冠心病史 30 余年，冠状动脉支架植入术后，起搏器植入后，糖尿病病史 20 多年。

【现症】尿频急，无尿痛，腰骶部不痛，饮食可，大便正常，睡眠可，乏力，舌淡红，苔薄，脉弦滑。

【西医诊断】前列腺癌内分泌治疗中，右肾盂占位。

【中医诊断】癃闭（湿热下注）。

【治法】清热利湿，解毒通淋。

【处方】

瞿麦 15g	萹蓄 15g	龙葵 15g	黄柏 6g
土茯苓 20g	金荞麦 15g	茯苓 15g	生薏苡仁 20g
猪苓 15g	肉桂 3g	白术 15g	黄芪 30g
太子参 15g	山萸肉 15g	覆盆子 10g	女贞子 15g
陈皮 10g	益智仁 12g	甘草 6g	

14 剂，日 1 剂，水煎服。

【中成药】软坚消瘤片 4 片 / 次，每日 2 次；西黄解毒胶囊 2 粒 / 次，每日 3 次。

二诊： 2013 年 4 月 11 日。无尿频、尿痛，纳可，眠佳，无其他不适。舌淡红，苔薄，脉弦滑。

【处方】前方去黄柏、金荞麦、肉桂、女贞子，加熟地 10g、砂仁 3g、炒三仙各 30g、石斛 10g。

【中成药】同前。

— 分析 —

中医认为前列腺癌主要是由于湿热、瘀血阻于下焦，膀胱气化不利所致。发病关键在于下焦的肾、膀胱，与肺、脾、肝、三焦亦有密切联系。该例患者年龄偏大，不适合手术等创伤性治疗，故内分泌治疗结合中医药治疗是个不错的选择。方中瞿麦、萹蓄、茯苓、猪苓利湿通淋；龙葵、黄柏、土茯苓、生薏苡仁、金荞麦配合使用，可清热利湿、解毒抗癌；山萸肉、覆盆子、女贞子、益智仁补肾益气，收涩精气，固精缩尿；陈皮理气；太子参、白术、黄芪、甘草益气扶正。纵观全方，以益气扶正、补肾填精为主要治则，配合利湿解毒、抗癌祛邪之品，使患者尽快恢复正气，正邪平衡，以获得长期生存。

体会

朴老常用治疗前列腺癌药对：金樱子－芡实。

金樱子味甘酸涩，性平，入肾、膀胱、大肠经。本品气味俱降，以甘补中，以涩止脱，以酸收阴，它既能收敛固脱、涩肠止泻、固肾止带，用于治疗久泻、久痢不止，以及脾肾不足之带下等症；又能收摄精气、固精缩泉，用于治疗肾气不固所引起的遗精、白浊、小便频数、遗尿等症。芡实味甘涩，性平，入脾、肾经。本品以甘补脾，以涩收敛，故为收敛性强壮药。它既能健脾除湿、收敛止泻，用于治疗脾虚不运之久泻不止，以及小儿脾虚泄泻之症；又能固肾涩精，用于治疗肾气不足、精关不固所引起的遗精、早泄，以及肾虚所致夜尿多、小便频数等症；还能收敛固涩、除湿止带，用于治疗湿热带下、脾虚带下之症。两药伍用，相得益彰，益肾固精、补脾止泻、缩小便、止带下的力量增强，可用于脾肾两虚之慢性泄泻诸症。

（郑红刚）

病案二 郝某，男，75 岁。

初诊：2011 年 12 月 8 日。

【**主诉**】发现前列腺癌半个月。

【**现病史**】患者因髋骨疼痛于北京友谊医院完善相关检查，经查 PSA 升高，B 超提示前列腺结节，于 2011 年 11 月 23 日行前列腺穿刺活检示腺癌浸润。骨扫描示：右侧髋臼、股骨大小粗隆骨密度增高，PSA 60.29ng/mL。因患者出现骨转移，遂行注射用醋酸亮丙瑞林微球加比卡鲁胺内分泌治疗。

【**既往史**】2011 年检查出现血糖升高，未明确诊断。

【**现症**】右髋疼痛，活动受限，尿不净，饮食可，大便基本正常，睡眠可。舌淡红，苔薄黄，脉弱。

【**西医诊断**】前列腺癌骨转移内分泌治疗中，腺癌。

【**中医诊断**】癃闭（湿热下注）。

【**治法**】清热利湿，解毒通淋。

【**处方**】
威灵仙 15g	补骨脂 10g	怀牛膝 15g	莪术 9g
龙葵 15g	土茯苓 20g	白英 15g	猪苓 15g
茯苓 15g	陈皮 10g	炒三仙各 10g	黄芪 30g
生白术 15g	女贞子 15g	肉桂 5g	黄柏 6g

甘草 6g

14 剂，日 1 剂，水煎服。

【中成药】西黄解毒胶囊 2 粒 / 次，每日 3 次。

二诊：2012 年 2 月 9 日。注射用醋酸亮丙瑞林微球加比卡鲁胺内分泌治疗中。复查 PSA 正常，肝肾功能正常。髋骨疼痛缓解，潮热不汗出，尿不净，余无特殊不适。舌淡红，苔黄燥，脉缓。

【处方】威灵仙 15g	怀牛膝 15g	龙葵 15g	土茯苓 20g
白英 15g	茯苓 15g	陈皮 10g	炒三仙各 30g
黄芪 30g	白术 15g	女贞子 15g	益智仁 20g
熟地 15g	砂仁 3g	甘草 6g	
白花蛇舌草 15g			

14 剂，日 1 剂，水煎服。

【中成药】消癌平片 10 片 / 次，每日 3 次。

三诊：2012 年 5 月 9 日。动则汗出，体力尚可，纳可，尿不净。仍内分泌治疗中。舌略暗，苔黄，脉较前有力。

【处方】威灵仙 15g	补骨脂 10g	怀牛膝 15g	白英 15g
龙葵 15g	莪术 15g	草河车 15g	炒杜仲 10g
女贞子 15g	覆盆子 10g	陈皮 10g	炒三仙各 30g
黄芪 30g	白术 15g	防风 10g	煅牡蛎 15g
甘草 6g			

14 剂，日 1 剂，水煎服。

【中成药】西黄解毒胶囊 2 粒 / 次，每日 3 次。

四诊：2012 年 7 月 19 日。内分泌治疗中。PSA 正常。症状大致同前，舌同前，脉细弦。

【处方】前方去白英、莪术、草河车、炒杜仲，加夏枯草 15g、土茯苓 20g、金荞麦 20g、狗脊 15g、何首乌 10g。

【中成药】同前。

五诊：2012 年 10 月 11 日。内分泌治疗中，查 PSA 正常。尿不净，大便干，余基本正常。舌淡红，苔薄，脉弱。

【处方】瞿麦 15g	萹蓄 15g	龙葵 15g	白英 15g
莪术 9g	金荞麦 20g	陈皮 10g	炒三仙各 30g
黄芪 30g	熟地 15g	砂仁 3g	当归 10g

| 太子参 15g | 女贞子 15g | 肉苁蓉 20g | 生白术 15g |
| 枳壳 10g | 甘草 6g | | |

14 剂，日 1 剂，水煎服。

【中成药】同前。

六诊：2013 年 11 月 5 日。复查 PSA 正常，肝肾功能正常，仍内分泌治疗中，无明显不适症状。舌淡红，苔薄黄，脉缓。

【处方】猪苓 15g	茯苓 15g	白术 10g	泽泻 10g
肉桂 5g	龙葵 15g	土茯苓 20g	生薏苡仁 20g
莪术 9g	陈皮 10g	炒三仙各 30g	黄芪 30g
女贞子 15g	乌药 15g	赤芍 12g	黄柏 6g
益智仁 20g	甘草 6g		

14 剂，日 1 剂，水煎服。

【中成药】同前。

【随访】目前仍在继续治疗中。

一 分析 一

前列腺癌的治疗可有手术根治、放射治疗、内分泌治疗、化学疗法和冷冻疗法等。手术根治适用于早期患者。放疗对于控制原发癌、缓解转移引起的症状疗效肯定。内分泌治疗是晚期前列腺癌的主要治疗方法。对全身状况较差而肿瘤体积很大的患者可选用冷冻治疗。化学疗法疗效不肯定，多用于内分泌治疗失败的患者。此例患者年龄较大，发现时已属晚期，因而选择以内分泌治疗为主。患者出现骨转移，肾主骨生髓，因而朴老对于出现骨转移的患者采用补肾为主治疗，方中威灵仙、补骨脂、怀牛膝补肾强骨；猪苓、茯苓通利水道；黄芪、白术、女贞子健脾补肾，扶正为主；莪术、土茯苓、白英、龙葵、黄柏行瘀散结、解毒通淋、通络软坚，祛邪为主。通过中医药在前列腺癌治疗中的参与，不仅使患者的症状得到改善，体力得到恢复，而且能缓解西医内分泌治疗所带来的激素降低导致的不良反应，在一定程度上延长了生存时间。

体会

朴老常用治疗前列腺癌药对：茯苓 – 益智仁。

茯苓味甘性平，入心、肺、脾、胃、肾经。本品甘淡而平，甘则能补，淡则能渗，既能扶正，又能祛邪，功专益心脾、利水湿，且补而不峻、利而不猛，故为健脾渗湿之要药。用于治疗脾虚运化失常所致水湿内蕴，症见食少脘闷、便溏泄泻，或痰饮停滞之咳逆胸闷，或小便不利、水肿等症；还能宁心安神，用于治疗心悸、失眠等症。益智仁气味芳香，味辛性温，入脾、肾经，能温煦中土以斡旋脾气，可苦燥脾湿且醒胃增纳，具有温运脾土、醒胃开胃之多重功用，如《本草纲目》云："古人进食药中多用益智，土中益火也。世医多以为益智仁仅有温涩之功，故喜用治遗滑之证。殊不知益智仁具有走而不守、行散疏通之性。"《会约医镜》云："益智仁，其性行多补少，须兼补剂用之，若独用则散气。益智，行阳退阴之药也。"二药伍用，一利一涩，相互制约，相互促进，使脾可健、肾可固，可缩小便、止泄泻。可用于治疗下元虚寒、气化功能失调所致的小便淋沥不畅、泄泻等症。

（郑红刚）

病案三 李某，男，78岁。

初诊： 2012年3月22日。

【主诉】发现前列腺癌2月余。

【现病史】患者近2年来，小便排出不畅，一直以前列腺增生诊治，近2个月来，小便滴沥，排尿困难，经当地医院查PSA升高，考虑前列腺癌。遂就诊于北大医院，经前列腺结节穿刺活检，病理示可见腺癌；腹部CT提示肝转移。后在该院行双侧睾丸切除术。术后予氟他胺内分泌治疗。

【既往史】体健。

【现症】尿流变细，点滴不爽，夜尿3~5次，神疲乏力，腰膝酸软，大便稀，日2次，潮热汗出，舌淡红，苔薄，脉沉细。

【西医诊断】前列腺癌肝转移，双睾丸切除术后，内分泌治疗中。

【中医诊断】癃闭（肾元亏虚）。

【治法】健脾补肾，解毒通淋。

【处方】

瞿麦 15g	萹蓄 15g	龙葵 15g	土茯苓 20g
金荞麦 15g	茯苓 15g	猪苓 15g	生薏苡仁 20g
肉桂 3g	白术 15g	莪术 15g	黄芪 30g
山萸肉 15g	覆盆子 10g	女贞子 15g	补骨脂 10g
甘草 6g	太子参 15g		

14剂，日1剂，水煎服。

【中成药】软坚消瘤片 4 片 / 次，每日 2 次；西黄解毒胶囊 2 粒 / 次，每日 3 次。

<h2 style="text-align:center">— 分析 —</h2>

方中龙葵、土茯苓、生薏苡仁、金荞麦、莪术等为解毒通淋、行瘀散结祛邪之品；瞿麦、萹蓄、猪苓、茯苓等通利水道，改善症状；患者年龄较大，病机仍以肾元亏虚为主要方面，方中用白术、黄芪、太子参、山萸肉、女贞子等药健脾补肾、益气养阴，以扶正培本、固本培元。

体会

前列腺癌的并发症以下尿路梗阻为多见，表现为小便不利，尿细如线，滴沥不畅，甚则小便闭塞，点滴不通，小腹胀满。中医认为此乃瘀阻气机，治疗以行瘀散结、通利水道为主。朴老认为正气虚损是肿瘤发生发展的关键，注重健脾补肾，治病求本，调理阴阳，根据肿瘤不同阶段和病理变化，适当配合祛邪药物，方能取得较满意的临床效果。

（林飞）

病案四 李某，男，68 岁。

初诊： 2011 年 3 月 22 日。

【主诉】前列腺癌术后 3 月余。

【现病史】患者 1 年来，小便时有不畅，未予重视，一直以前列腺增生诊治，排尿困难症状越来越重。就诊于当地医院，查盆腔 B 超示前列腺结节。后就诊于北京肿瘤医院，查 PSA 12ng/mL，前列腺穿刺活检病理示高分化腺癌。全面复查后，遂行前列腺癌根治术，术后行局部放疗。

【既往史】体健。

【现症】肛门坠胀不适，口干口苦，时有发热，食欲不振，大便偏干，小便排出不畅，神疲乏力，舌质红，苔黄腻，脉滑数。

【西医诊断】前列腺癌根治术后，放疗后，高分化腺癌。

【中医诊断】癃闭（湿热下注）。

【治法】清热利湿，解毒通淋。

【处方】
瞿麦 15g	萹蓄 15g	龙葵 15g	土茯苓 20g
白英 15g	茯苓 15g	猪苓 15g	生薏苡仁 20g

白术 15g	黄芪 30g	太子参 15g	白茅根 15g
川楝子 9g	栀子 10g	虎杖 15g	女贞子 15g
甘草 6g			

14 剂，日 1 剂，水煎服。

【中成药】软坚消瘤片 4 片 / 次，每日 2 次；西黄解毒胶囊 2 粒 / 次，每日 3 次。

—— 分析 ——

根据急则治其标、缓则治其本的原则，本例患者以邪气盛为主要矛盾，治疗上以龙葵、土茯苓、白茅根、川楝子、栀子等清热解毒、利湿通淋、化瘀散结的祛邪药物为主；辅以瞿麦、萹蓄、茯苓、猪苓等通利水道；佐以白术、黄芪、太子参、女贞子等健脾补肾、益气扶正。

体会

"邪之所凑，其气必虚。"肿瘤患者多为本虚标实之体，尤其是晚期癌症患者，常有脾肾两虚之象，如放化疗后的患者，既有热毒蕴结的症状，又有脾胃受损的表现。根据疾病的不同阶段辨证施治，依机体气血阴阳失衡之机，分别结合清热解毒、软坚散结、活血化瘀等治则进行治疗，方能达到预期的目的。朴老认为，只有在疾病发展的不同阶段，辨证论治，抓住患者病机的主要方面，分阶段调治，才能取得较好的疗效。

（林飞）

卵　巢　癌

病案一　杨某，女，52 岁。

初诊：2012 年 10 月 18 日。

【主诉】左卵巢癌术后 1 个月。

【现病史】患者于 2012 年 8 月在北京医院 B 超检查发现卵巢占位，8 月 21 日在该院行左卵巢切除术，术后病理示左附件浆液性乳头状囊腺癌，中分化，左髂内纤维结缔组织内可见少量腺癌浸润，LM（−），Ⅱc 期，术后已化疗 TC 方案 1 个周期，拟继续化疗。

【既往史】甲状腺结节。

【现症】乏力，纳食不香，胃胀，腹胀，大便2～每日3次，成形，小腹坠胀。舌淡红，苔薄，脉弦细。

【西医诊断】左卵巢癌术后化疗后，浆液性乳头状囊腺癌Ⅱc期。

【中医诊断】癥瘕（肝脾不调）。

【治法】疏肝健脾。

【处方】
柴胡 10g	白芍 12g	枳壳 10g	郁金 10g
白术 15g	山药 15g	益智仁 15g	陈皮 10g
土茯苓 15g	莪术 9g	肉桂 5g	生薏苡仁 20g
炒三仙各 30g	黄芪 30g	太子参 15g	甘草 6g
生姜 3 片	大枣 5 枚		

14剂，日1剂，水煎服。

【中成药】生血丸，每次5g，口服，每日3次。

— 分析 —

此患者化疗后出现肝脾不调的症状，选取四逆散调和肝脾为基本方加减。方中白术、山药滋脾阴，助脾气；益智仁、陈皮温脾固涩，醒脾化滞，共顾后天之本。土茯苓、莪术、薏苡仁为化痰散结、活血化瘀之品，疗病之标。肉桂，取少火生气之意；太子参、黄芪益气健脾，辅助正气；炒三仙、生姜、大枣为和胃之品。生血丸为补气养血之品，化疗期间使用补肾健脾，填精补髓，保护血象。

体会

卵巢癌相当于中医的癥瘕、积聚等范畴，大凡肿块的形成，中医认为气滞、血瘀、痰结是其发生的主要病理变化。《医林改错》中指出："无论何处，皆有气血。气有气管，血有血管。气无形不能结块，结块者，必有形之血也。"妇女病，更是以血瘀成结为重要病理机制。妇女以血为本，以气为用。然气血之化生、运行、敷布、疏泄等，无不与脏腑功能活动有关。其中肝、脾、肾三脏在妇女生理、病理中占有重要地位。脾肾亏虚，湿瘀互阻，气道不利是本病的主要病机。

（林飞）

病案二 陈某，女，68 岁。

初诊：2012 年 10 月 27 日。

【主诉】左卵巢癌术后 3 个月。

【现病史】患者于 2012 年 7 月在北京 309 医院行双侧卵巢癌切除术，病理为浆液性乳头状腺癌，Ⅱb 期，无淋巴结转移，术后行 PTX+CBP 化疗方案 2 个周期。欲继续化疗。复查均正常。

【既往史】体健。

【现症】体力可，纳可，腹部无明显不适，大便正常，睡眠略差，偶汗出。舌淡红，苔黄，脉略弦。

【西医诊断】双卵巢癌术后化疗后，浆液性乳头状腺癌Ⅱb 期。

【中医诊断】癥瘕（阴虚火旺）。

【治法】养血柔肝，滋阴降火。

【处方】

柴胡 10g	白芍 12g	枳壳 10g	紫草 15g
土茯苓 15g	莪术 9g	白英 15g	八月札 15g
黄芪 30g	白术 15g	太子参 15g	当归 10g
生地 10g	女贞子 15g	炒三仙各 30g	甘草 6g

14 剂，日 1 剂，水煎服。

【中成药】西黄解毒胶囊，每次 0.5g，每日 3 次；软坚消瘤片 4 片 / 次，每日 3 次。

二诊：2012 年 12 月 26 日。复查 CA125 等均正常，患者咽干不适，睡眠差，余同前。舌淡红，苔黄，脉弱。

【处方】前方去莪术、八月札、当归、生地，加薏苡仁 15g、补骨脂 10g、山药 15g、益智仁 15g。

三诊：2013 年 2 月 6 日。右腹股沟淋巴结摘除病理示无癌变。一般状况可，睡眠可，大便不稀。舌淡红，苔薄黄，脉略弦。

【处方】前方去补骨脂，加金荞麦 15g。

— 分析 —

此患者在采用四逆散为主治疗的同时，合用紫草、当归、生地等补肝血，清肝热，八月札疏肝活血，调整机体平衡状态；土茯苓、莪术、白英为化痰散结、解毒化瘀之品，疗病之标。仍重用太子参、黄芪、女贞子、白术等益气健脾，辅助正气。在此后的调方中，也是加用了以补益为主的补骨脂、山药、益智仁，进一步补肾健脾，调节机体的免疫功能。综合调理后，使患者顺利完成化疗全程，促使病情稳定及趋向好转。

体会

卵巢癌手术前后运用中药，能明显提高手术效果，调整脏腑功能，增强免疫功能，减少术后并发症及后遗症，提高生存期。卵巢癌的化疗周期较长，毒副作用较大，尤其对消化系统、骨髓造血功能和机体免疫功能都造成很大的影响，从而使患者不能顺利进行治疗，严重影响了疗效。患者在化疗的同时，服用益气养血、滋补肝肾之剂，既能增加化疗的疗效，又能减轻化疗的毒副作用，帮助患者顺利完成化疗。

（林飞）

病案三　李某，女，78岁。

初诊： 2012年12月27日。

【**主诉**】发现卵巢占位1个月。

【**现病史**】患者1个月前因腹胀就诊于当地医院，查B超示大量腹水，抽取腹腔积液细胞学检查示可见腺癌细胞。因患者心、肺功能较差，不能行肿瘤减灭术，对症抽取腹水后出院。

【**既往史**】冠心病病史20年，慢性喘息型支气管哮喘病史15年。

【**现症**】精神弱，贫血貌，腹胀膨隆，腹胀腹痛，下肢浮肿，纳食不香，气短，小便少，舌淡苔白，脉细。

【**西医诊断**】双卵巢腺癌，腹腔积液。

【**中医诊断**】癥瘕（脾肾亏虚，瘀阻下焦，气滞水聚）。

【**治法**】扶正软坚，活血利水。

【**处方**】

柴胡 10g	枳壳 10g	大腹皮 15g	猪苓 15g
泽泻 15g	泽兰 10g	生黄芪 30g	三棱 6g
莪术 9g	白术 15g	山药 15g	茯苓 20g
肉桂 5g	山甲 10g	炒三仙各 30g	半边莲 15g

14剂，日1剂，水煎服。

二诊： 2013年1月10日。腹胀肢肿减轻，精神转佳，用单药紫杉醇进行化疗，患者反应较重，恶心呕吐，大便干结难下。舌苔黄厚，脉细。

【**处方**】前方减三棱、莪术，加熟大黄10g、全瓜蒌15g、陈皮9g、竹茹

9g、姜半夏9g。

— 分析 —

患者年过七旬，方中以白术、茯苓、山药、炒三仙大量的健脾益气药与黄芪一起辅助正气；柴胡、枳壳行气，入肝经；卵巢癌多为囊实性肿块，该患者合并腹腔大量积液，除以大腹皮、猪苓、泽泻、泽兰利水消胀，肉桂温阳利水外，加用三棱、莪术、山甲活血通络散结止痛；半边莲解毒散结，利水消肿。患者化疗后，消化道反应较重，减三棱、莪术损伤正气的药物，加用陈皮、竹茹、姜半夏和胃降逆止呕的药物。

体会

刘河间曰："女子天癸既绝，乃属太阴经也。"强调脾在老年妇女生理、病理中发挥着极为重要的作用。肝主疏泄，调畅气机，脾主运化，肝脾不调，津液输布不畅，水湿停聚，而形成腹水。治疗上健脾疏肝利水，使脾气得健，津液得布，水湿得化，水肿得以逐渐消退。患者年老体弱，治疗中以扶正为主，祛邪为辅，使病情趋于稳定。

（林飞）

病案四 常某，女，61岁。

初诊：2012年12月13日。

【主诉】发现卵巢占位6月余。

【现病史】患者于6个月前B超检查发现卵巢占位，后在北京妇产医院行左卵巢切除术，病理浆液性囊腺癌，Ⅱb期，无淋巴结转移。术后TC方案化疗6个周期。

【既往史】体健。

【现症】双手足麻木明显，指尖尤甚，遇冷加重，肤色如常，偶有刺痛感。面色苍白，身体消瘦，身倦乏力，畏寒。舌质淡，苔薄白，脉沉细。

【西医诊断】左卵巢癌切除术后，浆液性囊腺癌Ⅱb期。

【中医诊断】乳岩（阳气不足，气血两亏，营卫不调）。

【治法】振奋阳气，温通血脉，调畅营卫。

【处方】

柴胡10g	白芍12g	枳壳10g	黄芪30g
桂枝12g	赤芍12g	当归20g	细辛3g
鸡血藤15g	伸筋草20g	太子参15g	莪术9g
蜈蚣2条	甘草6g		

14 剂，日 1 剂，水煎服。

二诊：2013 年 2 月 7 日。患者四肢转温，双手足麻木冷感减轻，夜眠烦躁，舌质红，苔黄，脉细。

【处方】上方减蜈蚣、细辛，加栀子 10g、豆豉 6g、夏枯草 15g。

— 分析 —

方中鸡血藤补血行血通络，桂枝温经散寒通络，两药配伍，温补兼通；"手足厥冷，脉细欲绝者，当归四逆汤主之"，养血散寒，温通经络，方中合用伸筋草、蜈蚣、莪术通经走窜，行血化瘀；配合太子参、黄芪养血益气，诸药相协，共奏振奋阳气、温通血脉、调畅营卫之功。

体会

化疗药物的毒副作用主要表现为气血凝滞，经络不通。本例患者为卵巢癌术后，气血亏虚，加之全身多程化疗而致气血凝滞。临床表现为肌肤麻木，遇冷加重。"血痹阴阳诸微，寸口关上紧，尺中小紧，外证身体不仁，如风痹状，黄芪桂枝五物汤主之"，以黄芪桂枝五物汤甘温益气，通阳行痹。

（林飞）

病案五　杨某，女，56 岁。

初诊：2010 年 1 月 21 日。

【主诉】左卵巢术后 1 个月。

【现病史】患者 2009 年 12 月 21 日在北京医院行卵巢癌手术，术后病理：左附件浆液性乳头状囊腺癌，中分化，左髂内纤维结缔组织内可见少量腺癌浸润，LNM（–），Ⅱc 期，术后已化疗 1 个周期，拟继续化疗。

【既往史】甲状腺结节 2 年。

【现症】乏力，纳食不香，胃胀，腹胀，大便 2~ 每日 3 次，成形，小腹坠，舌淡红，苔薄，脉弦细。

【西医诊断】左卵巢囊腺癌术后化疗后。

【中医诊断】癥瘕（肝脾不调）。

【治法】疏肝健脾，益气扶正。

【处方】柴胡 10g　　　白芍 12g　　　枳壳 10g　　　郁金 10g

　　　　白术 15g　　　山药 15g　　　益智仁 15g　　　陈皮 10g

土茯苓 15g	莪术 9g	肉桂 5g	生薏苡仁 20g
黄芪 30g	太子参 15g	甘草 6g	炒三仙各 10g
生姜 3 片	大枣 5 枚		

14 剂，日 1 剂，水煎服。

— 分析 —

方中柴胡、白芍、枳壳、甘草，四逆散疏肝健脾；白术、陈皮、山药、黄芪、太子参益气健脾扶正；郁金解郁活血；益智仁、肉桂温阳补肾；土茯苓、莪术、生薏苡仁利湿化瘀解毒抗癌；生姜、大枣调和诸药。

体会

李东垣在《脾胃论》中曰："脾胃之气无所伤，而后能滋养元气。"胃气足则元气自生也。术后患者多有脏器下陷，四逆散可以舒畅全身气机，使全身气血调畅，经络通利，濡养脏腑，使脏腑组织的功能正常。对于卵巢癌的中医辨证，要重视肝肾，尤其重肝，同时交通心肾，调畅情志。

（林飞）

病案六 李某，女，60 岁。

初诊： 2014 年 10 月 18 日。

【主诉】左卵巢癌术后 3 个月。

【现病史】患者于 2014 年 6 月在北京医院经 B 超检查发现卵巢占位，后行盆腔 MRI，考虑卵巢恶性肿瘤。7 月 21 日在该院行左卵巢切除术，术后病理示左附件浆液性乳头状囊腺癌，中分化，LM（−），Ⅱc 期，术后已化疗 TC 方案 2 个周期，拟继续化疗。

【既往史】体健。

【现症】乏力，纳差，胃胀，腹胀，大便 2~ 每日 3 次，成形，小腹坠胀。舌淡红，苔薄，脉弦细。

【西医诊断】左卵巢癌术后化疗后，浆液性乳头状囊腺癌Ⅱc 期。

【中医诊断】癥瘕（肝脾不调）。

【治法】疏肝健脾。

【处方】柴胡 10g	白芍 12g	枳壳 10g	郁金 10g
白术 15g	山药 15g	益智仁 15g	陈皮 10g

土茯苓 15g	莪术 9g	肉桂 5g	生薏苡仁 20g
炒三仙各 30g	黄芪 30g	太子参 15g	甘草 6g
生姜 3 片	大枣 5 枚		

14 剂，日 1 剂，水煎服。

【中成药】生血丸，每次 5g，口服，每日 3 次。

— 分析 —

方中白术、山药滋脾阴，助脾气；益智仁、枳壳、陈皮温脾固涩，醒脾化滞，共奏顾护后天之本。郁金解郁活血，土茯苓、莪术、薏苡仁，为化痰散结、活血化瘀之品，疗病之标。肉桂，取少火生气之意；太子参、黄芪益气健脾，辅助正气。炒三仙、生姜、大枣为和胃之品。生血丸为补气养血之品，化疗期间使用补肾健脾，填精补髓，保护血象。

体会

卵巢肿瘤是妇科常见肿瘤之一。其中卵巢癌在妇科肿瘤死亡原因中已居首位。卵巢癌的特点是发现晚，扩散快，疗效差。中医认为气滞、血瘀、痰结是其发生的主要病理变化。脾肾亏虚，湿瘀互阻，气道不利是本病的主要病机。

（林飞）

病案七 王某，女，70 岁。

初诊：2014 年 10 月 27 日。

【主诉】左卵巢癌术后 3 个月。

【现病史】患者于 2014 年 7 月在北京肿瘤医院行双侧卵巢癌切除术，病理为浆液性乳头状腺癌，Ⅱb 期，无淋巴结转移，术后化疗 PTX+CBP 方案 3 个周期。欲继续化疗。复查均正常。

【既往史】体健。

【现症】乏力，纳可，腹部无明显不适，大便正常，睡眠可。舌淡红，苔黄，脉略弦。

【西医诊断】双卵巢癌术后化疗后，浆液性乳头状腺癌Ⅱb 期。

【中医诊断】癥瘕（阴虚火旺）。

【治法】养血柔肝，滋阴降火。

【处方】柴胡 10g   白芍 12g   枳壳 10g   紫草 15g

      土茯苓 15g   莪术 9g   白英 15g   八月札 15g

      黄芪 30g   白术 15g   太子参 15g   当归 10g

      生地 10g   女贞子 15g   炒三仙各 30g   甘草 6g

14 剂，日 1 剂，水煎服。

【中成药】西黄解毒胶囊，每次 0.5g，每日 3 次；软坚消瘤片 4 片/次，每日 3 次。

二诊： 2012 年 12 月 26 日。复查 CA125 等均正常，患者咽干不适，睡眠差，余同前。舌淡红，苔黄，脉弱。

【处方】前方去莪术、八月札、当归、生地，加薏苡仁 15g，补骨脂 10g，山药 15g，益智仁 15g。

— 分析 —

此患者在采用四逆散为主的同时，合用紫草、当归、生地等补肝血，清肝热；八月札疏肝活血，共同调整机体平衡状态。土茯苓、莪术、白英为化痰散结、解毒化瘀之品，疗病之标。仍重用太子参、黄芪、女贞子、白术等益气健脾，辅助正气。在此后的调方中，也是加强了补益为主的补骨脂、山药、益智仁，进一步补肾健脾，调节机体的免疫功能。

体会

卵巢癌对化疗较为敏感，大多数患者必然经历化疗的过程。卵巢癌的化疗周期较长，毒副作用较大，尤其对消化系统、骨髓造血功能和机体免疫功能都会造成很大的影响，从而使患者不能顺利进行治疗，严重影响了疗效。患者在化疗的同时，服用益气养血、滋补肝肾之剂，既能增加化疗的疗效，又能减轻化疗的毒副作用，使患者顺利完成化疗。

（林飞）

宫 颈 癌

病案 王某，女，44 岁。

初诊： 2010 年 11 月 4 日。

【主诉】腰部不适 1 年 4 个月。

【现病史】2009 年 7 月因腰部不适就诊于沧州市中心医院，诊断为宫颈癌，遂在天津肿瘤医院行局部放疗，并化疗 5 个周期（末次化疗日期 2010 年 3 月，具体方案不详）。2010 年 9 月在天津肿瘤医院查腹部 B 超示：右肾盂积水；宫颈回声欠均匀，考虑占位性病变治疗后改变。

【现症】腰部不适，咳嗽，咽痒，少量白痰，左下腹痛，无乏力，纳可，二便调，夜寐欠佳。舌淡红苔薄，脉弱。

【既往史】患有子宫肌瘤 4 年余。

【西医诊断】宫颈癌放化疗后，右肾盂积水，子宫肌瘤。

【中医诊断】癥瘕（肝郁脾虚）。

【处方】

柴胡 10g	白芍 12g	枳壳 10g	郁金 10g
黄芪 30g	生白术 15g	茯苓 15g	肉桂 5g
益智仁 20g	土茯苓 20g	莪术 9g	生薏苡仁 20g
苦参 15g	陈皮 10g	炒三仙各 30g	甘草 6g
白花蛇舌草 15g			

14 剂，日 1 剂，水煎服。

【中成药】西黄解毒胶囊，每次 0.5g，每日 3 次。软坚消瘤片 4 片 / 次，每日 2 次（隔日服用）。

二诊：2010 年 12 月 22 日。腰部不适，纳可，二便调。舌淡红苔薄，脉弱。

【处方】

柴胡 10g	白芍 12g	枳壳 10g	郁金 10g
黄芪 30g	生白术 15g	茯苓 15g	猪苓 15g
益智仁 20g	土茯苓 20g	僵蚕 9g	生薏苡仁 20g
龙葵 15g	金荞麦 15g	陈皮 10g	炒三仙各 30g
甘草 6g			

14 剂，日 1 剂，水煎服。

【中成药】同前。

三诊：2011 年 3 月 10 日。2011 年 1 月复查无异常。偶咳嗽，潮热汗出不明显，纳可，二便调。舌淡红苔薄，脉缓。

【处方】

柴胡 10g	白芍 12g	枳壳 10g	郁金 10g
黄芪 30g	当归 10g	白术 15g	茯苓 15g
肉桂 5g	土茯苓 20g	莪术 9g	仙鹤草 15g
白花蛇舌草 15g	炒三仙各 30g	陈皮 10g	甘草 6g

14剂，日1剂，水煎服。

【中成药】同前。

四诊： 2011年5月25日。2011年5月复查腹部B超：右肾盂积水。CEA等正常。咳嗽，腹痛不适，纳可，二便调。舌淡红苔黄，脉缓。

【处方】柴胡10g	白芍12g	枳壳10g	延胡索10g
黄芪30g	白术15g	茯苓15g	肉桂5g
炒杜仲10g	土茯苓20g	仙鹤草15g	龙葵15g
金荞麦15g	白英15g	炒三仙各30g	陈皮10g
甘草6g			

14剂，日1剂，水煎服。

【中成药】同前。

五诊： 2011年8月4日。2011年7月复查见子宫后壁肌层内2.3cm×3.5cm×3.8cm肿物，右附件结节较前减少。腰痛，腹胀，不咳嗽，纳可，二便调。舌淡红苔黄，脉缓。

【处方】柴胡10g	白芍12g	枳壳10g	延胡索10g
白术15g	茯苓15g	炒杜仲10g	威灵仙15g
徐长卿15g	紫草15g	土茯苓15g	莪术9g
白英15g	陈皮10g	炒三仙各30g	甘草6g

14剂，日1剂，水煎服。

【中成药】同前。

六诊： 2011年12月8日。腰痛，纳可，二便调。舌淡红苔薄，脉缓。

【处方】柴胡12g	白芍12g	枳壳10g	郁金10g
延胡索10g	白术15g	茯苓15g	狗脊12g
土茯苓15g	紫草15g	莪术15g	生薏苡仁20g
陈皮10g	炒三仙各30g	白花蛇舌草15g	甘草6g

14剂，日1剂，水煎服。

【中成药】同前。

七诊： 2012年4月15日。劳累时右腰不适，纳可，二便调。舌淡红苔薄，脉缓。

【处方】柴胡10g	白芍12g	枳壳10g	郁金10g
黄芪30g	白术15g	茯苓15g	枸杞子15g
炒杜仲10g	土茯苓20g	白英15g	生薏苡仁20g

莪术 9g	陈皮 10g	炒三仙各 30g 甘草 6g

14 剂，日 1 剂，水煎服。

【中成药】同前。

八诊：2012 年 10 月 20 日。近 1 年未复查，无明显不适，纳可，二便调。舌淡红苔薄，脉缓。建议复查。

【处方】

柴胡 10g	白芍 12g	枳壳 10g	郁金 10g
黄芪 30g	白术 15g	当归 10g	枸杞子 15g
狗脊 10g	土茯苓 20g	仙鹤草 15g	生薏苡仁 20g
陈皮 10g	炒三仙各 30g	白花蛇舌草 15g 甘草 6g	

14 剂，日 1 剂，水煎服。

【中成药】西黄解毒胶囊，每次 0.5g，每日 3 次。消癌平片 10 片 / 次，每日 3 次（隔日服用）。

九诊：2013 年 3 月 6 日。腰痛，余无明显不适。舌淡红苔薄，脉缓。

【处方】

柴胡 10g	白芍 12g	枳壳 10g	郁金 10g
黄芪 30g	白术 15g	女贞子 15g	炒杜仲 10g
狗脊 10g	土茯苓 20g	僵蚕 15g	生薏苡仁 20g
金荞麦 10g	陈皮 10g	炒三仙各 30g	甘草 6g

14 剂，日 1 剂，水煎服。

【中成药】同前。

【随访】此后患者仍规律复诊，病情控制稳定。

— 分析 —

朴老认为，宫颈癌属妇女恶性生殖道肿瘤之一，发病因正气亏虚，肝、脾、肾三脏功能失调，冲任失调，带脉损伤，湿热痰瘀结聚，属本虚标实，治宜消补兼施。朴老在兼顾宫颈癌病因病机的基础上，每每根据不同症状而酌情加减。腰痛明显，则加补肾强骨之品，如炒杜仲、威灵仙、狗脊等；劳累后腰痛明显者，同时加补益肝肾之品，如女贞子、枸杞子，取阴中求阳之意。且患者每次就诊之时，朴老都会对其进行心理疏导，并给予相应指导。

体会

中成药是以中草药为原料，经制剂加工制成的各种不同的中药制品，包括丸、散、膏、丹等各种剂型。因其能随身携带，省去了煎剂煎煮过程，消除了中药煎剂服用时特有的不良刺激等，适合于需长期服药控制病情的肿瘤疾病患者。目前，妇科肿瘤，临床上常用的中成药有西黄解毒胶囊、软坚消瘤片、消癌平片等。西黄解毒胶囊由人工牛黄、人工麝香、西洋参、冬虫夏草等组成，可清热解毒、活血散结、消肿止痛，临床亦常用于胃癌、肠癌、肝癌、乳腺癌、肺癌等常见中晚期恶性肿瘤。软坚消瘤片由薏苡仁、北败酱草、夏枯草等组成，可健脾益气、解毒散结，用于乳腺增生、乳腺瘤、乳腺癌、子宫肌瘤、卵巢瘤、神经纤维瘤等常见肿瘤。消癌平片主要成分为乌骨藤，具有抗癌、消炎、平喘之功，临床常用于食管癌、胃癌、肺癌，对大肠癌、宫颈癌、白血病等多种恶性肿瘤亦有一定疗效，亦可配合放疗、化疗及手术后治疗。朴老认为，在患者久服中药汤剂的同时配合中成药治疗，二者相得益彰，对控制肿瘤进展可取得较好疗效。

（郑红刚）

壶 腹 癌

病案 李某，女性，55 岁。

初诊： 2012 年 12 月 27 日。

【主诉】壶腹癌术后 3 个月。

【现病史】2012 年 9 月 24 日，在北大医院行壶腹癌切除术（中分化腺癌）侵及十二指肠及胰腺，周围 LN（-）。术后化疗：注射用奥沙利铂＋卡培他滨。

【现症】乏力，胃胀，嗳气，纳少，出汗，大便每日 1~3 次，软便。舌暗红光，脉弱。

【既往史】无高血压、糖尿病病史。

【西医诊断】壶腹癌术后，化疗后，胆囊炎。

【中医诊断】积聚（脾胃虚弱）。

【治法】健脾和胃，理气化痰。

【处方】

黄芪 30g	白术 15g	太子参 15g	山药 12g
木香 10g	砂仁 3g	陈皮 10g	姜半夏 9g
茯苓 15g	枳壳 10g	莪术 9g	沙参 10g
麦冬 10g	枸杞 10g	炒三仙各 30g	甘草 6g

生姜 3 片　　　　大枣 5 枚

14 剂，日 1 剂，水煎服，分 2 次口服。

【中成药】参芪片 4 片 / 次，每日 3 次。

二诊：2013 年 3 月 14 日。2013 年 2 月化疗结束，乏力，腹胀不适，腰酸，手足凉，纳不香，大便或稀或干。舌淡红，苔薄，脉细略数。

【处方】黄芪 30g	太子参 15g	白术 15g	茯苓 15g
山药 12g	玉竹 10g	半枝莲 20g	僵蚕 15g
穿山甲 15g	山萸肉 15g	陈皮 10g	木香 10g
砂仁 3g	炒三仙各 30g	藤梨根 15g	狗脊 10g
炒杜仲 10g	甘草 6g		

14 剂，日 1 剂，水煎服，分 2 次口服。

【中成药】同前。

三诊：2013 年 5 月 29 日。手足麻加重，影响睡眠，乏力，阵阵发汗，腹胀，大便偶泻。舌淡红，根薄黄干，脉弱。

【处方】黄芪 30g	太子参 15g	白术 15g	茯苓 15g
山药 12g	玉竹 10g	半枝莲 20g	僵蚕 15g
山萸肉 15g	陈皮 10g	木香 10g	砂仁 3g
炒三仙各 30g	鸡血藤 15g	赤芍 12g	川芎 10g
川牛膝 15g	甘草 6g		

14 剂，日 1 剂，水煎服，分 2 次口服。

【中成药】西黄解毒胶囊，每次 0.5g，每日 3 次；软坚消瘤片 4 片 / 次，每日 3 次。

四诊：2013 年 7 月 17 日。手足麻减，汗多（阵发），纳可，大便正常，偶尔稀便，手足凉。舌略红，苔白，脉弱。

【处方】白术 15g	山药 12g	益智仁 15g	薏苡仁 15g
陈皮 10g	法半夏 9g	茯苓 15g	白蔻仁 5g
莪术 9g	土茯苓 15g	炒三仙各 30g	黄芪 30g
白花蛇舌草 15g	甘草 6g	酸枣仁 15g	

14 剂，日 1 剂，水煎服，分 2 次口服。

【中成药】同前。

— 分析 —

壶腹癌是位于十二指肠第二部分内侧肠壁，因解剖位置之相关性与原发于胰脏头、十二指肠、胆总管远端之癌症统称为壶腹周遭癌，壶腹癌好发年龄为60~70岁，其临床症状包括阻塞性黄疸（80%），慢性胃肠道出血合并贫血（>30%），腹痛，恶心及呕吐。

本案患者症见：乏力，胃胀，嗳气，纳少，出汗，大便每日1~3次，软便。舌暗红光，脉弱。四诊合参，辨证属脾胃虚弱证。中医治以健脾和胃、理气化痰。病性属本虚标实、以虚为主，故朴老方用香砂养胃丸加减治疗；服用该方后嗳气缓解，但仍乏力，腹胀不适，腰酸，手足凉，纳不香，大便或稀或干，舌淡红，苔薄，脉细略数。朴老对化疗期间患者辨证多属脾虚痰湿或脾胃虚弱，方选参苓白术散加减。从本案中可看出朴老治疗壶腹癌的点滴经验，采用辨病与辨证相结合、中医与西医相结合的原则，针对患者化疗后的辨证，认为属脾虚痰湿证，在使用扶正汤剂的同时，常常伍以解毒抗癌的中成药，如西黄解毒胶囊、软坚消瘤片，可增强其治疗作用。

体会

在本例的治疗过程中，朴老先后伍用了穿山甲、僵蚕等动物药，他运用"取象比类"的方法来阐释某些特定中药的抗肿瘤作用，是一种特殊的药物"归经"或"中药靶向"理论。

僵蚕为蚕蛾科昆虫家蚕 *Bombyxmori* L. 4~5 龄的幼虫感染（或人工接种）白僵菌 *Beauveria bassiana*（Bals.）Vuill. 而致死的干燥体，味辛、咸，性平，归肝、肺、胃经，具有祛风解痉、化痰散结之功效，《本草纲目》中记载其可"散风痰结核、瘰疬，一切金疮，疗肿风痔"。

穿山甲为鳞甲目鳞鲤科地栖性哺乳动物，多在山麓地带的草丛中或丘陵杂灌丛较潮湿的地方挖穴而居，《本草纲目》记载其可"除痰疾寒热，通经脉，下乳汁，消痈肿，排脓血，通窍杀虫"，并解释说，"盖此物穴山而居，寓水而食，出阴入阳，能窜经络，达于病所故也"；张锡纯在《医学衷中参西录》中亦说："穿山甲味淡性平，气腥而窜，其走窜之性，无微不至，故能宣通脏腑，贯彻经络，透达关窍，血凝血聚为病，皆能开之，以治疗痈，放胆用之，立见功效。"可见其疏通经络、活血破结、消肿排脓之功与其走窜之性有关。"取象比类"而言，朴师认为穿山甲通窍达络之作用较强，具有很好的软坚散结作用，因此无论用于肿瘤本身或其所致的恶性溃疡、阻塞性炎症等，均可起到很好的治疗作用。朴师常将穿山甲与鳖甲、龟甲等同用，以加强软坚散结之功，并可以其"血肉有情"之体，起到补益肝肾精血之作用，扶正而达邪。

（郑红刚）

淋 巴 瘤

病案一 薛某，女，18 岁。

初诊： 2013 年 1 月 16 日。

【**主诉**】霍奇金淋巴瘤放化疗后。

【**现病史**】患者于 2009 年 8 月 6 日因感冒后出现间断性发热、左颈部无痛性淋巴结肿大、消瘦、盗汗等症状，经抗感染治疗无效，12 月 16 日，在中国医学科学院肿瘤医院组活检，病理诊断为霍奇金淋巴瘤。先后在北京大学肿瘤医院及中国医学科学院肿瘤医院放疗 3 个疗程，化疗曾用 COPD 及 COPP 方案共 2 个周期。2012 年 12 月 3 日，放化疗结束，2013 年 1 月 15 日，中国医学科学院肿瘤医院 B 超显示"颈部淋巴结消失"，CT 及胸片报告"左肺动脉外侧淋巴结肿大"，转求中医治疗。

【**现症**】患者间断性发热，体温在 37.4~38℃波动，颈部皮肤瘙痒刺痛，口苦，胸胁胀痛，鼻咽干燥，头晕、乏力，烦躁，喜悲欲哭，纳呆，小便黄，大便干燥，3 日 / 次，面色青黄、左颈部及肩部表皮剥脱，肤色暗红，舌质暗红，少津，脉弦细数。

【**西医诊断**】霍奇金淋巴瘤。

【**中医诊断**】恶核（气阴两虚、肝经毒瘀，痰毒结滞）。

【**治法**】益气养阴，化痰散结，解毒通络。

【**处方**】

黄芪 30g	太子参 10g	生白术 15g	枸杞子 12g
女贞子 10g	生地 10g	夏枯草 15g	蚤休 15g
山慈菇 15g	柴胡 10g	川楝子 10g	麦冬 10g
玄参 10g	郁金 10g	炒三仙各 30g	麦冬 10g
生甘草 10g			

30 剂，日 1 剂，水煎服。

二诊： 2013 年 2 月 21 日。口苦，胸胁胀痛，鼻干，头晕，乏力明显减轻，肩部肤色转淡，痛痒减轻，纳食转佳，情绪改善。查白细胞 4.1×10^9/L。

【处方】上方去玄参、川楝子、柴胡、山慈菇，加僵蚕 15g、鸡血藤 15g。30 剂，日 1 剂，水煎服。

【中成药】西黄解毒胶囊。

【效果】坚持服上方共 2 个月，2013 年 4 月 12 日，患者来电话告之，诸症明显缓解，情绪稳定。查白细胞 4.5×10^9/L，B 超及胸片显示病情稳定，患者信心倍增。

三诊：2013 年 5 月 15 日。停药 1 个月，5 月 13 日复查胸片提示"左肺动脉外侧淋巴结较前略有增大"，B 超示左颈部发现肿大淋巴结。准备 1 周后在中国医学科学院肿瘤医院接受放疗。自述乏力、口干、咽痛、眠差、多梦、心烦、口苦、大便干，舌质红，脉弦细数。

【处方】

黄芪 30g	太子参 10g	沙参 10g	丹皮 10g
赤芍 12g	生地 10g	僵蚕 15g	夏枯草 15g
天冬 10g	生白术 15g	山药 12g	炒三仙各 30g
桔梗 10g	甘草 10g	白花蛇舌草 15g。	

15 剂，日 1 剂，水煎服。

【中成药】同前。

— 分析 —

恶性淋巴瘤尤以颈部淋巴结多见，好发于青壮年，其疗效和预后与病理分型关系密切。朴老强调辨治本病宜从虚、痰、络、毒着手。盖虚为病本，且放化疗后更易耗气伤阴，形成本虚标实。扶正则善用参芪、白术、山药、薏苡仁益气扶正、健脾渗湿，益气调营以绝生痰之源；祛邪则尤重治痰、治络。尝谓肝郁则脾虚，痰毒瘀结，虚痰瘀毒相搏，其病乃成。正如丹溪所云："诸病多因痰生，凡人身上中下有块者多是痰。"常以川楝子、柴胡、郁金、刺蒺藜调肝达络；夏枯草、山慈菇、僵蚕、重楼、草河车、白花舌蛇草、西黄解毒胶囊等以化痰通络，解毒软坚。以此为法，患者坚持服药 2 年余，确未见复发转移之迹象。

体会

恶性淋巴瘤是原发于淋巴结或其他淋巴组织的一种恶性肿瘤。中医学认为本病属于"恶核""失荣""石疽""痰核""阴疽"等范畴。本病以肺脾肾亏虚为发病之本，以痰毒瘀郁结为发病之标，病理因素可归结为

"虚""痰""毒""瘀",其中"虚"为病理因素之本,"痰""毒""瘀"为病理因素之果,若将其置于整个疾病过程中则又为临床诸症之因。临床中各种淋巴瘤多是先有虚,而致脏腑功能失调,代谢产物堆积,而后才出现痰、毒、瘀。

痰毒瘀虽为恶性淋巴瘤的基本病理,但溯本求源,根在脾肾,脾肾亏虚在恶性淋巴瘤的发病中起着至关重要的作用。盖脾为后天之本,主运化,为生痰之源;脾虚则运化失常,精微失布,水湿停蓄,凝而不散,聚而生痰。肾为先天之本,主水、司开阖,肾阳不足,水湿上泛,聚而为痰;或阳虚鼓动无力,导致寒凝血瘀;或肾阴亏耗,虚火内炽,灼津为痰;加之正气不足,卫外不固,诸邪毒之气乘虚而入,浸淫于内,蕴结成痰。脾肾亏虚,痰浊内生,日久则发为本病。

（郑红刚）

病案二 郜某,男性,73岁。

初诊: 2012年6月28日。

【主诉】非霍奇金淋巴瘤放化疗后3月余。

【现病史】2011年9月28日发现右颈LN(＋),西安第四军医大学穿刺诊断:NHL,化疗2次,12月转至307医院化疗3次,2012年3月15日结束,并刚在海军总医院放疗结束,肿物基本消失,利妥昔单抗注射液治疗中。

【现症】乏力,咽不适,轻咳,纳可,大便正常,舌淡红,苔白,脉缓有力。

【既往史】高血压,血糖高。

【西医诊断】非霍奇金淋巴瘤2期(滤泡3级)。

【中医诊断】恶核(痰湿蕴结)。

【治法】健脾祛湿,解毒散结。

【处方】

夏枯草15g	天冬10g	土茯苓15g	生地10g
白花蛇舌草15g	石斛10g	白术15g	山药15g
莪术9g	鸡血藤15g	黄芪30g	太子参15g
炒三仙各30g	栀子6g	枸杞15g	甘草6g

30剂,日1剂,水煎服。

【中成药】消癌平片10片/次,每日3次。

二诊: 2012年8月16日。服前方后乏力得减,咽不适缓解,时有轻咳,纳可，大便正常，舌淡红，苔白，脉缓有力。目前病情稳定，经复查无转移征象。

【处方】夏枯草 15g　　天冬 10g　　半枝莲 15g　　生地 10g

白花蛇舌草 15g　　石斛 10g　　白术 15g　　山药 15g

莪术 9g　　鸡血藤 15g　　黄芪 30g　　太子参 15g

炒三仙各 30g　　栀子 6g　　枸杞 15g　　甘草 6g

麦冬 15g　　女贞子 15g　　茯苓 15g　　半夏 9g

30 剂，日 1 剂，水煎服。

— 分析 —

恶性淋巴瘤以尤以颈部淋巴结多见，好发于青壮年，其疗效和预后与病理分型关系密切。该患者已接受放化疗，临床疗效达到 CR，利妥昔单抗注射液维持治疗中，现配合中医药增加疗效，防复发转移为主要目标。

本案患者症见：乏力，咽不适，轻咳，纳可，大便正常，舌淡红，苔白，脉缓有力。四诊合参，辨证属痰湿蕴结证。中医治以健脾祛湿、解毒散结。病性属本虚标实、以虚为主，故朴老方用参苓白术散加减治疗；该患者为放化疗后、维持治疗期间，朴老加用软坚散结、解毒通络药物；二诊时乏力得减，咽不适缓解，时有轻咳，纳可，大便正常，舌淡红，苔白，脉缓有力。目前病情稳定，经复查无转移征象。朴老在前方去土茯苓，加麦冬、女贞子、茯苓、半夏以益气养阴、化痰祛湿。从本案中可看出朴老治疗淋巴瘤的点滴经验，针对患者接受化疗期间的辨证，认为属脾虚湿盛、气阴两虚证，在中药汤剂治疗的同时，常常加用消癌平片以解毒通络。

体会

非霍奇金淋巴瘤的预后，病理类型和分期同样重要。弥漫性淋巴细胞分化好者，6 年生存率为 61%；弥漫性淋巴细胞分化差者，6 年生存率为 42%；淋巴母细胞型淋巴瘤 4 年生存率仅为 30%。有无全身症状对预后影响较霍奇金淋巴瘤小。低恶性组非霍奇金淋巴瘤病程相对缓和，但缺乏有效根治方法，所以呈慢性过程而伴多次复发，也有因转化至其他类型，对化疗产生耐药而致死亡。但低度恶性组如发现较早，经合理治疗可有 5~10 年甚至更长存活期。部分高度恶性淋巴瘤对放化疗敏感，经合理治疗，生存期也能够得到明显延长。

一般认为恶性淋巴瘤的辨证治疗与病程有关，早期以祛邪抗癌为主，中期以扶正固本与祛邪抗癌相结合，晚期以扶正调补为主，佐以祛邪抗癌。恶性淋巴瘤临床缓解率高，复发率也高，耐药多有发生，并且更换治疗方案效果不明显，病情进展迅速，后期无法控制，多束手无策，因此临床多采用中西并进。早期多以化疗、放疗为主，配合中医中药扶正祛邪，既可固护正气，又可减毒增效；中期应提高中医中药的地位，防止化疗、放疗出现耐药，肿瘤细胞逃逸，最大限度杀死肿瘤细胞；后期应将其提升为主要地位，主要针对化疗、放疗副作用，后期并发症，尤其恶病质等整个机体衰退状况，予以强有力的支持治疗，最大可能延长患者的生存期。

（郑红刚）

病案三 朱某，女，48岁。

初诊：2009年3月9日。

【**主诉**】患者因右腋下淋巴结肿大4个月，伴右胸胁外侧刺痛1个月。

【**现病史**】患者于2008年10月经某医院检查，被确诊为纵隔恶性淋巴瘤。即住某肿瘤医院手术治疗，手术后又进行4次化疗。2009年初做CT等复查仍见病灶，患者要求中医治疗。

【**现症**】右胸胁外侧时有针刺样痛，右颈侧有一1.5cm×1.5cm的淋巴结肿，腰背牵掣感，疲乏，面色萎黄，苔薄白略腻，脉虚。

【**西医诊断**】纵隔恶性淋巴瘤。

【**中医诊断**】石疽（气虚痰凝）。

【**治法**】扶正固本，祛邪抗瘤。

【**处方**】
绞股蓝18g	黄芪20g	西洋参3g（另煎）	
瓜蒌仁12g	猪苓15g	威灵仙15g	
白花蛇舌草15g	蒲公英30g	猫人参30g	延胡索12g
七叶一枝花18g	苡仁60g（另煮，每日空腹连渣服食）		

14剂，日1剂，水煎服，分2次口服。

二诊：2009年3月22日。上药服14剂，右胸胁外侧刺痛及腰背部牵掣感明显减轻，纳食正常，疲乏仍见，苔薄，脉濡。

【**处方**】上方加枸杞子20g，女贞子15g。

三诊：2009年4月9日。右胸胁外侧刺痛及腰背牵掣感基本消失，右颈淋巴结肿缩小，面色有好转，体力有所恢复（血象检查：白细胞$3.8×10^9$/L，血红蛋白 105g/L，血小板 110×10^9/L，中性粒细胞 0.70 ），饮食、二便基本正常。

【处方】上方去延胡索，西洋参改用北沙参。

四诊：2009 年 7 月 27 日。上方服用 4 个月，体征消失，体力恢复良好。7 月 15 日经 CT 等复查显示病灶消失。后加减调治年余，病情稳定，经 CT 等 2 次复查显示均正常。患者于 2010 年 7 月初恢复工作。

— 分析 —

患者因纵隔恶性淋巴瘤经手术及化疗后病灶未消失，要求中医治疗。朴老对此类手术或放化疗后病灶未除、症状仍存的癌症患者，多以扶正祛邪为治。扶正以固其本元，提高其抗病能力，并在扶正固本的基础上配用祛邪抗瘤之品，此乃治疗肿瘤之大法和根本。故方用西洋参、黄芪、枸杞子、女贞子、猪苓等滋阴补益气血之品，以扶正固本，提高机体免疫功能和抗病能力。佐以七叶一枝花、白花蛇舌草、蒲公英、猫人参、绞股蓝等清热解毒、消肿散结之品，以祛邪抗肿瘤，威灵仙、延胡索以止痛。合而成方，加减出入，共奏扶正祛邪、固本抗瘤之功效。服用 4 个月即病灶消失，续服 1 年后康复而上班工作。

体会

恶性淋巴瘤临床缓解率高，复发率也高，耐药多有发生，并且更换治疗方案效果不明显，病情进展迅速，后期无法控制，多束手无策，因此临床多采用中西医并用的方法。早期多以化疗、放疗为主，配合中医药扶正祛邪，既可固护正气，又可减毒增效；中期应增加中医药的治疗，防止化疗、放疗出现耐药、肿瘤细胞逃逸，最大限度杀死肿瘤细胞；后期应将中医药治疗作为主要手段，主要针对化疗、放疗副作用以及后期并发症，尤其是改善恶病质等整体衰退状况，予以强有力的支持治疗，最大可能地挽救患者生命。

毒是癌症最大的致病因素，因此应将排毒解毒作为一项重要治疗方法始终贯穿于恶性淋巴瘤的防治过程中。毒的概念非常广泛，《素问·生气通天论》曰："虽有大风苛毒，弗之能害。"《素问·异法方宜论》亦曰："其病在于内，其治宜毒药。"六淫之邪、内伤七情所产生的病理产物，均认为是一种毒，可扰乱人体正常生理平衡状态，造成阴阳失调，功能障碍。外来之物、内生之毒均当排出。只有截断毒对人体的损害，恢复排毒系统的功能状态，才能保证生命的存在。朴老具体应用于抗恶性淋巴瘤的排毒方法有两种：一是根据具体脏腑生理功能的特点，采取相应的扶助正气类中药，着重恢复脏腑正常功能，使人体自身的排毒功能增强；二是采用祛邪一类方药，促使代谢产物排出，畅通渠道，使人体能够正常吐故纳新，不断循环。

（郑红刚）

病案四 王某，女，65岁。

初诊： 2010年4月13日。

【主诉】双侧颈、腋下、腹股沟淋巴结肿大1个月余。

【现病史】双侧颈、腋下、腹股沟淋巴结肿大，如黄豆、花生大小，触之坚硬，活动差，腹股沟处最大者约1.2cm×1.4cm。B超结果提示：腹膜后区域及腹腔内、双侧髂血管旁可见多个不等的类椭圆形低回声结节，其直径约1.0cm×1.9cm；双侧颈区、锁骨上窝、腋下和腹股沟区域均见大小不等的低回声结节团，结节局部呈现血流彩点反射。对左颈部肿块进行病理组织学检测，检查结果提示：非霍奇金淋巴瘤，为多形T细胞淋巴瘤。

【现症】患者面色灰暗，咳嗽伴咳痰，胸闷，憋气，稍活动即感气促，手足心热，口干，腰膝酸软，周身无力，兼见腹胀腹泻，纳呆食少，舌淡苔黄腻，脉弦细。

【西医诊断】非霍奇金淋巴瘤。

【中医诊断】石疽（气虚痰凝）。

【治法】益肾健脾，软坚散结。

【处方】

生黄芪20g	人参12g	半夏10g	陈皮10g
茯苓10g	炒白术20g	女贞子30g	菟丝子30g
枸杞子30g	炙山甲10g	生麦芽20g	山药20g
猫爪草20g	甘草6g	肉桂6g	淫羊藿12g
白花蛇舌草15g	生姜3片	大枣6枚	

14剂，每日1剂，水煎服。

二诊： 2010年4月28日。服中药3剂后咳嗽减轻，服7剂后咳嗽明显减轻，咯痰量减少，大便仍溏，饮食增加，仍神疲体倦，脉沉细弦，舌红苔黄。

【处方】在原方基础上加补骨脂20g，7剂，水煎服。

三诊： 2010年5月6日。神疲体倦减轻，咳嗽减轻甚，口干欲饮，大便正常，腹股沟淋巴结肿大减轻，舌红苔厚腻，脉沉弦。

【处方】在原方基础上加山慈菇30g，生龙骨、生牡蛎各12g，蜈蚣2条，炙山甲增至 15g。21 剂，水煎服。

四诊：2010 年 5 月 29 日。偶有咳嗽，胸闷明显减轻，纳可，能干家务活，但浅表淋巴结仍肿大，舌质淡红，苔稍黄。

【处方】在原方基础上减白术、麦芽、肉桂，加当归 15g，熟地 12g，黄精 20g，合欢花 12g，同时加服小金丹每日 1 粒（打碎，用陈酒温化，临睡前服）。

【随访】2011 年 6 月。体重增加，浅表淋巴结颈部及腋下部分消退，腹股沟处最大淋巴结小如黄豆。嘱用上方制水丸和小金丹长期服用，坚持治疗。2016 年复查 B 超、CT 显示：纵隔、腹腔、双侧颈区、锁骨上窝、腋下和腹股沟区未见肿大淋巴结；肺、肝、胆、脾、肾未见异常。

— 分析 —

患者属气虚痰凝，故多处形成淋巴结肿大。朴老治疗此类患者时，多在扶正祛邪的同时加用理气软坚散结的药物。故本方选用补益正气和胃的四君子汤加减，黄芪、人参、半夏、陈皮、茯苓、炒白术等药物补气健脾、鼓舞正气；用生麦芽消食和胃；根据患者肝肾阴虚的症状，加用女贞子、菟丝子、枸杞子、山药等滋阴补肾；结合使用软坚散结的药物炙山甲；给予经现代药理研究证明可以抗肿瘤的猫爪草、白花蛇舌草；根据患者因脾肾阳虚出现的腹痛腹泻症状，加用肉桂、淫羊藿补阳散寒止泻；同时辅以姜、枣调和药性。

体会

恶性肿瘤多数难以治愈，甚至无法缓解，仅有小部分可以达到临床治愈水平，但也难免复发，需定期复查。朴老认为，与其与肿瘤激烈抗争，最终导致"两败俱伤"，不妨把肿瘤作为身体的一部分，通过药物的控制，将其遏制于机体可耐受范围之内，使之处于"休眠"状态，从而达到与人类和平共处，即所谓带瘤生存。部分经过放化疗后疗效评价为无效，或因体质差、年龄较大或重要脏器功能受损等，难以耐受常规剂量的联合化疗和放疗的中晚期肿瘤患者，可以选取单纯中医药治疗，从而达到缓解临床症状、提高生活质量、延长生存时间以及带瘤长期生存的目标。朴老认为对于带瘤生存患者，应尽最大可能运用中医药调节患者体内的阴阳平衡，维持肿瘤内环境平衡，从而达到人体和肿瘤共处的平衡状态，即带瘤生存状态。

（郑红刚）

病案五 侯某，女，66岁。

初诊：2013 年 5 月 21 日。

【**主诉**】咳嗽喘憋 2 月余。

【**现病史**】患者 2 个月前因咳嗽、喘憋就诊于北京某医院，经检查发现左侧胸腔积液。在北大一院经 CT 检查考虑为纵隔淋巴瘤，穿刺活检病理为非霍奇金 B 细胞淋巴瘤。给予全身 CHOP 方案化疗 2 个周期。

【**既往史**】体健。

【**现症**】咳嗽，乏力，纳呆，手麻，大便不干，舌淡红，齿痕，脉弱。

【**西医诊断**】纵隔非霍奇金 B 细胞淋巴瘤化疗后，左侧胸腔积液。

【**中医诊断**】恶核（肝肾阴虚，气郁痰结）。

【**治法**】滋补肝肾，化痰散结。

【**处方**】夏枯草 15g　　天冬 10g　　　土茯苓 15g　　陈皮 10g

　　　　白花蛇舌草 15g　法半夏 9g　　茯苓 15g　　　八月札 15g

　　　　沙参 10g　　　麦冬 10g　　　石斛 10g　　　黄芪 30g

　　　　炒三仙各 30g　　女贞子 15g　　升麻 10g　　　甘草 6g

14 剂，日 1 剂，水煎服。

【**中成药**】生血丸，每次 5g，口服，每日 3 次。

— 分析 —

本案中，以天麦冬、石斛、沙参、女贞子滋补阴液，疗病之本源；根据中医"坚者削之，结者散之"选用夏枯草、白花蛇舌草、土茯苓、半夏、茯苓利湿化痰，解毒散结，疗病之标；八月札疏肝理气，活血止痛，为佐药；升麻升举阳气；陈皮、黄芪健脾益气，扶助正气。纵观整个方子，标本兼治。

体会

恶性淋巴瘤是原发于淋巴结或其他淋巴组织的一种恶性肿瘤。本病以肺脾肾亏虚为发病之本，以痰毒瘀郁结为发病之标，病理因素可归结为虚、痰、毒、瘀，其中虚为病理因素之本，痰、毒、瘀为病理因素之果。临床中多数患者是先有其虚，而后致脏腑功能失调，代谢病理产物堆积，出现痰、毒、瘀。

（林飞）

病案六 解某，女，49 岁。

初诊： 2013 年 5 月 15 日。

【主诉】发现左锁骨上肿物 5 年余。

【现病史】患者 5 年前，发现左锁骨上肿块，经检查发现纵隔及腹腔也有淋巴结肿大，脾大，在北京协和医院活检病理证实为非霍奇金 B 细胞淋巴瘤，后住院治疗，行 CHOP 等方案多程化疗及放疗。

【既往史】丙肝病史。

【现症】全身痛，乏力，纳可，大便正常，舌淡红，苔白，脉弱。

【西医诊断】非霍奇金 B 细胞淋巴瘤化疗后，侵犯纵隔、腹腔、左锁骨上淋巴结。

【中医诊断】恶核（脾肾亏虚，气郁痰结）。

【治法】健脾补肾，化痰散结。

【处方】

夏枯草 15g	土茯苓 15g	茵陈 15g	郁金 10g
荷梗 10g	陈皮 10g	茯苓 15g	白英 15g
生黄芪 30g	白术 15g	女贞子 15g	枸杞 15g
沙参 10g	炒三仙各 30g	栀子 6g	甘草 6g

14 剂，日 1 剂，水煎服。

二诊： 2013 年 7 月 17 日。患者肝功正常，纳可，二便调舌淡红，苔薄，脉弱。

【处方】前方减夏枯草、土茯苓、荷梗，加僵蚕 10g、鸡血藤 15g、猪苓 15g。

三诊： 2013 年 8 月 28 日。患者偶咳嗽，胸闷气短，肝区不适，他无殊。舌脉同前。

【处方】减前方僵蚕、猪苓、栀子，加夏枯草 15g、白英 15g、薏苡仁 15g、土茯苓 15g。

— 分析 —

本案中初诊以扶正药物为主，结合化痰软坚、散结祛邪药物；二诊时，考虑祛邪药物使用较长，怕损伤正气，减祛邪药物，改为益气养血扶正药物调理；三诊时，患者一般情况较好，再次配合祛邪药物以控制肿瘤，这样反复使用，可使患者在治疗中祛邪而不伤正，扶正而不忘祛邪，尽可能地控制病情，延长生存期。

体会

朴老在肿瘤患者治疗中很注意顾护患者的正气，对于解毒化痰、软坚化瘀的中药间断使用。回顾名医张锡纯对于积聚的治疗常消补兼施，扶正祛瘀。以参芪术扶正益气为君药，取"大积大聚，衰其大半而止"之意，其方论中盛赞三棱、莪术，"性近和平，而以治女子瘀血，虽坚如铁石亦能许许消除，而猛烈开破之品转不能建此奇功"。

（林飞）

病案七 王某，男，63 岁。

初诊：2013 年 4 月 17 日。

【**主诉**】发现腰椎非霍奇金淋巴瘤 1 年余。

【**现病史**】患者 2012 年 4 月因腰酸不适，查腰椎 MRI 示：腰椎占位（具体不详），后于中国人民解放军总医院行腰椎手术，病理提示非霍奇金 B 细胞淋巴瘤，2012 年 6~7 月行化疗 2 个周期（具体不详）。6 月 18 日复查腹盆腔 CT 示脾脏较前增大，内可见低密度肿物，大小约 2.8cm×3.4cm，考虑淋巴瘤侵犯。患者拒绝化疗。

【**既往史**】体健。

【**现症**】口干，纳可，大便正常，无腹痛，精神可，舌淡红，苔白，脉弱。

【**西医诊断**】腰椎非霍奇金 B 细胞淋巴瘤化疗后，侵犯脾脏。

【**中医诊断**】恶核（气郁痰结）。

【**治法**】化痰散结。

【**处方**】

夏枯草 15g	天冬 10g	土茯苓 15g	僵蚕 15g
白花蛇舌草 15g	陈皮 10g	茯苓 15g	生薏苡仁 20g
法半夏 9g	炒三仙各 30g	黄芪 30g	太子参 15g
白术 15g	益智仁 20g	苏梗 10g	甘草 6g

14 剂，每日 1 剂，水煎服。

— 分析 —

方中选用大量祛邪药物，如夏枯草、白花蛇舌草、土茯苓、生薏苡仁、僵蚕化痰软坚，解毒散结，控制病情；合用二陈汤来健脾化湿，祛邪而不伤正；根据此病的根本在脏虚，采用黄芪、太子参、白术、益智仁益气健脾，温补脾肾，扶助机体的免疫力，同时使大量祛邪药物不损伤正气。

体会

中医认为，淋巴瘤为寒痰凝滞、毒陷阴分或寒凝气结，或风热血燥而引起，而石疽、恶核、失荣、结核瘰疬等病症的内因乃是病发五脏，为里为虚，为冷为虚。《外科大成》中指出："夫色之不明而散漫者，乃气血两虚也，患之不痛而平塌者，毒痰凝结也。"说明此病之发生与脏腑亏损、气血虚、阳气不足、气滞气郁都有关。本例患者为腰椎非霍奇金淋巴瘤，侵犯脾脏，患者拒绝化疗，肿瘤负荷较大，矛盾的主要方面体现在病邪方面。因此在辨证治疗中以祛邪为主、扶正为辅。

（林飞）

病案八 孙某，男，65 岁。

初诊：2014 年 9 月 17 日。

【**主诉**】发现非霍奇金淋巴瘤 1 年余。

【**现病史**】患者 2013 年 4 月发现腹股沟肿物，后于中国人民解放军总医院行肿物切除手术，病理提示非霍奇金 B 细胞淋巴瘤，2013 年 6~7 月行化疗 2 个周期（具体不详）。6 月 18 日复查腹盆腔 CT 示腹腔淋巴结较前增大，内可见低密度肿物，大小约 1.8cm×3.2cm，考虑淋巴瘤侵犯。患者化疗 6 个周期。

【**既往史**】体健。

【**现症**】乏力，口干，纳可，大便正常，无腹痛，精神可，舌淡红，苔白，脉弱。

【**西医诊断**】非霍奇金 B 细胞淋巴瘤。

【**中医诊断**】恶核（气郁痰结）。

【**治法**】化痰散结。

【**处方**】

夏枯草 15g	知母 10g	龙葵 15g	土茯苓 15g
僵蚕 15g	陈皮 10g	茯苓 15g	生薏苡仁 20g
法半夏 9g	炒三仙各 30g	黄芪 30g	太子参 15g
白术 15g	金荞麦 15g	苏梗 10g	甘草 6g

14 剂，每日 1 剂，水煎服。

— 分析 —

本例患者为非霍奇金淋巴瘤，侵犯脾脏，患者拒绝化疗，肿瘤负荷较大，矛盾的主要方面体现在病邪方面，方中选用大量祛邪药物，如夏枯草、龙葵、土茯苓、生薏苡仁、僵蚕化痰软坚，解毒散结，控制病情；合用二陈汤来健脾化湿，祛邪而不伤正；根据此病的根本在脏虚，采用黄芪、太子参、白术益气健脾，温补脾肾，扶助机体的免疫力，同时使大量祛邪药物不损伤正气。

体会

恶性淋巴瘤是原发于淋巴结和淋巴组织的恶性肿瘤，可分为霍奇金淋巴瘤及非霍奇金淋巴瘤两大类。《外科大成》中指出："夫色之不明而散漫者，乃气血两虚也，患之不痛而平塌者，毒痰凝结也。"说明此病之发生与脏腑亏损、气血虚、阳气不足、气滞气郁都有关。临床中可以采取化痰软坚、解毒散结、活血化瘀等祛邪疗法，根据患者身体状况，配合益气扶正治疗。

（林飞）

病案九 李某，女，60 岁。

初诊：2015 年 2 月 21 日。

【主诉】咳嗽喘憋 2 月余。

【现病史】患者 2 个月前因咳嗽、喘憋就诊于航天医院，经检查发现左侧胸腔积液。在北大一院经 CT 检查考虑为纵隔淋巴瘤，穿刺活检病理为非霍奇金 B 细胞淋巴瘤。给予全身 CHOP 方案化疗 4 个周期。

【既往史】体健。

【现症】咳嗽，乏力，纳呆，手麻，大便不干，舌淡红，齿痕，脉弱。

【西医诊断】纵隔非霍奇金 B 细胞淋巴瘤化疗后，左侧胸腔积液。

【中医诊断】恶核（肝肾阴虚，气郁痰结）。

【治法】滋补肝肾，化痰散结。

【处方】

夏枯草 15g	天冬 10g	土茯苓 15g	陈皮 10g
白花蛇舌草 15g	法半夏 9g	茯苓 15g	八月札 15g
沙参 10g	麦冬 10g	石斛 10g	黄芪 30g
炒三仙各 30g	女贞子 15g	升麻 10g	甘草 6g

14 剂，日 1 剂，水煎服。

【中成药】生血丸，每次 5g，每日 3 次。

— 分析 —

本案中，以天麦冬、石斛、沙参、女贞子滋补阴液，疗病之本源；根据中医"坚者削之，结者散之"选用夏枯草、白花蛇舌草、土茯苓、半夏、茯苓利湿化痰，解毒散结，疗病之标；八月札疏肝理气，活血止痛，为佐药；升麻升举阳气；陈皮、黄芪健脾益气，扶助正气。纵观整个方子，标本兼治。

体会

中医认为，本病为寒痰凝滞、毒陷阴分或寒凝气结，或风热血燥而引起。临床中根据中医"寒者热之，热者寒之，坚者削之，结者散之，留者攻之，燥者濡之，虚者补之"等治疗法则因人而异。本案中以益气养阴为扶正之法，利湿化痰、解毒散结为祛邪之路，以期达到邪正的平衡获得长期生存。

（林飞）

脑　　瘤

病案　鹿某，女，10 岁。

初诊：2012 年 4 月 19 日。

【主诉】头晕 8 个月余。

【现病史】患者主因头晕反复发作 3 个月余，伴头痛、呕吐及复视 20 余天，于 2011 年 11 月 29 日就诊于北京天坛医院。查头颅核磁示：右侧丘脑占位性病变，幕上脑积水。12 月 6 日在该院行全麻下脑肿瘤切除术，术后病理示：胶质母细胞瘤（Ⅳ级）。术后行化疗 1 个周期，因不能耐受药物反应而终止，行放疗 28 次。2012 年 3 月 28 日复查头颅核磁示：双侧丘脑及中脑异常信号，考虑为肿瘤复发。

【现症】头晕、头痛伴有干呕，复视，记忆力下降，纳可，偶有嗳气，眠可，偶有二便失禁，大便偏稀，舌淡红，苔白腻，脉弱。

【西医诊断】右侧丘脑胶质母细胞瘤（Ⅳ级），术后、放化疗后，双侧丘脑、中脑复发。

【中医诊断】眩晕（脾肾两虚，痰瘀互结）。

【治法】健脾补肾，化痰开窍，解毒抗癌。

【处方】黄芪 15g　　生白术 6g　　陈皮 10g　　生薏苡仁 15g

女贞子 10g　　枸杞子 10g　　木香 10g　　白豆蔻 5g

菖蒲 10g　　　郁金 15g　　　全蝎 3g　　　莪术 10g

苏梗 6g　　　　土茯苓 10g　　生姜 6g　　　炒三仙各 10g

大枣 5 枚　　　甘草 6g

共 14 剂，每日 1 剂，水煎服。

【中成药】西黄解毒胶囊。

二诊：2012 年 7 月 12 日。上药服用 2 个多月，期间又化疗 2 个周期，查血象：白细胞：5.2×10^9/L，红细胞：3.26×10^{12}/L，血红蛋白：108g/L，血小板：42×10^9/L。现仍头晕，干呕几乎不再发作，复视，记忆力差，纳可，眠可，小便已不失禁，大便偏干，偶有失禁，舌淡红而瘦，苔薄白，脉细弱。

【辨证】化疗后气血耗伤，脾肾不足。

【治法】以补益气血、健脾益肾为主。

【处方】在上方基础上去全蝎、莪术、苏梗，加生地 10g、当归 10g、肉苁蓉 15g。每日 1 剂，水煎服。

【中成药】加服生血丸。

三诊：2012 年 9 月 26 日。近 2 个月左侧肢体肌力逐渐减退，8 月 30 日查脑电图示：右侧额区散发慢波、尖波。目前仍有头晕，纳佳，眠可，大便干，2~3 日一行，偶有夜间遗尿，舌淡红苔薄，脉细弱。

【辨证】痰瘀毒结，脾肾亏损。

【治法】以消痰祛瘀为主，补脾益肾为本。

【处方】菖蒲 10g　　郁金 6g　　　全蝎 3g　　　僵蚕 10g

陈皮 10g　　　法半夏 6g　　茯苓 15g　　　莪术 9g

川芎 10g　　　白芷 10g　　　延胡索 6g　　　炒三仙各 6g

生白术 15g　　女贞子 10g　　肉苁蓉 15g　　何首乌 10g

生姜 6g　　　　大枣 5 枚　　　甘草 6g

14 剂，每日 1 剂，水煎服。

【中成药】西黄解毒胶囊。

【随访】此后患者坚持服药至今，头晕症状缓解，左侧肢体肌力逐渐恢复，目前仍在继续服药中。

— 分析 —

本案患者病情比较复杂，但是朴老中西医结合，谨守病机，灵活用药，使病情得到控制，未进一步恶化。患者年龄仅10岁，罹患此病多与先天不足有关，事实证明确是这样，纵观朴老整个治疗用药中始终不忘健脾益肾，以培补先后天之本。脾为太阴湿土，胃为阳明燥土，脾宜升则健，胃宜降则和，脾气亏虚，清阳之气不升，故见头晕、头痛；脾气不升则胃气不降而上逆，故见干呕；脾为后天之本，滋养先天肾精，脾气不足则气血精微乏源，先天失养，加之本就禀赋较差，肾精更亏，髓化不足，脑髓空虚，故见记忆力下降；瞳神亏虚，故见复视；二便失禁亦是脾肾不足、固摄失司所致。所以首诊治疗以健脾补肾、化痰活血、解毒抗癌为主，方中黄芪、生白术、陈皮、生薏苡仁、炒三仙等健脾益气；女贞子、枸杞子平补肾精；菖蒲、郁金、木香、苏梗、白豆蔻、土茯苓等化痰开窍、行气散结；全蝎、莪术活血通络；土茯苓、莪术又能解毒抗癌；甘草、生姜、大枣即"小制"之桂枝汤，亦是食补之方，用之调和营卫、补益气血，以建中焦之运化，助药力的吸收敷布。二诊时患者经过2个疗程的化疗而使气血严重耗损，故而加入生地10g、当归10g，药虽味少量小，但是原方中已有大量健脾益气之药，气能生血，故而只加少量补血之药，配合健脾益气之药，补益气血力量倍增。因此阶段以虚为主，攻邪之药已有化疗药，所以中药处方当尽量少用攻邪之药，故去全蝎、莪术；因其已不作呕，故去苏梗。三诊时患者出现肌力减退，乃痰瘀癌毒未尽；而脾肾亏损未复，故见夜间遗尿。所以治疗改为消痰祛瘀为主，补脾益肾为本，以求邪气渐去，正气逐渐恢复。

体会

朴老根据脑瘤三焦亏损为本，痰瘀闭窍、风邪内动为标的特点，提出健脾益气、补肾益精治其本，化痰开窍、祛瘀通络息风兼以抗癌解毒治其标的法则。健脾益气能够改善中焦虚弱状态，增强脾胃对饮食物的消化、吸收及敷布作用，促进人体气血生化，提高自身免疫力，有助于祛邪抗癌；补肾益精主要是平补肾中阴阳，以助人体精气的化生。《素问·金匮真言论》曰："夫精者，身之本也。"精充则五脏六腑功能才能正常发挥，有助正气抗邪；《丹溪心法》有言："痰之为物，随气升降，无处不到""凡人上、中、下有块者，多是痰"。而脑瘤之形质皆与痰类似，化痰以消其有形之肿物；清窍喜通，痰阻易于闭窍，所以兼以开窍；瘀与痰往往相伴，"狼狈为奸"，活血祛瘀治疗脑瘤可抑制癌细胞生长、转移，同时增强手术、放疗、化疗的疗效；瘀血内停，易于入络，所以兼以通络；痰瘀日久，风气内动，故在上述治疗基础上兼顾息风。

在药量方面，朴老认为治疗脑瘤用药宜轻不宜重，反对"大方重药"。中药气、味性质的不同与其药势走向密切联系，《药性辑要》曰："凡轻虚者浮而升，重实者沉而降。"李东垣归纳为："味薄者升，气薄者降，气厚者浮，味厚者沉。"吴仪洛补充道："气厚味薄者浮而升，味厚气薄者沉而降，气味俱厚者能浮能沉，气味俱薄者能升能降。"对药物的性味，李时珍总结说："酸咸无升，辛甘无降，寒无浮，热无沉。"头脑居于上焦，"治上焦如羽，非轻不举""大方重药"往往味厚气薄，质重沉降，药势趋于下行；而"小方轻药"气厚味薄，质轻升浮，有利于药势上行至脑，增加头脑局部的药物浓度，更好地发挥作用。朴老深谙药物升降之理，对于脑瘤的治疗常常选用气厚味薄之药，如菖蒲、郁金、川芎、木香等。另外，对于一些味厚气薄之补药也常常用药量较小，因肿瘤有形邪盛，不宜峻补，较小剂量能够缓解药势而使补益之力持久，以助正气渐复。

（郑红刚）

甲 状 腺 癌

病案一 李某，女，57岁。

初诊： 2012年11月。

【**主诉**】甲状腺癌术后2年7个月，多发转移。

【**现病史**】患者于2010年4月在北京友谊医院行"甲状腺左叶全切＋右叶次全切"术，术后病理示：低分化滤泡癌，透明细胞型。2011年3月复查时发现颈部淋巴结肿大，2011年6月行碘131局部治疗。2011年8月复查，B超提示复发，于中国医学科学院肿瘤医院行"右甲状腺全切＋淋巴结清扫"术，术后病理同前，淋巴结转移：1/12。2011年10月及2012年6月行碘131治疗2次后，头颅核磁示：左侧额部转移，累及脑膜及颅骨。2012年9月在中国医学科学院肿瘤医院行"左额骨转移切除"术，术后病理同前。随后在该院查腓骨CR示：左腓骨中段转移不除外。2012年11月查胸部CT示：双肺散在结节，考虑多发转移；右肺门及纵隔淋巴结转移可能性大。

【现症】患者乏力，气短，易急躁，情绪控制不佳，眠差，纳可，二便尚调，舌淡红，脉细略数，按之无力。

【西医诊断】甲状腺癌（淋巴结转移，骨转移，双肺转移）。

【中医诊断】瘿瘤（气阴两虚，余毒未清）。

【治法】益气养阴扶正，理气化痰祛毒。

【处方】沙参麦冬汤加减。

沙参 10g	石斛 15g	金荞麦 20g	生薏苡仁 20g
陈皮 10g	法半夏 10g	炒三仙各 10g	茯苓 15g
莪术 10g	桔梗 10g	炒白术 15g	生甘草 6g
白芍 12g	枳壳 10g	郁金 10g	太子参 15g
土茯苓 20g	柴胡 12g		

水煎服，日 1 剂，早晚分服。

【中成药】西黄解毒胶囊，每次 0.5g，口服，每日 3 次。

— 分析 —

患者发现甲状腺癌 2 年余，历经 3 次手术，耗气伤阴，人体正气大伤，故见乏力、气短；日久伤阴，且余毒未尽，痰瘀生热，可见易急躁，情绪控制不佳，眠差；患者虽久病，但是胃气尚存，故纳可，二便尚调。朴老用沙参、石斛、炒白术、太子参、茯苓益气养阴；炒三仙顾护胃气，"有一分胃气便留得一分生机"，久病之肿瘤患者，扶正培本至关重要；同时，余毒不清恐正气难复，故用莪术、法半夏、土茯苓解毒散结；气滞不通则结肿难散，故用陈皮、枳壳、柴胡疏肝理气，郁金活血理气；肝为刚脏，伍白芍以柔之；再配以金荞麦、桔梗宣肺理气化痰；生苡仁利湿化痰。全方益气养阴扶正，理气化痰祛毒，适于治疗中晚期甲状腺癌气阴两虚、余毒未清之证。

体会

关于甲状腺癌的病因目前尚无定论，一般认为本病与多种因素有关，包括放射性因素、遗传易感性、癌基因改变、女性激素、饮食因素以及甲状腺良性疾病。甲状腺癌和放射性暴露之间的相关性早在 20 世纪 50 年代就已经被提出，有学者认为放射性接触是目前唯一被证明的甲状腺癌致癌因素。朴老比较赞同此观点，认为不仅甲状腺癌的发生与放射性因素有关，许多肿瘤都与放射性暴露相关。

本病的性别差异比较大，女性发病率大约是男性的 3 倍，西医认为可能是女性激素在起作用，因为有研究发现甲状腺组织中存在雌激素受体（ER）及孕激素受体（PR），而且甲状腺癌中 ER、PR 的阳性表达率高于正常甲状腺组织和良性甲状腺病，故认为 ER、PR 可能是影响女性甲状腺癌发病率的一个重要因素，而朴老认为这可能与女性的生理特点及情志因素有关系。女性有经、带、胎、产的特殊生理特点，容易暗耗肝血，导致冲任失调、阴精不足；另外，女子以肝为先天，女性容易忧思郁虑、恼怒太过，而且随着人们生活及工作节奏的加快，各种压力都可使女性肝失疏泄，导致肝气不畅，气机郁滞则津液循行失常，日久化火伤阴，痰气凝结。痰凝气滞日久，帅血失职而成瘀。气、痰、瘀交结于颈而成瘿瘤。正如《外科正宗·瘿瘤论》所云："夫人生瘿瘤之症，非阴阳正气结肿，乃五脏瘀血、浊气、痰滞而成。"可见甲状腺癌病变过程中气滞则痰瘀难去，痰瘀不去则气机难畅，痰气搏结是病机发展的中心。

对于本病的病因，朴老还非常重视碘的摄入。《圣济总录》中提出："石（瘿）与泥（瘿）则因山水饮食而得之。"这同西医学中认识的高原缺碘地区甲状腺发病率高的观点相一致。饮食中碘的含量过低或过高都可能导致甲状腺癌的发生，如在碘缺乏区多发生滤泡状癌；而在高碘摄入地区，如我国沿海地区，则是乳头状癌高发。

（郑红刚）

病案二 张某，女，66 岁。

初诊：2012 年 10 月 17 日。

【主诉】发现甲状腺占位半年余。

【现病史】患者于半年前，查 B 超示甲状腺结节，后在北京陆军总医院行 PET-CT 检查示：① 甲状腺左叶恶性病变（原发？）；② 双肺转移；③ 骶骨左侧、髂骨、坐骨病变。考虑转移，未予特殊治疗。

【既往史】高血压病史 20 年，糖尿病 3 年，2009 年行胆囊切除术。

【现症】现头晕，呕吐，咳嗽，无痰，胸憋，腰骶部疼痛，纳可，有时眠差，大便 3~4 天一次。舌质淡红，苔薄，脉缓。

【西医诊断】甲状腺癌（双肺转移，骨转移）。

【中医诊断】瘿瘤（痰瘀互结）。

【治法】理气化痰，活血化瘀。

【处方】
全瓜蒌 15g	薤白 10g	法半夏 9g	陈皮 10g
土茯苓 20g	夏枯草 15g	龙葵 15g	生薏苡仁 20g
茯苓 10g	猪苓 15g	威灵仙 15g	补骨脂 10g
怀牛膝 15g	生白术 15g	黄芪 30g	益智仁 20g
甘草 6g			

14 剂，日 1 剂，水煎服。

【中成药】软坚消瘤片 4 片 / 次，每日 3 次。

二诊：2013 年 1 月 3 日。患者胸闷气短缓解，咳嗽减轻，现轻咳，稍气短，大便 3~4 天一行，不干，体力可。

【处方】上方减薤白、法半夏、夏枯草、龙葵，加僵蚕 15g、女贞子 15g、厚朴 10g、莪术 9g。

【中成药】西黄解毒胶囊，每次 0.5g，每日 3 次；软坚消瘤片 4 片 / 次，每日 3 次。

— 分析 —

本方重用陈皮、法半夏、土茯苓、生薏苡仁、夏枯草、龙葵、茯苓、猪苓利湿化痰，软坚散结，治疗病之标；全瓜蒌、薤白利气宽胸，化痰散结，缓解胸闷气短症状；威灵仙、补骨脂、怀牛膝补肾健骨，通络止痛，缓解骨转移症状；白术、黄芪、益智仁健脾益气温阳，疗病之本，扶助正气。西黄解毒胶囊、软坚消瘤片解毒抗癌，加强祛邪治疗。

体会

甲状腺癌多因情志不舒，肝郁气滞，痰湿凝滞所致。肝郁不舒，脾失健运，痰湿凝聚，随肝气上逆凝结于项部。痰湿凝聚、气滞血瘀则瘿肿如石。阻于气道则声嘶气粗，若郁久化火，灼伤阴津则见烦躁、心悸、多汗。《诸病源候论》云："瘿者由忧恚气结所生。"运用中医药可以疏肝健脾、化痰祛湿、软坚散结，使人瘤共存，达到长期生存的目的。

（林飞）

病案三 刘某，女，53 岁，工人。

初诊：2013 年 4 月 17 日。

【主诉】左甲状腺癌术后 10 年余复发。

【现病史】2003 年初，患者自行发现左侧颈部肿块如枣大小，经外院碘 131 同位素扫描：确诊为甲状腺左叶冷结节，B 超示为 2.5cm×2.8cm 大小肿块，以甲状腺瘤收入北大一院，经病理检查证实为多发性乳头状腺癌，做左甲状腺癌根治术，术后曾做放疗。2013 年 3 月份，患者自觉颈部不适，时有颈部疼痛感，说话声音嘶哑，右侧颈部可触及数个肿块及肿大的淋巴结，并有明显压痛感觉，确诊为"甲状腺癌术后复发"。患者进食梗噎、食欲减退、轻度气促，干咳。查胸部 CT 示：双肺可见结节状、点状、斑片状高密度影。腹部 CT 示：右肾内侧缘实质可见突向外的软组织块影，左肾内可见圆形的高密度结节影，腹膜后肠系膜根部可见块状软组织密度影，增强扫描右肾病灶均匀轻度强化，左肾内病灶未见强化影，腹膜后肠系膜根部软组织块影轻度强化。胃镜：胃体、十二指肠见散在疣状糜烂灶，活检病理：胃黏膜慢性炎症改变，Hp（＋），伴溃疡形成，溃疡底部固有膜有小片异型细胞，核分裂相可见。甲状腺 B 超示右下颈部可见 2.6cm×2.5cm 大小不均匀低回声肿块，其内部血供异常丰富。骨扫描：多发骨转移。患者身体较差，拒绝手术治疗，行碘 131 治疗。患者病情逐渐加重。

【既往史】体健。

【现症】现进食梗噎，食欲减退，心悸易惊，烦躁多汗，声音嘶哑，全身乏力，干咳，食少纳差，胸闷气短。舌质淡红，苔薄，脉缓。

【西医诊断】左甲状腺癌（双肺转移，骨转移，腹腔、右颈部淋巴结转移），碘 131 放疗后。

【中医诊断】瘿瘤（肝肾阴虚，痰瘀互结）。

【治法】补益肝肾，益气固表，解毒散结。

【处方】
太子参 15g	麦冬 10g	五味子 10g	当归 12g
生地黄 15g	沙参 12g	枸杞子 15g	女贞子 15g
旱莲草 10g	黄精 15g	黄芪 30g	煅牡蛎 15g
淫羊藿 10g	黄药子 6g	山慈菇 10g	

14 剂，日 1 剂，水煎服。

【中成药】软坚消瘤片 4 片 / 次，每日 3 次；西黄解毒胶囊，每次 0.5g，每日 3 次。

— 分析 —

本例患者为甲状腺癌术后，广泛转移，身体较差，邪盛正虚甚，治疗原则为扶助正气为主，结合祛邪治疗。以太子参、沙参、麦冬、五味子、当归、生地黄、枸杞子等养心益肾，补益肝肾；黄精、旱莲草补肾填精，扶正为重点；黄芪、煅牡蛎益气敛汗；黄药子、山慈菇解毒软坚散结，控制肿瘤，疗病之标。综合整体方药，益气养阴，扶正为主，配合少许解毒散结抗癌药物，使正邪趋于平衡，缓解患者症状，延长生存期。

体会

临床强调辨证论治，在肿瘤方面尤其需强调辨证与辨病相结合。辨病是辨基本矛盾，辨证是辨从属于基本矛盾的各类矛盾，中西医结合，了解疾病的基本矛盾、阶段矛盾，从而为治疗提供指导。甲状腺癌患者一般生存期较长，从而为中医调理治疗提供机会。

（林飞）

恶性黑色素瘤

病案 李某，男，51 岁。

初诊： 2013 年 6 月 26 日。

【主诉】左足底恶性黑色素瘤术后 1 年余，左小腿转移术后 20 天。

【现病史】2011 年 7 月左足底溃疡，局部抗感染治疗无效，反复发作，愈合慢，12 月在安徽省立医院手术切除，病理示：恶性黑色素瘤。经干扰素、白介素治疗 2 个月。2013 年 4 月左小腿皮下出现肿块，大小 1cm×1cm 左右，考虑"恶性黑色素瘤转移"，于 2013 年 6 月在北京肿瘤医院手术切除并局部淋巴结清扫，目前生物治疗中。

【现症】体力可，局部无疼痛等不适，汗多，纳可，眠可，二便正常。舌淡红，苔薄黄，脉弱。

【辅助检查】2007 年 5 月 CT：肝多发囊肿。

【西医诊断】左足底恶性黑色素瘤术后，左小腿转移术后，生物治疗中。

【中医诊断】黑痣（脾虚痰蕴）。

【治法】健脾化痰，解毒散结。

【处方】

夏枯草 15g	土茯苓 15g	莪术 9g	川牛膝 10g
陈皮 10g	茯苓 15g	郁金 10g	白术 15g
白花蛇舌草 15g	山药 15g	枳壳 10g	益智仁 15g
炒三仙各 30g	黄芪 30g	女贞子 15g	甘草 6g

14 剂，日 1 剂，水煎服，分 2 次口服。

【中成药】消癌平片 10 片 / 次，每日 3 次。

二诊：服用上方后，出汗较前减少，纳可，眠可，二便正常。舌淡红，苔薄黄，脉弱。

【辨证】痰湿蕴结。

【处方】二陈汤和海藻玉壶汤加减。

海藻 30g	昆布 15g	贝母 15g	半夏 9g
当归 15g	川芎 10g	连翘 10g	甘草 6g
陈皮 10g	茯苓 15g	郁金 10g	炒三仙各 30g
白花蛇舌草 15g	黄芪 30g	女贞子 15g	川牛膝 10g
夏枯草 15g	土茯苓 15g	莪术 9g	

14 剂，日 1 剂，水煎服，分 2 次口服。

— 分析 —

恶性黑色素瘤是由皮肤和其他器官黑色素细胞产生的肿瘤。皮肤黑色素瘤表现为色素性皮损在数月或数年中发生明显改变。虽其发病率低，但其恶性度高，转移发生早，死亡率高，因此早期诊断、早期治疗很重要。恶性黑色素瘤大多发生于成人，巨大性先天性色素痣继发癌变的病例多见于儿童。

本案患者症见：体力可，局部无疼痛等不适，汗多，纳可，眠可，二便正常。舌淡红，苔薄黄，脉弱。四诊合参，辨证属脾虚痰蕴证。中医治以健脾化痰，解毒散结。病性属本虚标实、以虚为主，故朴老方用二陈汤加减治疗；服用前方后出汗较前减少，纳可，眠可，二便正常。舌淡红，苔薄黄，脉弱。朴老辨证属痰湿蕴结，方选二陈汤和海藻玉壶汤加减。从本案中可看出朴老治疗恶性黑色素瘤的点滴经验，采用辨病与辨证相结合、整体与局部相结合的原则，针对患者目前接受生物免疫治疗期间的辨证，认为属痰湿蕴结、脾虚湿盛证，在使用免疫制剂的同时，常伍以扶正培本的中药，可增强其治疗作用。

体会

免疫治疗是恶性黑色素瘤治疗的重要组成部分。目前针对恶性黑色素瘤的免疫治疗主要包括：应用诸如细胞因子之类的非特异性生物免疫调节剂改善机体免疫抑制状态；应用肿瘤细胞及其裂解物、DNA、RNA 和肿瘤细胞来源的肿瘤疫苗诱导特异性主动免疫反应；针对 CTLA4 的单克隆抗体治疗；应用回输树突状细胞过继性免疫治疗等。

免疫治疗对恶性黑色素瘤具有一定的疗效，NCCN 指南推荐细胞因子（干扰素、白介素 –2）治疗为恶性黑色素瘤的一线治疗方案，近些年，Ⅲ期临床试验也证实 CTLA4 单克隆抗体能改善患者预后，免疫治疗正慢慢地确立其在抗肿瘤治疗，尤其是恶性黑色素瘤治疗中的地位。

（郑红刚）

乳　腺　癌

病案一　刘某，女性，49 岁。

初诊：2012 年 6 月 28 日。

【主诉】左乳癌术后近 2 年，放化疗后。

【现病史】2010 年 7 月因左乳部肿块在中国医学科学院肿瘤医院行手术，术后病理：乳腺浸润性导管癌 2 级，大小 2cm×1.5cm×1.5cm，并给予紫杉醇 + 表柔比星化疗 4 个周期，并联合局部放疗。2012 年 2 月复查胸部 CT：双上肺散在小结节影并纵隔内肿大淋巴结影，来中国医学科学院肿瘤医院行多西他赛 + 卡培他滨化疗 4 周期，化疗期间白细胞最低 0.4×10^9/L，脱发。6 月初行卵巢放射去势治疗，目前来曲唑内分泌治疗中。

【现症】胸闷，无明显气短，纳可，眠可，体力可，二便正常。舌略暗，苔薄黄，脉弱。

【辅助检查】2010 年 7 月 26 日，肿瘤医院病理：左乳腺浸润性导管癌 2 级，大小 2cm×1.5cm×1.5cm，ER（+++），PR（+++）。

【西医诊断】左乳癌术后、放化疗后、内分泌治疗中；纵隔淋巴结转移？化疗后；卵巢放疗去势后。

【中医诊断】乳岩（毒热蕴结）。

【治法】健脾祛湿，解毒散结。

【处方】	山慈菇 15g	土茯苓 15g	夏枯草 15g	白英 15g
	金荞麦 15g	莪术 9g	陈皮 10g	法半夏 9g
	茯苓 15g	炒三仙各 30g	白豆蔻 5g	紫草 15g
	淫羊藿 10g	山萸肉 15g	栀子 10g	甘草 6g

14 剂，日 1 剂，水煎服，分 2 次口服。

二诊：2012 年 8 月 8 日。服用前方后胸闷缓解，但仍觉乏力，纳可，眠可，体力可，二便正常。舌略暗，苔薄，脉弱。

【治法】朴老加强扶正之力，以六君子汤加减，前方去淫羊藿、山萸肉、栀子，加太子参、炒白术、山药。

【处方】	太子参 15g	炒白术 15g	茯苓 10g	甘草 6g
	山慈菇 15g	土茯苓 15g	夏枯草 15g	白英 15g
	金荞麦 15g	莪术 9g	陈皮 10g	法半夏 9g
	山药 15g	炒三仙各 30g	白豆蔻 5g	紫草 15g

14 剂，日 1 剂，水煎服，分 2 次口服。

三诊：2012 年 10 月 18 日。患者自觉乏力得减，纳可，眠可，体力可，二便正常。舌略暗，苔薄，脉弱。

【治法】朴老对解毒散结药物略作调整，前方去山慈菇、夏枯草、白英，加半边莲、半枝莲，并伍以血肉有情之品穿山甲以补益肾元、精血之亏损，此即《黄帝内经》所言："形不足者，温之以气；精不足者，补之以味。"

【处方】	太子参 15g	炒白术 15g	茯苓 10g	甘草 6g
	穿山甲 6g	土茯苓 15g	半边莲 15g	半枝莲 15g
	金荞麦 15g	莪术 9g	陈皮 10g	法半夏 9g
	山药 15g	炒三仙各 30g	白豆蔻 5g	紫草 15g

14 剂，日 1 剂，水煎服，分 2 次口服。

— 分析 —

乳腺癌已成为当前社会的重大公共卫生问题。自 20 世纪 90 年代全球乳腺癌死亡率呈现出下降趋势；究其原因，一是乳腺癌筛查工作的开展，使早期病例的比例增加；二是乳腺癌综合治疗的开展，提高了疗效。乳腺癌已成为疗效较好的实体肿瘤之一。该患者目前处于乳腺癌术后、放化疗后、内分泌治疗中，多发转移，故亦为姑息治疗，现配合中医药一方面为减毒增效，另一方面以改善临床症状，延长生存期为主要目标。

本案患者症见：胸闷，无明显气短，纳可，眠可，体力可，二便正常。舌略暗，苔薄黄，脉弱。四诊合参，辨证属毒热蕴结证。中医治以健脾祛湿、解毒散结。病性属本虚标实、以虚为主，故朴老方用二陈汤加减治疗；服用前方后胸闷缓解，但仍觉乏力，纳可，眠可，体力可，二便正常。舌略暗，苔薄，脉弱。朴老加强扶正之力，以六君子汤加减，前方去淫羊藿、山萸肉、栀子，加太子参、炒白术、山药。服用该方后自觉乏力得减，纳可，眠可，体力可，二便正常。舌略暗，苔薄，脉弱。朴老对解毒散结药物略作调整，前方去山慈菇、夏枯草、白英，加半边莲、半枝莲，并伍以血肉有情之品穿山甲以补益肾元、精血之亏损，此即《黄帝内经》所言："形不足者，温之以气；精不足者，补之以味。"从本案中可看出朴老治疗乳腺癌的点滴经验，针对患者接受化疗期间的辨证，认为属毒热蕴结、脾虚湿盛证，在中药汤剂治疗的同时，常伍以补益为主的动物药，取得良好疗效。

体会

随着对乳腺癌生物学行为认识的不断深入，以及治疗理念的转变与更新，乳腺癌的治疗进入了综合治疗时代，形成了乳腺癌局部治疗与全身治疗并重的治疗模式。医生会根据肿瘤的分期和患者的身体状况，酌情采用手术、放疗、化疗、内分泌治疗、生物靶向治疗及中医药辅助治疗等多种手段。外科手术在乳腺癌的诊断、分期和综合治疗中发挥着重要作用。放疗是利用放射线破坏癌细胞的生长、繁殖，达到控制和消灭癌细胞的作用。手术、放疗均属于局部治疗。化学治疗是一种应用抗癌药物抑制癌细胞分裂、破坏癌细胞的治疗方法，简称化疗。内分泌治疗是采用药物或去除内分泌腺体的方法来调节机体内分泌功能，减少内分泌激素的分泌量，从而达到治疗乳腺癌的目的。分子靶向治疗是近年来最为活跃的研究领域之一，与化疗药物相比，是具有多环节作用机制的新型抗肿瘤治疗药。中医治疗肿瘤强调调节与平衡的原则，恢复和增强机体内部的抗病能力，从而达到阴阳平衡治疗肿瘤的目的。化疗、内分泌治疗、靶向治疗及中医药治疗，均属于全身治疗。治疗过程中医生会兼顾患者的局部治疗和全身治疗，对早、中期乳腺癌患者争取治愈，对晚期患者延长寿命，提高生活质量。

基于"养血填精，脾肾为根"，以及考虑到"攻补兼施"的重要性，因此，朴老十分重视动物类药的使用，也十分善于使用各种动物类药，其理论渊源还来自"血肉有情"的观点——不仅十分赞同清代名医叶天士所指出的"血肉有情，栽培身内精血"之观点，同时还认为动物类药物不仅补养精血之功效较好，且由于"血肉有情""声气相应"，于攻伐之时亦往往能取效甚捷，是以"攻补兼施"之时常为首选。

（郑红刚）

病案二　张某，女，57岁。

初诊：2012年11月28日。

【主诉】左乳腺癌术后6个月。

【现病史】患者于2012年5月因左乳肿物在北大一院穿刺活检示浸润性导管癌，随后行左乳癌根治术，术后病理示浸润性导管癌，1.5cm×1cm，前哨淋巴结（－），淋巴结转移1/14，未见癌栓，ER（＋），PR（＋），术后TA方案已化疗5周期。继续化疗中，化疗后欲行放疗。

【既往史】体健。

【现症】乏力，腿软，纳可，手足麻木，大便不干，舌淡红，苔白腻，脉弱。

【西医诊断】左乳癌根治术后化疗后，浸润性导管癌Ⅱa期。

【中医诊断】乳岩（肝郁脾虚）。

【治法】疏肝健脾。

【处方】

柴胡 10g	白芍 12g	枳壳 10g	夏枯草 15g
陈皮 10g	姜半夏 9g	茯苓 15g	炒三仙各 30g
黄芪 30g	太子参 15g	山慈菇 15g	郁金 10g
白术 15g	山药 15g	鸡血藤 15g	甘草 6g

14剂，每日1剂，水煎服。

【中成药】生血丸，每次5g，每日3次。

— 分析 —

　　方中以四逆散调理肝脾为主方，结合夏枯草、山慈菇、郁金解毒化瘀，软坚散结以祛邪；四君子汤、二陈汤健脾行气化湿；黄芪、山药、鸡血藤为益气养血之品。患者化疗期间，正气受损，方子总体以益气健脾扶正为主，配合少量祛邪药物，以迅速恢复体力，保证患者继续顺利完成化疗。

体会

乳房为"宗经之所"，与肝脾肾三脏及冲任二脉关系密切，这主要是由经络的循行及脏腑功能决定的。足阳明胃经贯乳中，足厥阴肝经，上贯膈，布胁肋；足少阴肾经，从肾上贯肝膈，入肺中；足太阴脾经，上膈，行于乳外侧；任脉行于两乳之间，主一身之阴；冲脉，夹脐上行，至胸中而散；肝主疏泄，调畅气机，脾主运化，肾为元气之根，冲任之本，肾气充盛则冲任脉盛。肝肾不足，无以充养冲任，可致通盛失常。肝者，藏血之脏，肾主生殖，肝肾不足，冲任失调而致气血亏虚，气血运行不畅而致气滞血凝，阻于乳中而成积聚。

（林飞）

病案三 齐某，女，60岁。

初诊： 2013年2月14日。

【**主诉**】左乳腺癌术后3月余。

【**现病史**】患者于2012年11月因左乳肿物在北京协和医院行左乳癌根治术，术后病理示浸润性导管癌，1.2cm×1.3cm，淋巴结转移1/12，未见癌栓，ER（+++），PR（+），术后用TA方案已化疗2周期。目前继续化疗中。

【**既往史**】体健。

【**现症**】乏力，盗汗，咳嗽，痰少，咽痛，口干，牙痛，纳可，眠差，便溏，多尿。舌淡红，苔薄，脉缓。

【**西医诊断**】左乳癌根治术后化疗后，浸润性导管癌Ⅱa期。

【**中医诊断**】乳岩（肝郁脾虚）。

【**治法**】疏肝健脾。

【**处方**】

柴胡10g	白芍12g	枳壳10g	紫草15g
沙参10g	桔梗9g	赤芍12g	鱼腥草15g
山慈菇10g	黄芪30g	太子参15g	白术15g
山药15g	炒三仙各30g	益智仁20g	甘草6g

14剂，每日1剂，水煎服。

二诊： 2013年4月25日。化疗放疗结束，口服阿那曲唑治疗中。患者不潮热、汗出，大便每日4~5次。舌淡红，苔薄，脉弱。

【**处方**】前方去沙参、桔梗、鱼腥草、山慈菇，加石斛15g、五味子10g、补骨脂 10g、薏苡仁 20g。

— 分析 —

本例中仍以四逆散为主组方，因患者咳嗽、咳痰，以沙参、桔梗、鱼腥草化痰止咳疗其标；合用紫草、赤芍、山慈菇解毒化瘀散结以祛邪；重用黄芪、太子参、白术、山药等益气扶正，扶助正气；益智仁温肾缩尿。二诊中，患者咳嗽已除，去止咳化痰之品；大便次数多，加用补骨脂、五味子、薏苡仁，以温肾化湿涩肠之品，以缓解症状，疗病之标。总体来说，扶正的药物比重高于祛邪抗癌药物，体现了辨病与辨证的结合。

体会

临床治疗乳腺癌时，扶正祛邪并用，只是不同的患者，治疗的不同时期，二者的侧重点不同。中医药对乳腺癌化疗所致副作用的确切疗效，既有抗肿瘤作用的因素，同时又有中医药多脏器、多系统、全方位整体调整，扶正与祛邪并用的效果，具有广阔的研究前景。临床治疗中，可以标本兼顾，在治疗乳腺癌本病的同时兼顾改善症状。

（林飞）

病案四 席某，女，34 岁。

初诊： 2013 年 1 月 16 日。

【**主诉**】发现右乳结节 1 年余。

【**现病史**】患者于 1 年前自行发现右乳结节，后在北京积水潭医院行右乳癌改良根治术加淋巴结清扫术，术后病理示浸润性导管癌，淋巴结转移 2/12，未见癌栓，ER（－），PR（－），Her-2（+++），术后 CEF 方案化疗 4 个周期，TH 方案 4 个周期，注射用曲妥珠单抗靶向治疗 9 个月。

【**既往史**】体健。

【**现症**】晨起偶气短，恶心，偶有头晕，纳可，眠可，梦多，二便可。舌淡红，苔薄，脉弱。

【**中医诊断**】乳岩（肝郁脾虚）。

【**西医诊断**】右乳癌改良根治术后化疗后，浸润性导管癌Ⅱa期。

【**治法**】疏肝健脾。

【**处方**】柴胡 10g　　　　白芍 12g　　　　枳壳 10g　　　　郁金 10g

黄芪 30g	太子参 15g	白术 15g	山药 15g
土茯苓 15g	莪术 9g	夏枯草 15g	生薏苡仁 20g
陈皮 10g	炒三仙各 30g	甘草 6g	

14剂，日1剂，水煎服。

【中成药】软坚消瘤片4片/次，每日3次；西黄解毒胶囊，每次0.5g，每日3次。

— 分析 —

方中以四逆散调理肝脾为基础方，重用生薏苡仁、莪术、夏枯草，中成药软坚消瘤片、西黄解毒胶囊，化痰软坚散结抗肿瘤；祛邪不忘扶正，配合黄芪、太子参、白术、山药等健脾益气扶正药物，以免祛邪过度损伤正气。

体会

本例患者处于术后化疗结束后，年轻，病重，体质尚可，治疗时祛邪抗癌药物的比重高于扶正药物，从化疗期间的扶助正气以补益药物为主，转变为以预防复发转移抗肿瘤药物治疗为主。祛邪的药物包括通络散结、清热解毒、活血化瘀、软坚化痰等。

（林飞）

病案五 李某，女，53岁。

初诊： 2014年11月28日。

【主诉】左乳腺癌术后6个月。

【现病史】患者于2014年5月因左乳肿物在北大一院穿刺活检示浸润性导管癌，随后于北京肿瘤医院行左乳癌根治术，术后病理示浸润性导管癌，1.5cm×1cm，前哨淋巴结（－），淋巴结转移1/14，未见癌栓，ER（＋），PR（＋），术后TA方案已化疗6个周期。化疗后欲行放疗。

【既往史】体健。

【现症】乏力，腿软，纳可，手足麻木，大便不干，舌淡红，苔白腻，脉弱。

【中医诊断】乳岩（肝郁脾虚）。

【西医诊断】左乳癌根治术后化疗后，浸润性导管癌Ⅱa期。

【治法】疏肝健脾。

【处方】柴胡 10g　　　白芍 12g　　　枳壳 10g　　　夏枯草 15g

　　　　陈皮 10g　　　姜半夏 9g　　　茯苓 15g　　　炒三仙各 30g

　　　　黄芪 30g　　　太子参 15g　　　山慈菇 15g　　郁金 10g

　　　　白术 15g　　　山药 15g　　　鸡血藤 15g　　甘草 6g

14 剂，每日 1 剂，水煎服。

【中成药】生血丸，每次 5g，每日 3 次。

— 分析 —

方中以四逆散调理肝脾为主方，结合夏枯草、山慈菇、郁金解毒化瘀，软坚散结以祛邪；四君子、二陈汤健脾行气化湿；黄芪、山药、鸡血藤为益气养血之品。患者化疗期间，正气受损，方子总体以益气健脾扶正为主，配合少量祛邪药物，以迅速恢复体力，保证患者继续顺利完成放疗。

体会

许多中医文献提到乳腺癌是由于"肝郁气滞""郁结伤脾"等七情所伤，所愿不遂，引起体内气血失调，脏腑功能紊乱。肝主疏泄，调畅气机，脾主运化，肾为元气之根，冲任之本，肾气充盛则冲任脉盛。肝肾不足，无以充养冲任，可致通盛失常。肝者，藏血之脏，肾主生殖，肝肾不足，冲任失调而致气血亏虚，气血运行不畅而致气滞血凝，阻于乳中而成积聚。

（林飞）

病案六　席某，女，42 岁。

初诊：2010 年 2 月 4 日。

【主诉】发现右乳结节年余。

【现病史】患者 2008 年 10 月体检发现右乳腺结节，性质待定。2008 年 10 月 30 日，于北京积水潭医院行右乳腺改良根治术＋淋巴结清扫术，术后病理：①右乳腺外上象限肿物，浸润性导管癌，免疫组化 ER（−），PR（−），Cerb-B$_2$（＋＋＋）；②右乳腺外上限上方肿物，导管内癌。术后行 4 个周期 CEF 方案化疗，4 个周期 TH 方案化疗，后继行注射用曲妥珠单抗靶向维持治疗。

【既往史】体健。

【现症】晨起偶气短，恶心，偶有头晕，纳可，眠可，梦多，二便可。舌淡红，苔薄，脉弱。

【西医诊断】右乳癌改良根治术后化疗后，浸润性导管癌。

【中医诊断】乳岩（肝脾不调）。

【治法】疏肝健脾。

【处方】
柴胡 10g	白芍 12g	枳壳 10g	郁金 10g
黄芪 30g	太子参 15g	白术 15g	山药 15g
土茯苓 15g	莪术 9g	夏枯草 15g	生薏苡仁 20g
陈皮 10g	炒三仙各 10g	甘草 6g	

14 剂，每日 1 剂，水煎服。

【中成药】软坚消瘤片 4 片 / 次，每日 3 次；西黄解毒胶囊，每次 0.5g，每日 3 次。

— 分析 —

本例患者处于术后化疗结束后，正处于恢复期，虽然目前一般情况尚可，但身体仍较弱，下一步治疗转变为以预防复发转移抗肿瘤药物治疗为主。方中以四逆散调理肝脾为基础方，重用生薏苡仁、莪术、夏枯草，中成药软坚消瘤片、西黄解毒胶囊，化痰软坚散结抗肿瘤；黄芪、太子参、白术、山药、陈皮等健脾益气扶正药物，提高患者免疫力，扶正以祛邪。

体会

部分乳腺癌在手术或放化疗后仍会出现复发，中医药不仅可以作为乳腺癌综合治疗手段之一，对乳腺癌的复发以及转移具有良好的治疗效果。中医药疗法应贯穿于乳腺癌的整个治疗过程，尤其在改善患者免疫力、缓解放化疗不良反应、预防转移复发以及延长生存时间方面具有显著优势。中医辨证论治能够根据患者的症状和体征进行分析，确立个体化的治疗原则以及方法，以提高临床疗效以及患者免疫功能。

（林飞）